国家出版基金资助项目

"十四五"时期国家重点出版物出版专项规划项目

组织修复生物材料研究著作

# 生物功能化改性骨修复材料

## MODIFIED BONE REPAIR MATERIALS BY BIOFUNCTIONALIZATION

魏大庆　周　睿　杜　青　著

周　玉　主审

哈尔滨工业大学出版社

HARBIN INSTITUTE OF TECHNOLOGY PRESS

# 内 容 简 介

本书以作者及其团队多年科研成果为基础,紧密结合先进医疗器械国产化战略,针对微弧氧化钛基内种植体生物活性低、骨整合界面结合情况差的问题,从涂层结构、成分设计及生物活性等多个方面深入探讨了微弧氧化钛基种植体表面生物功能化的设计理论,提出了结合微弧氧化技术与碱热处理、水热/水汽处理及微波水热/水汽处理等多种技术的生物活化处理方法,成功制备出具有多层次、多梯度特征的高活性复合多层结构钛基种植体。全书共12章,着重介绍了各种复合处理方法、显微组织结构的演变及其体内体外生物活性表征等。

书中不仅总结了国内外该领域的重要研究进展,还提供了大量实验数据和案例分析,帮助读者全面了解骨修复材料的设计理念及实际应用。此外,作者对骨修复材料未来的发展趋势进行了深入探讨,为研究人员和工程师在骨修复领域的持续创新提供了宝贵的参考。

本书将为从事材料科学、生物医学工程和临床医学的研究人员提供理论指导和技术支持,助力在骨修复领域的研究与应用。

## 图书在版编目(CIP)数据

生物功能化改性骨修复材料/魏大庆,周睿,杜青
著. —哈尔滨:哈尔滨工业大学出版社,2024.11
(组织修复生物材料研究著作). —ISBN 978 - 7 - 5767 -
1727 - 3

Ⅰ. R318.08

中国国家版本馆 CIP 数据核字第 2024LM8966 号

生物功能化改性骨修复材料
SHENGWU GONGNENGHUA GAIXING GUXIUFU CAILIAO

| | |
|---|---|
| 策划编辑 | 许雅莹　杨　桦 |
| 责任编辑 | 张　颖　宋晓翠　王晓丹 |
| 封面设计 | 卞秉利　刘　乐 |
| 出版发行 | 哈尔滨工业大学出版社 |
| 社　　址 | 哈尔滨市南岗区复华四道街 10 号　邮编150006 |
| 传　　真 | 0451 - 86414749 |
| 网　　址 | http://hitpress.hit.edu.cn |
| 印　　刷 | 辽宁新华印务有限公司 |
| 开　　本 | 720 mm×1 000 mm　1/16　印张 24.5　字数 464 千字 |
| 版　　次 | 2024 年 11 月第 1 版　2024 年 11 月第 1 次印刷 |
| 书　　号 | ISBN 978 - 7 - 5767 - 1727 - 3 |
| 定　　价 | 128.00 元 |

# 前　言

　　生物材料的研究和开发被许多国家列入高技术关键新材料发展计划,以期在此领域内的世界性竞争中占一席之地。当前,国内外生物材料开发研究的主要方向是致力于提高材料的生物相容性和功能性,以适应研制各种人工器官的要求。随着社会文明进步和经济发展,人们生活水平日益提高,对自身的医疗康复事业越来越重视。与此同时,社会人口老龄化,寿命的延长,人体器官功能的退化(如骨质疏松),容易导致骨折等病损。另外,大量的意外伤害使得相当一部分骨创伤者需要进行不同程度的早期救治或晚期修复,因此硬组织替换材料的市场需求非常巨大,特别是人工关节材料。国外发达国家在人工关节的研究生产及应用领域比较领先,其使用量的绝对值和相对值都比较大。此外,在牙齿缺失治疗方面,因为种植牙能恢复牙齿的自然外观和功能,因此种植牙已逐渐成为治疗牙齿缺失的首选方案。随着人们生活水平的不断提高及认识程度的深化,人工关节、牙科种植等市场需求将会不断扩大,可见我国开展硬组织替换材料的研究具有重大的社会意义和巨大的经济效益。

　　医用金属与合金是发展较早的硬组织生物替换材料,特别是钛及钛合金材料。它作为重要的生物医用材料,具有高机械强度、高韧性和优良的疲劳性能,广泛应用于人体的关节、牙、骨等硬组织的替换。然而,将其植入人体中普遍存在生物活性差、结合强度低、愈合时间长等问题。为了提高医用钛及其合金的生物活性,促进其与人体骨组织的结合,本书主要介绍微弧氧化技术在钛及钛合金表面形成生物活性涂层,微弧氧化技术具有涂层快速制备能力,且适合复杂结构的基体材料,同时涂层具有优异的膜基结合力;还介绍了微弧氧化涂层的后续调控方法,为新型硬组织修复材料提供研究基础和思路。

　　本书是作者多年科学研究成果的总结,从涂层结构、成分设计,生物活性、体内修复效果等方面研究了微弧氧化钛及钛合金表面生物功能化设计理论,包括碱热处理,水热/水汽处理,微波水热/水汽处理等技术对涂层表面进行生物活化处理,制备出多层次、多梯度高活性复合多层结构的活性涂层。本书可为微弧氧化植入体生物活性的优化提供研究思路和技术支持,也可作为从事生物医用材料研究的科研人员的参考书。为方便阅读,部分彩图以二维码的形式在相应位置体现,如有需要可扫码阅读。

　　本书中的主要科研成果是作者在哈尔滨工业大学学习和工作期间,在导师周玉院士的精心指导下完成的。同时,课题组的王亚明教授对作者的课题工作给予了重大帮助,并对本书的撰写提供了思路和建议。本书由哈尔滨工程大学魏大庆教授、西安理工大学周睿副教授、哈尔滨理工大学杜青博士、哈尔滨理工大学成夙教授撰写。全书共 12 章,魏大庆撰写第 1 章、第 3 章和第 4 章;成夙撰写第 6 章;周睿撰写第 7~9 章;杜青撰写第 2 章、第 5 章、第 10~12 章。全书由杜青统稿。

　　由于作者水平有限,书中难免存在疏漏和不足,希望读者不吝赐教。

作　者

2024 年 5 月

# 目 录

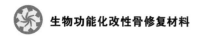生物功能化改性骨修复材料

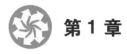

# 第1章

# 绪　　论

## 1.1　概　　述

　　生物材料在骨组织缺损修复中的应用可以追溯到3万年前的远古时期。早在2 000年前,中国和罗马就已经出现黄金制作的假牙以替代脱落的牙齿。随着现代医学的发展,为应对创伤、肿瘤、畸形、退化和老龄化等问题,需要对骨组织进行外科整形重建治疗,进而催生了对先进骨修复种植体材料及其应用技术的巨大需求。现代医学研究表明:在骨修复过程中,自体移植技术表现出优越的创口愈合能力。然而,由于供体部位易发病且可提供自植体数量有限等原因,限制了自体移植技术的推广应用。而作为替代物的同种异体种植体和异种种植体则会导致其他问题,例如,同种异体种植体易造成病原体传播,而异种种植体易发生免疫排斥反应。因此,为满足日益增长的外科种植手术需求,研究具有优异性能的骨修复种植体材料已成为重要的研究课题。目前,对于骨修复种植体的需求急剧增加。以种植牙为例,据美国口腔医学会统计,2020年美国共有约2 500万例牙搭桥修复或假牙植入,而同期内种植牙植入量约为500万颗,种植牙在整个齿科修复中的占比约为25%。预计种植牙全球市场未来需求可达到130亿美元。我国种植牙市场更是处于快速发展期,2011年我国年种植牙数量仅为13万颗,2016年增长至100万颗,2021年接近480万颗,2011—2021年复合增长率达到56%,是全球增长最快的种植牙市场之一。可见我国开展硬组织替换材料的研究具有重大的社会意义和巨大的经济效益。

金属材料是早期研发的医用硬组织生物替换材料,特别是钛金属,是可直接与生物组织结合的金属材料。此外,钛金属还具有优异的强韧性、抗腐蚀能力和优良的疲劳性能,被大量应用于人体的关节、牙、骨等硬组织的替换(图1.1)。目前,临床中判定种植体未失效的标准是:种植体未见移位;无疼痛和主观不适;无种植体周围感染;种植体周围无连续透射影等,不满足以上标准者判定为失效。种植体无菌性松动及由细菌感染导致的种植体周围炎是种植体失效的主要诱因。跟踪调查结果显示,术后5年种植体周围感染发生率可达14%;随访观察3个月～12年,同一批植入的种植体中,需重新置换的占4.11%,而置换手术中有30%是由于无菌性松动,36%是由于种植体周围感染,2%是由于植入手术时牙床清创不彻底。研究表明,钛金属不具有生物活性,在临床使用中与骨组织结合强度低,是造成种植体无菌性松动的主要诱因。

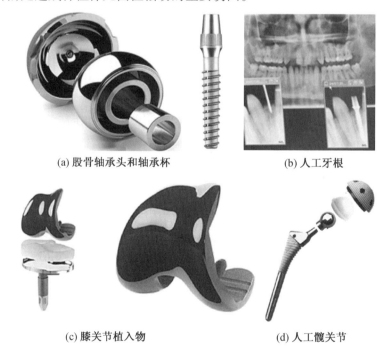

(a) 股骨轴承头和轴承杯　　　　　　(b) 人工牙根

(c) 膝关节植入物　　　　　　(d) 人工髋关节

图1.1　金属材料在生物医学中的应用

为解决上述问题,促进钛种植体与人体骨组织的结合,学者们提出在医用钛种植体表面进行改性,微弧氧化法是近年来钛及其合金表面改性研究的热点之一,所制备涂层可以同时满足钛种植体表面结构优化和生物功能化的需求。然而,微弧氧化涂层的生物活性微弱且不具备抗菌性,需要通过水热处理、药物负载等改性方法给予调控改善。

# 1.2　骨的特征

生物体内负载条件的差异会直接导致骨组织的形态发生显著改变。人体完整的骨骼体系由 206 块不同的骨头组成,包括四肢的长骨、腕关节的短骨、胸部和头部的扁平骨,以及形状不规则的骨盆和脊椎。然而,骨组织自身结构比较稳定,主要分为两类:结构致密的密质骨和疏松多孔的松质骨。为了更好地设计骨修复种植体,需对骨组织的组成、结构和生物力学性能进行深入了解,从而为先进仿生骨修复种植体的研发提供定性和定量的设计指标。

## 1.2.1　骨的成分构成

总的来说,人体内的骨骼是由 10% ~ 20%(质量分数,下同)骨胶原、60% ~ 70% 的骨矿物和 9% ~ 20% 的水组成,还含有少量的其他有机物,如蛋白质、多糖和脂肪等。

骨矿物的最基本组成为羟基磷灰石(HA),其化学式为 $Ca_{10}(PO_4)_6(OH)_2$,理论 Ca、P 的摩尔比为 1.67,但实际上骨矿物中的 Ca、P 的摩尔比为 1.37 ~ 1.87,说明骨矿物的组成有所差异。这是由生物矿物中引入其他离子造成的,如锶、锌和碳酸根等。骨的化学组成见表 1.1。

表 1.1　骨的化学组成　　　　　　　　　　　　　　%

| 组分 | $Ca^{2+}$ | P | $Na^+$ | $Mg^{2+}$ | $K^+$ | F | Cl | $CO_3^{2-}$ | $P_2O_7^{4+}$ | $H_2O$ | $Sr^{2+},Zn^{2+},\cdots$ |
|---|---|---|---|---|---|---|---|---|---|---|---|
| 质量分数 | 34.8 | 15.2 | 0.9 | 0.72 | 0.03 | 0.03 | 0.13 | 7.4 | 0.07 | 10 | 微量 |

## 1.2.2　骨的结构

人的长骨由密质骨、松质骨、骨膜、骨内膜和关节软骨组成,其中密质骨占骨骼总质量的80%,松质骨约占20%。密质骨构成了长骨致密的外壁结构,其内为骨髓腔,容纳着由多孔结构的骨小梁组成的松质骨。密质骨具有很高的弹性模量,为人体提供了承载质量的能力。而松质骨的弹性模量远低于密质骨,且具有特殊的多孔结构,可对冲击应力起到缓冲作用。软骨是一种由骨胶原构成的结蹄组织,此外还含有大量的蛋白质和多糖分子,具有很好的弹性。从力学上来说,关节软骨具有非常低的摩擦系数(<0.01),在关节液的帮助下,其光滑表面结构对关节的自由转动非常有利。骨膜是在骨表面形成的纤维化结缔组织层,其中富含大量的纤维母细胞和祖细胞,在新骨的形成过程中起到非常重要的作用。骨内膜是髓腔表面的一层衬细胞,它也对骨的重建起到非常重要的作用。

密质骨具有多层次分级结构,其由微米级的骨单元、纳米级的胶原纤维和亚纳米级的胶原分子构成(图1.2)。密质骨的截面形貌如图1.3(a)所示,在圆柱状的骨单元中心存在与其轴向方向一致的血管,代谢物质可以通过相互连通的微管系统(Volkmann 通道)进行传输。

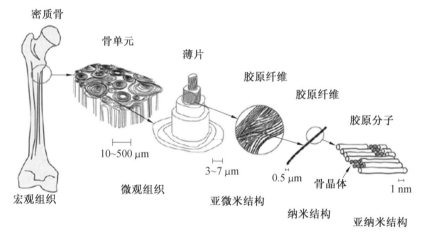

图1.2 不同尺度下骨组织的结构

如图1.3(b)所示,松质骨具有多孔结构特征,是由三维网络状连通的骨小梁构成的。网络状的骨小梁的密度很小,并向细胞开放。然而,骨小梁本体的密度很高,并对细胞是封闭的,且本体内缺少类似于密质骨的管道状传输系统。通常,松质骨的密度为密质骨的20%~80%。

如图1.4所示,骨胶原纤维主要由纳米薄板构成。纤维的直径为0.1~2 μm,其中包括阵列状的多肽胶原蛋白分子,而这些多肽分子长约300 nm、宽约1.5 nm。骨胶原分子主要由Ⅰ型胶原构成,还含有少量的V型胶原。通常,在异性结合的位点发生骨矿物形核。羟基磷灰石在该位置以片状或针状沉积,形成长40~60 nm、宽约20 nm、厚1.5~5 nm的沉积物。研究表明,骨矿物是具有连续性结构的磷灰石,而非单独的个体,并且,只有骨矿物与有机物融合的矿化骨才能呈现出优异的承载能力。

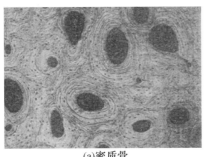
(a)密质骨

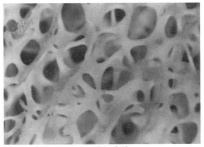
(b)松质骨

图1.3 骨的形貌

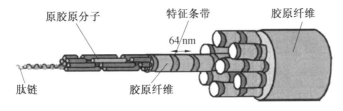

图1.4 骨胶原的分级结构

### 1.2.3 骨的生物力学性能

不同结构的骨组织在承载时的力学行为具有显著差异,人骨的弯曲力学性能见表1.2。图1.5(a)所示为密质骨的压缩应力-应变曲线。当应变在0.8%以下时,其应力-应变曲线呈弹性变形特征。之后在低速加载条件下出现屈服,最后发生断裂。不同加载条件下,密质骨的力学行为呈现显著差异。在低速加载条件下,密质骨呈现优越的强韧性;但在高速加载条件下,则表现为脆性特征。其低速加载条件下的优异韧性是由微观多孔结构决定的。微孔可以抑制微裂纹的定向扩展,起到应力卸载作用。此外,密质骨的弹性模量随着骨矿物含量的增加而升高。

表1.2 人骨的弯曲力学性能

| 骨性质 | 肱骨 | 桡骨 | 尺骨 | 股骨 | 胫骨 | 腓骨 |
|---|---|---|---|---|---|---|
| 弯曲破坏载荷/N | 1 510 | 600 | 720 | 2 770 | 2 380 | 450 |
| 弯曲强度极限/MPa | 215 | 232 | 240 | 212 | 217 | 220 |
| 最大挠度/mm | 9.98 | 10.38 | 11.11 | 12.31 | 10.0 | 16.21 |
| 最大挠度比 | 0.039 | 0.053 | 0.055 | 0.036 | 0.035 | 0.056 |
| 弹性模量/GPa | 10.2 | 16.2 | 15.7 | 18.7 | 12.2 | 12.6 |

与密质骨相比,松质骨则表现出截然不同的压缩应力-应变特征(图1.5(b))。其曲线可以分为3个部分:线性弹性区、塑性失稳区和致密化区。在低载荷条件下,松质骨的弹性区域源自细胞膜的支撑作用。当细胞无法支撑时,则进入塑性变形阶段。此时,因骨细胞失效,骨小梁成为承载主体,抗压强度得到显著提升。此外,松质骨的力学性能还与骨的孔隙率紧密相关。通常,其抗压强度为2~12 MPa,而弹性模量则为0.1~5 GPa。

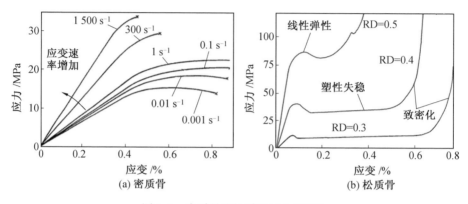

图1.5　密质骨和松质骨的力学行为

RD—相对密度

## 1.3　骨科种植体的选材

　　作为人造骨的主体构成要素,骨修复种植体的选材非常重要,将直接影响种植体植入后的服役效果。因此,种植体材料必须达到相应的力学指标要求。例如,软组织的修复要求材料耐磨且具有较低的弹性模量。硬组织修复(长骨或牙根种植体)则要求材料必须具有较高的强度和弹性模量。最理想的骨修复种植体要求材料具有可降解性且速率可调控,最终能被人体自愈合生成的新骨组织取代。然而,对于一些不可再生的承力部位,材料的力学性能、骨诱导、骨引导和骨整合能力则更为重要。在过去的20年,为了替代同种异体骨和异种骨种植体,研发了许多骨修复种植体材料,并得到了长期性能评估的认可。总的来说,这些种植体材料包括金属、生物陶瓷、聚合物及其复合材料。

### 1.3.1　金属材料

　　金属基生物材料被广泛应用于承力部件中,因其优异的力学性能获得了显著的成效。然而,致密金属材料的弹性模量远高于周围骨组织,植入后会与周围配接组织产生应力屏蔽作用,导致周围组织再吸收而失效。为解决该问题,通常需对金属材料进行设计以降低其刚度(减小弹性模量和硬度),从而消除应力屏蔽作用。目前,较为有效的设计方法有粉末冶金、不锈钢表面多孔化和低模量合金化。粉末冶金是通过将金属粉体与发泡剂混合后烧结,获得具有多孔结构的金属种植体,孔的大小和密度与发泡剂的粒径有关,而通常选用的粒径为200 ~ 400 μm。具有多孔结构的金属种植体较实体金属种植体能够更好地满足与骨组织力学性能的匹配要求。此外,通过对基体材料的选择也可以达到降低种植体刚度的效果,例如选择具有较低弹性模量的 NiTi 合金或镁合金等。

### 1.3.2 陶瓷材料

在临床实验中,与骨矿物具有相似成分的生物活性陶瓷材料得到了广泛的关注,包括磷酸三钙、HA、生物活性玻璃等。此类材料可在骨修复初期快速呈现生物活性。例如,生物活性玻璃(含有 Ca 和 P 的氧化硅非晶材料)在模拟体液中浸泡 1 d 即可在其表面诱导生成含碳酸根的 HA。同时,生物活性陶瓷材料还可以影响离子传输,通过基因传导作用活化周围组织,促进细胞的分化和新骨的生成。通常,生物活性玻璃的降解非常慢,一般需要几年的时间。而磷酸钙等盐类无机物则降解较快,但其承载能力较差。生物活性陶瓷材料的缺点在于其脆性无法与骨组织形成完美的力配接,难以在承力部位进行应用。

### 1.3.3 聚合物材料

骨胶原和玻璃酸是常用的聚合物种植体材料,具有非常好的生物活性,可以促进细胞的黏附等相关趋化反应。然而,聚合物也具有显著缺点,如易引起免疫反应,因来源和处理不当导致疾病的传播,以及力学性能差等。

目前,已进入应用阶段的人工合成类胶原聚合物的种类很多,包括聚福马酸、聚乳酸(PLA)、聚乙醇酸(PGA)、乳酸和乙醇酸的共聚物,以及聚己酸内酯。可以通过粒子沥滤、气体发泡、相位分离、纤维啮合、超临界流体、微球烧结、三维(3D)打印等技术制备出具有不同表面结构特征和性能的聚合物支架。聚合物在生物器件上的应用已经被美国食品及药物管理局认可。聚合物基种植体具有化学生物活性官能团,可单元封装且传输简单,主要适用于软骨组织的修复。

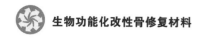 

### 1.3.4　复合材料

类骨结构设计的复合材料不但可以综合金属材料的强韧性、陶瓷材料的抗压性,还可以通过引入有机和无机官能团赋予复合材料生物活性。此外,复合材料还有望控制降解速率,使其逐步被新骨取代。目前研究表明,无机矿物的碱性可中和聚合物(PLA 等)的酸性。因此,组织工程化设计的 HA-骨胶原纳米复合体系材料迅速脱颖而出,并表现出非常可观的应用前景。

## 1.4　钛种植体的优势

### 1.4.1　金属种植体的设计标准

根据特定的医疗应用要求,需要对生物材料进行相应的设计和选择。在承力部位骨修复种植体的设计中,通常选择具有优异力学性能的金属材料。为了满足长期应用的安全性,金属种植体的设计需要着重考虑以下因素:①优异的生物相容性(无生物毒性);②高抗腐蚀能力;③适合的力学性能;④优异的抗磨损性能;⑤骨整合能力。

### 1.4.2　钛种植体的生物相容性

材料在生物体融合的过程非常复杂,衍生出了诸如细胞组织毒性、致癌性、诱变性、免疫应答及凝血性等问题。综合考虑以上问题,材料的生物相容性被定义为:不对宿主产生任何不良作用的材料所具有的性能。然而,针对某一问题而设计的医疗器械,对生物安全指标有特殊要求。因此,医疗器械的生物相容性概念不但包括材料的生物相容性,也包括材料的设计(如几何学、力学和电学控制)。实际上,关节置换术的很多临床失败案例就是因次优选项(器械的力学性能)的失效所导致的,而非材料本身的性能问题。被提及的种植体的生物相容性,不但包括宿主生理环境与种植体材料的化学反应(腐蚀和金属离子的生物毒性),而且包括种植体材料对周围组织的物理影响(如材料的力学性能)。

钛具有优异的力学性能、抗腐蚀性和生物相容性,几乎满足了除骨整合能力外的金属种植体设计中需要重点考虑的所有因素。因而,钛材料受到临床医生、外科医生、材料科学家和医疗器械设计者的广泛关注,被大量用于设计制造医用种植体。

钛的生物相容性表现为对人体无任何已知的副作用,即使在大剂量使用情况下也不会表现出生物毒性。当人体摄入钛的量高达 0.8 mg/d 时,其并未被消化或吸收,而是直接被排出体外。

钛的优异抗腐蚀性来源于其表面稳定的氧化膜,氧化膜如果被破坏,可以通过人体温度或生理溶液的作用重新生成。

虽然钛材料具有优异的力学性能,但其弹性模量与宿主骨组织差异较大,易导致应力屏蔽作用,进而造成种植体的松动失效。为降低钛材料的应力屏蔽作用,可选择两种设计方案:低模量合金化设计和表面结构设计。低模量合金化设计可降低钛材料本征的弹性模量,消除应力屏蔽作用。然而,因合金元素 Al 和 V 的神经毒性,第一代医用钛合金的代表 Ti6Al4V,会造成人体过敏反应。为解决这一问题,近年来设计研发了第二代钛合金(β 钛)。与 Al 和 V 相比,第二代钛合金中添加的 β 相稳定元素(Mo、Ta 和 Zr)被认为是安全的。但是,目前还缺乏长时间的临床数据支撑 β 型钛合金的长期安全性。表面结构设计是通过增大种植体表面粗糙度达到骨组织与种植体形成啮合作用的目的。在骨种植体界面形成梯度过渡层,进而降低弹性模量失配所导致的应力屏蔽作用。此外,由于钛种植体对生物体是绝对安全的,不存在因引入合金元素而导致的过敏性问题。所以,钛种植体的表面结构设计就变得极其重要。

### 1.4.3 钛种植体的骨整合能力

骨整合能力是对于骨修复过程的功能性要求,它涉及新骨生成和骨修复两个方面。通常,生物惰性种植体表面无法与骨组织直接连接,微动作用会使种植体周围形成纤维组织,从而导致种植体材料易疏松脱落。因此,先进的种植体,需要具有一个可与周围骨组织整合的表面。种植体表面的化学组分、表面粗糙度和表面拓扑结构对于提高材料的骨整合能力都是非常重要的。

钛是唯一能与骨组织进行结合的金属材料体系。钛种植体并不被生物体所排斥,并表现出较好的骨物理结合能力。事实上,一旦惰性种植体植入骨组织,体内将自发地形成一个应答包裹囊,将来自体外的异物包裹起来。虽然这是一种完美的自然防御机制,但包裹囊组织的形成将会导致种植体的永久性疏松。然而,因长期植入过程中钛种植体表面生成的氧化膜具有生物活性,钛种植体可与宿主骨组织较为紧密地整合在一起(图 1.6)。

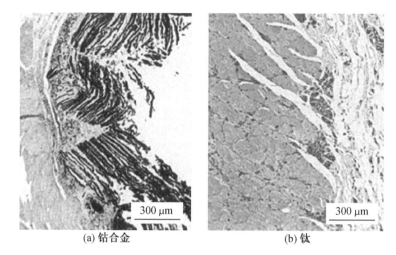

(a) 钴合金                             (b) 钛

图 1.6　种植体与骨组织界面的组织学形貌

### 1.4.4　骨与钛种植体的结合机理

自 1970 年以来,骨与所制备生物材料的结合机理(包括生物陶瓷、钛合金等)已得到了广泛研究。令人意外的是骨组织与生物材料种植体之间的结合强度较好时,断裂位点不是在骨组织一侧就是在种植体一侧,而非骨组织与种植体的结合界面。这种界面破坏结果迷惑了研究者近半个世纪,直至 2004 年采用透射电子显微镜(TEM)技术对骨-种植体结合界面进行表征,才揭示了结合界面的生物结合机制。

历史上,有两种不同的机制被用于描述骨与种植体的结合:化学键合和生物结合。其中,生物结合机制是基于骨基质的化学组成提出的。骨组织主要由羟基磷灰石和胶原纤维组成。羟基磷灰石是无机矿物,为骨组织提供了承载所需的刚性能力。胶原纤维是坚韧且可形变的有机物,为骨组织提供了承载所需的柔性能力(如拉伸、扭转和弯曲)。而生物骨中的磷灰石是含有碳酸根的羟基磷灰石,这是在生物矿化过程中其结构中的磷酸根被碳酸根取代造成的。

生物结合是一个复杂的过程,涉及胶原蛋白与含碳酸根磷灰石的混合。此外,胶原纤维可以自由生长进入粗糙表面的孔结构中。因此,生物结合受种植体表面孔结构的影响非常显著。尤其是骨修复过程中,成骨细胞对应力和应变十分敏感,结合界面的受力情况将直接影响骨胶原的生长。简单来说,骨组织与种植体的结合包括两个重要步骤:

(1)通过离子交换作用,在种植体表面形成含碳酸根的羟基磷灰石。

（2）宿主组织的胶原纤维与含碳酸根的羟基磷灰石的结合。

钛金属种植体与骨组织结合的关键在于表面磷灰石的诱导能力。已有研究表明,钛种植体在植入骨组织之后会被周围的破骨细胞腐蚀。然而,钛金属具有优异的抗腐蚀能力,经长期生物腐蚀可在种植体表面生成含钛酸盐的氧化层。含 $Na_2TiO_3$ 腐蚀氧化层可以通过离子交换作用起到诱导碳酸化磷灰石沉积的作用,进而与胶原纤维整合达到骨结合的效果,但整合过程所需周期很长,通常需要数年的时间。

## 1.5　钛种植体的表面生物活性设计

### 1.5.1　种植体表面生物活性设计依据

种植体植入后会改变细胞外基质环境,种植体的表面是最早与生物组织接触的部分。因此,种植体的表面特征对植入手术的成败起到关键性作用。在对种植体材料的表面进行设计时,必须考虑细胞外基质环境的改变,应当以细胞与细胞外基质的应答机制为设计依据。图1.7所示为细胞与细胞外基质的应答机制示意图,可以概括为4个作用阶段:第一阶段为信号的收集,通过与细胞膜跨膜蛋白的受体接触进行信号交换;第二阶段为信号的传导,通过受体与细胞膜分子的结合完成信息的传输,传导过程中细胞内膜中介酶的反应可放大信号强度,影响受体对基因的传输和表达;第三阶段是信号的应答,相关蛋白会在特定位点进行附着结合,如 Arg–Gly–Asp（RGD）的形成过程,而且蛋白的附着结合还可以

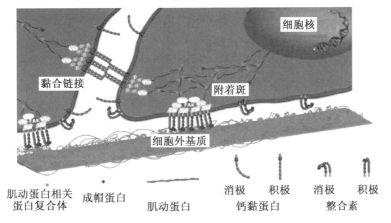

图1.7　细胞与细胞外基质的应答机制示意图

调整细胞内信号、细胞质的移动性、细胞的形状和生命周期;第四阶段为细胞之间的交流,由细胞对细胞外基质的附着和识别进行调控。为促进成骨细胞的黏附和增殖,加快损伤部位的修复,目前种植体表面的设计可以分为 3 类:表面化学成分响应设计、表面形貌结构响应设计和电刺激响应设计。

## 1.5.2　种植体表面化学成分响应设计

在生物机体的腐蚀作用下,种植体表面成分会反应融入或自发融入细胞外基质,进而影响骨细胞的应答效果。为促进骨整合并避免不利反应,需要对种植体表面进行改性。通过在种植体表面制备特定化学组成的涂层,可赋予种植体相应的功能性,进而促进骨修复过程。根据涂层组成的不同,可将所制备的涂层分为 3 类:类磷灰石涂层、类细胞外基质涂层和复合涂层。

### 1. 类磷灰石涂层

类骨矿物常被用于在种植体表面制备生物活性涂层,其中以磷酸钙基涂层尤为常见。类磷灰石涂层主要考虑的是骨诱导和骨整合能力。例如,采用分子前驱体设计,可以在具有复杂结构表面的钛种植体表面制备一层 HA 薄膜。小白鼠头盖骨缺损部位植入对比实验结果表明,植入两周后具有 HA 薄膜钛纤维啮合种植体表面呈现优异的新骨诱导能力。表面具有 HA 涂层种植体的新骨生成率为 35.8%,而钛纤维啮合的种植体新骨生成率仅为 7.1%,说明 HA 涂层有利于增强成骨细胞的增殖和类骨质的矿化。目前,类磷灰石涂层的制备方法很多,仿生沉积、等离子喷涂、溶解凝胶等方法可以对所生成涂层的元素组成进行有效的设计管理,进而赋予涂层更为优异的生物活性。

### 2. 类细胞外基质涂层

众所周知,细胞外基质中的有机物主要由蛋白质组成,包括弹性蛋白、胶原蛋白、纤维连接蛋白、层黏蛋白等,这些蛋白质对细胞行为(黏附、迁移、增殖、分化和凋亡)的调控具有重要作用。基于模仿表面生物分子结构,设计了多种类细胞外基质涂层,以期获得特定生物功能。

通常,类细胞外基质涂层的制备包括两个阶段:第一阶段为在种植体表面制备有机涂层;第二阶段为使目标化合物固定在材料表面。为了使涂层更易与细胞接触,很多有机物被用于制备类细胞外基质涂层,包括亚磷酸二苯酯、硫醇、膦酸酯和多巴胺等。

类细胞外基质涂层的生物性能与其涂层中的有机物分子结构紧密相关。例如,精氨酸-甘氨酸-天冬氨酸(RGD)复合涂层能够更显著地改变种植体周围

ED-1 巨噬细胞数量,更好地促进新骨生成。胶原蛋白和硫酸软骨素复合涂层对间充质干细胞的成骨分化显示出更高的碱性磷酸酶活性和骨矿物沉积量。

### 3. 复合涂层

复合涂层可以在提高种植体表面矿物沉积效率的同时赋予其生物功能性(如促进骨组织诱导、抑菌作用、药物控制释放、蛋白质吸附等)。例如,与普通 HA 涂层相比,HA 与明胶的复合涂层可以显著提高骨细胞增殖率(1.7 倍)。然而,复合涂层也同样面临着严重的挑战,并非所有物质的复合都能达到预期目的,有机物与无机物之间、有机物与有机物之间可能存在(拮抗作用)或其他反应,进而导致设计失效。

### 1.5.3　种植体表面形貌结构响应设计

已有研究表明,细胞所处的微环境会对细胞与细胞外基质的应答产生重要影响。而微环境中表面拓扑结构可以用于调控细胞的行为,包括细胞的黏附、铺展、增殖、迁移和分化等。目前,为提高钛种植体的骨整合能力,许多学者在种植体表面构建了不同尺度的拓扑结构,并对其生物学行为进行了系统研究,得到了骨与种植体表面不同尺度拓扑结构的相互作用关系,如图 1.8 所示。毫米或亚毫米拓扑结构的种植体表面有利于结合强度的提高;微米拓扑结构的种植体表面有利于成骨细胞的黏附和增殖;纳米拓扑结构的种植体表面可直接与成骨细胞膜表面受体发生作用,促进成骨细胞的分化。

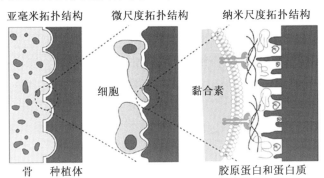

图 1.8　种植体表面不同尺度拓扑结构与骨组织整合能力关系的示意图

### 1. 毫米拓扑结构钛表面

钛种植体表面的毫米拓扑结构的研究受到了广泛关注。这是因为在骨组织损伤部位修复时,新骨可以生长进入毫米拓扑结构表面所提供的空间,起到啮合固定作用。因而,钛种植体表面的毫米拓扑结构有利于提高种植体与骨组织的结合强度。例如,采用表面具有毫米级微珠层的钛种植体进行植入实验,可有效增强种植体与羊胫骨组织的剪切强度。同样,通过钛纤维编织在种植体表面获得的多孔层(孔隙率为 45% ,平均孔径为 350 μm),可以显著提高犬股骨茎部修复中种植体表面的新骨生成量。

### 2.微米拓扑结构钛表面

大量研究表明,具有微米结构与亚微米结构的材料表面可以促进成骨细胞的分化和局部因子的生成,提高骨植入体的接触面积及改善临床伤口愈合效率。具有微观多孔结构种植体的实验结果显示,微观多孔结构有利于骨诱导蛋白质的吸附、离子交换和类骨磷灰石的溶解和再沉积。同时,粗糙的表面结构可以有效增强附着类成骨细胞的黏附、增殖和分化。虽然孔径在 50 μm 以上的大孔对成骨的生成起到了非常重要的影响,但孔径在 10 μm 以下的微孔结构对成骨细胞也起到了非常重要的作用。

### 3.纳米拓扑结构钛表面

材料表面纳米结构对成骨细胞的影响已经引起了科研人员的关注。相关研究主要集中在聚合物基种植体纳米结构表面与成骨细胞的相互作用上,其结果表明纳米级粗糙表面将影响细胞的黏附、增殖和扩散。在金属基或陶瓷基种植体的研究中,也可以得到类似结果,这是因为纳米尺度的粗糙度将直接影响蛋白质和细胞膜受体的作用,从而在成骨细胞的分化和组织修复过程中起到重要作用。

近期关于纳米结构在成骨细胞分化的实验结果表明,纳米结构表面的成骨细胞增殖与碱性磷酸酶的形成、含钙矿物的沉积及骨钙蛋白、骨桥蛋白的基因表达增量保持一致。此外,纳米结构表面还可促进对骨重构起到重要作用的相关转录因子(RUNX2)、重组蛋白(OSX)和骨唾液蛋白的表达。

## 1.5.4　种植体表面电刺激响应设计

众多研究表明,钛表面亲水性、生物活性与其电活性息息相关。而电活性钛表面的特征是载流子分离能力良好、电荷储存能力优异。因此,目前主要从内建电场设计与电容设计两方面对钛表面进行电学设计。

### 1.内建电场设计

内建电场通常指半导体内部或界面处的作用而形成的电场,不是在外部所加的电场。内建电场对外并不表现出任何作用,但对于载流子的输运至关重要。

钛的电活性表面需要载流子及时分离且不易复合,在钛表面构建相应内建电场即可实现这一目的,因此,内建电场设计是钛表面设计的关键内容。

**2. 电容设计**

电容性能,即储电性能。实现钛表面富集电荷的关键是增强其表面电储存能力。构建表面优秀电容器的方法比较单一,一般从增大比表面积和掺杂优异电容材料两方面着手。增大钛比表面积的方式主要有在其表面制备氧化物纳米结构膜层、碳粉末膜层、黏结体膜层或气凝胶膜层等方法,钛表面掺杂的优异电容材料主要有 Ru、Co 等。

# 1.6 钛种植体的表面抑菌活性设计

## 1.6.1 种植体表面抑菌活性设计依据

通常将细菌在种植体表面定植并产生生物膜的过程概括为以下步骤:首先,由于细菌表面带有电荷及细胞的布朗运动,在范德瓦耳斯力、电场力和重力的作用下,细菌第一次吸附在种植体表面,此过程可逆,且细菌的吸附量与种植体表面粗糙程度、细菌本身的亲水性均有关系;其次,种植体表面的细菌在特定分子如细菌表面的丝状蛋白附属物等分子与组织细胞的作用下,不可逆转地定植在种植体表面;然后,细菌定植在种植体表面后,逐渐形成微生物菌落,形成一个不同的微生物群落,称之为生物被膜,生物被膜中的菌落可以自行分泌多糖,且由于生物被膜结构的保护,这些细菌菌落不受流体剪切应力影响且难以被系统药物杀灭。生物被膜中的菌落丰盈到一定程度后,部分细菌脱离种植体表面,形成新的感染面,造成组织进一步感染。

为抑制细菌的黏附和增殖,破坏已形成生物被膜,目前种植体表面的抑菌活性设计可以分为 3 类:表面化学成分响应设计、表面形貌结构设计和电刺激响应设计。

## 1.6.2 表面结构抗菌

种植体的表面特性,如表面粗糙度、化学性质、亲水性、传导性、表面能、表面电位和电导率等,在细菌的最初黏附和繁殖中发挥至关重要的作用。这些表面特性可以影响细菌数量和吸附的蛋白质数量,并影响随后的细菌黏附和生物膜的形成。通过物理或化学修饰,可以改变种植体的上述表面性质,从而抑制细菌的黏附、聚集,增强骨细胞的亲和力。

种植体表面的纳米微观形貌不仅能够抑制细菌黏附,还能提高成骨细胞活性。研究显示,钛表面粗糙度在 20 nm 以上时利于蛋白质的附着,且细菌黏附和生物膜形成减少。种植体纳米级粗糙表面和多孔性还能促进骨组织生长进入,减少种植体微动并增强稳定性。抗黏附性的涂层可通过改变其表面氧化层的晶体结构来实现。结晶的锐钛矿型氧化物层可显著减少细菌黏附并抑制细菌细胞的代谢活性,这种锐钛矿型氧化物层具有良好的骨传导能力,可以刺激磷灰石在体液中沉淀,且抗菌性能通过其光催化能力得到提高。钛纳米管已被证实具有抗菌活性,能抑制变形链球菌,载入抗菌剂后抗菌能力更强。这种结构可能是增加了表面能,改变黏附其上的细菌的膜结构来抗菌,因而其是一种通过纳米显微形貌发挥抗菌作用及提高骨结合活性的方法,很有发展前景。$TiO_2$ 纳米管涂层不仅抗菌,有良好的耐腐蚀性、表面特性,而且对成骨细胞的活性有促进作用。Peng 等在钛表面合成了纳米管阵列,发现提高了成骨细胞的黏附能力,且管径越小,成骨细胞黏附性越好,对表皮葡萄球菌的抑菌性越强。载锌钛纳米管兼具成骨活性和抗菌活性,体外可显著促进成骨细胞碱性磷酸酶(ALP)活性及基质矿化,使 I 型胶原、骨钙素表达增强,在体内则显著促进了种植体骨结合,由于锌离子释放缓慢,抗菌活性可持续超过 1 个月。纳米小管由于规则的微型结构成为良好的载药系统,可同时载入多种纳米金属颗粒,如 Zn 和 Ag,通过微电流作用抑制细菌,还能减少抗银细菌株的产生。但是银等纳米粒子易被人体吸收,有干扰细胞功能甚至导致细胞死亡的危险,尚需谨慎使用。

### 1.6.3 化学成分抗菌

**1. 抗生素类涂层**

全身预防性应用抗生素常应用于种植体手术中,而抗生素的全身给药有许多缺点,如局部有效药物浓度低及潜在的毒性和耐药性。因此,抗生素类涂层是抗菌材料的早期研究方向,具备抗菌作用快、持续时间长、毒性小等优点。20 世纪 70 年代初,抗生素已被融入骨水泥(PMMA)中,在全关节置换术中发挥局部抗菌作用。种植体涂层可以通过共价键载抗生素以预防感染。庆大霉素属于氨基糖苷类抗生素家族,因其具有相对广泛的抗菌谱且是罕见的具有热稳定特性的抗生素,所以它是抗生素类涂层中应用最广泛的一种抗生素。其他具有广泛抗菌谱的抗生素,如头孢菌素、米诺环素、羧苄青霉素、阿莫西林、妥布霉素和万古霉素等已被用于抗菌种植体涂层。磷酸钙是已知的具有良好生物相容性和骨整合生物活性分子的载体。抗生素可被加载到多孔羟基磷灰石钛种植体涂层上,而抗生素羟基磷灰石共聚涂层还存在一些问题,抗生素不能耐受非常高的温度,如高温高压消毒。钙磷酸盐的表面特性限制了抗生素的载药量和释放特性,即难以在局部稳定缓释有效剂量的抗生素。据研究表明,可通过磷酸钙晶体在钛种植体表面形成一层共沉淀涂层,此种方法虽然提高了抗生素的载药量,可以承载传统方法的 10 倍剂量,但相对于简单的等离子喷涂涂层等技术仍难以做到局部缓释抗生素。这种聚合物通过溶胶-凝胶方法制备加载庆大霉素的聚乳酸缓释抗生素钛合金涂层,在第 1 个 48 h 内,聚乳酸缓释抗生素的速率比磷酸钙减慢 80% 左右,而载万古霉素二氧化硅的溶胶-凝胶涂层可以缓释万古霉素长达 2 周。抗生素类涂层在临床应用中仍面临许多难题,种植体表面分离的细菌耐药性测试表明,细菌在种植体局部对抗生素的耐药性是一个问题。如何选择细菌敏感性强的抗生素负载到种植体表面,如何使其具备较长的抗生素有效缓释时间,如何防止其释放抗生素的浓度低于最低抑菌浓度均应考虑在内。最后,尽管抗生素被认为具有高度的生物相容性,但有些类型的抗生素仍可能损害细胞功能。

**2. 非抗生素类有机抗菌剂涂层**

相对于抗生素类涂层,非抗生素有机抗菌剂,如洗必泰、氯二甲酚、聚六亚甲基双胍体现出低耐药性的优势。因具有广谱抗菌作用和较低的耐药性风险,明胶在牙科中被广泛应用,例如使用明胶治疗牙周感染和制备漱口水。研究表明,洗必泰可吸附于 $TiO_2$ 层的钛表面且在一段时间内被溶解吸收。有研究比较了几种钛合金负载洗必泰涂层的效果,结论是聚乙酸是相对较好的载药涂层,具有良好的细胞相容性,相对较慢的药物缓释性,以及良好的机械性能。表面诱发矿化技术已被用于制备洗必泰羟基磷灰石涂层外固定针,洗必泰涂层与抗生素类涂层相似,爆发释放后的一段时间内可持续缓慢释放,也可通过离子相互作用,由聚阴离子胶原上的丙烯酸与洗必泰形成共价偶联的涂层。由于耐药性风险较低,非抗生素类有机抗菌剂可应用于体内相对更长的时间周期。然而有研究表明一些非抗生素类有机抗菌剂有可能导致细胞损伤,尚需要更全面的研究以明确其与邻近组织的生物相容性。类似于抗生素类涂层,尚需研制可以加载非抗生素类有机抗菌剂的涂层材料,达到令人满意的载药量和受控的药物缓释方式。

**3. 抗黏附性聚合物涂层**

可通过简单的方法制备某些聚合物钛合金涂层,例如亲水性聚甲基丙烯酸、聚氧化乙烯、氮化硅、聚乙二醇-丙烯酸微凝胶。这些涂层可显著降低金黄色葡萄球菌和表皮葡萄球菌的附着力,拥有良好的抗菌能力且提高了生物活性分子,如丝胶和精氨酸-甘氨酸-天冬氨酸多肽的固化。抗黏附性聚合物涂层的主要作用是防止细菌黏附在种植体周围,阻碍生物被膜的形成。迄今未见关于通过改变钛合金表面的氧化物层结构来实现令人满意的抗黏附性能力的报道。

### 1.6.4 无机物抗菌

无机物抗菌涂层目前多见的是一些金属离子,包括铜离子、银离子、汞离子、锌离子、钯离子等,而氧化锌、二氧化钛、氧化镁、氧化铜等金属氧化物也比较见。从生物材料掺杂的角度来看无机抗菌剂具有相当大的研究价值,其具有许多优点,如抗菌能力强,有良好的生物相容性及良好的稳定性。银在各种不同的无机杀菌剂中是最为熟知的,其优点如下:①抗菌谱广,银在非常低的浓度下可抑制革兰氏阳性杆菌、革兰氏阴性杆菌和某些耐药菌;②银能抑制细菌附着到生物材料表面;③银的抗菌效果持久;④虽然机制仍未明确,但银不易产生耐药性;⑤体外研究表明,载银涂层具有优良的生物相容性,而无遗传毒性和细胞毒性,体内研究表明,载银涂层无局部或全身不良反应;⑥因为载银涂层是相对稳定的,可以通过许多公认的技术制备,如等离子体浸没离子注入、脉冲过滤阴极真空电弧沉积、物理气相沉积、磁控溅射、溶胶-凝胶法等;⑦银很容易与生物材料掺杂,包括聚合物、生物活性玻璃和陶瓷、金属等。由于这些优势,银被广泛用于提高钛合金的杀菌能力。如银被离子注入钛和钛-铝-铌合金,以提高其抗菌和磨损性能。此外,钛/银硬涂层可通过物理气相沉积技术沉积在钛表面,载银羟基磷灰石涂层通过磁控溅射于钛合金上。载银羟基磷灰石涂层对金黄色葡萄球菌及铜绿假单胞菌有明显的抑制作用,无明显的细胞毒性。银能有效抑制细菌附着和生长而不影响成骨细胞和上皮细胞的活性。有研究表明,与未涂覆银的种植体比较,载银种植体表面的细胞培养显示出更好的铺展能力和更高的细胞计数。另外,银的抗菌能力可通过其他条件(如氮气)进行扩充。如用弱直流电阳极电极产生的银离子可以有效抑制细菌生长,阳极极化的镀银钛钉可防止种植体感染。所以在口腔、烧伤、整形外科、骨科等领域中将载银种植体阳极化处理以提高其抗菌性是可行的。

银的抗菌性能是明确的,但其杀菌机制尚不十分明确,其具体的抗菌机制可能包括:①抑制细胞呼吸;②破坏细菌细胞的运输蛋白;③破坏细菌细胞膜结构,使细胞发生裂解坏死;④破坏细菌细胞的酶活性相关蛋白;⑤竞争结合病原体DNA,破坏氢键,使细菌失活;⑥离子的电流作用,抑制细菌生长。

其他无机类抗菌剂,如铜、氟、钙、氮和锌也可制备于钛合金表面,但并没有像银一样被广泛地应用及研究。究其原因是没有明显的抗菌性能,并且有不良反应的产生,例如铜离子注入损害了钛的物理特性(耐腐蚀性)等。

随着对银离子抗菌性能的研究深入,虽然银离子具有良好的抗菌效果,银离子的生物相容性及细胞毒性却越发让人担忧。研究证实,银对神经细胞、心血管细胞、胚胎细胞、免疫系统均有不同程度损害。因此寻找一种低毒性的、有效、安全、生物相容性高的抗菌材料至关重要。为了开发一种既具有良好的抗菌效果,又具有低毒作用的种植体涂层,碘伏作为一种低毒性、安全、临床上常用的抗菌材料,以其广谱、高效、快速的杀菌作用,药物毒性低,对组织的刺激性小,组织渗透性强,药效持续时间长等特点,现已广泛应用于临床和护理领域,进入了人们的视野。碘的杀菌机理似乎涉及抑制细菌细胞机制和结构的重要作用,在细菌的细胞膜中还参与氧化核苷酸、氨基酸和脂肪,抑制呼吸链的胞浆酶,使其变性失活。体外实验表明,碘不仅具有广泛的抗菌作用,而且对病原体和宿主炎症反应均有拮抗作用。其中,聚维酮碘在预防感染领域中已经使用和测试了几十年,是少数局部抗菌实验证明对细菌、真菌、病毒、孢子、阿米巴囊虫均有效的抗菌剂,并且聚维酮碘已经被证明能杀死已知的导致医院感染的各种细菌,包括耐甲氧西林金黄色葡萄球菌(MRSA)和其他耐抗生素的菌株。Toshiharu Shirai 等首先通过在钛克氏针表面利用阳极氧化法进行二氧化钛纳米管的制备,再将碘负载在含有二氧化钛纳米管阵列的钛种植体上的方法,实现了碘的负载。其实验结果表明,碘涂层钛种植体具有良好的抗菌性能和生物相容性,在防治种植体相关感染及安全性方面均表现出突出的优越性。

随着实验的深入,人们发现聚维酮碘的质量浓度在 $1\ 000 \sim 4\ 000$ mg/L 时,制备的碘涂层中碘的含量已达到极限,实验中通过多次调整制备工艺均不能使碘涂层的含碘量有所增加。而将聚维酮碘的质量浓度增加至 $5\ 000$ mg/L 时,其工艺较为复杂、耗时,且制备出的碘涂层稳定性能降低。同时还发现此工艺下碘涂层材料的抗菌性能不够稳定,部分相同碘含量的碘涂层材料的抗菌性能波动较大。与此同时,碘化钾被相继发现在治疗孢子丝菌病、放线菌病、皮下真菌病等多种炎性皮肤病方面有着良好的疗效。此外,碘化钾在水中的溶解度更高,通过实验证明,在一定浓度区间内碘化钾电解液浓度越高,碘涂层中的碘含量越高。通过能谱仪对碘涂层钛板进行分析发现碘化钾溶液经过电泳沉积后只有碘和氧元素最终沉积到涂层上。氧元素作为人体含量最多的元素,其安全性毋庸置疑;而碘元素也是人体所必需的微量元素,其在人体主要起到调节甲状腺功能的作用。Toshiharu Shirai 教授通过体外细胞毒性实验及动物体内实验证实了载碘涂层材料具有良好的生物相容性及较低的组织毒性,且研究发现载碘涂层内置物不会引起人体 T3、T4 及促甲状腺激素等甲状腺相关激素的变化,同时已成功将其应用于临床骨科,在治疗开放性骨折、关节置换术后感染及骨肿瘤等方面具有良好疗效。

### 1.6.5 外部激发抗菌

传统的抗菌涂层常常选择将抗黏附聚合物(如聚乙二醇、两性离子聚合物)或抗生素、抗菌肽、季铵盐、金属离子等抗菌剂固定或负载在涂层中,实现抗菌效果。但是,传统抗菌涂层的应用同样阻碍重重,首先细菌耐药性的报道在近年来已经层出不穷,而新型抗生素的开发速度却显著降低;其次,新型抗菌剂的合成,如抗菌肽、季铵盐等,均需要复杂的流程和较长的时间。因此,利用自然界常见的资源为外部激发因素,从而实现涂层抗菌性能的新型抗菌策略应运而生。

**1. 电介导抗菌涂层**

研究证明,细菌黏附导电表面与衬底的电阻率相关。将高选择性吸收钛涂层(INOX)应用于钛合金,可以改变其表面的导电性。约 104 $\mu\Omega \cdot cm$ 的表面电阻率被发现在所有菌株中细菌黏附量最小,这是一个抗黏附性涂层的新研究方向。Lan 等通过酸蚀加紫外线照射来改变钛的表面形貌和表面能,显著促进了ALP 的活性和体外矿化,并使金黄色葡萄球菌和表皮葡萄球菌的生长率下降70%。纳米表面在动物体内也显示出良好的促骨结合能力,对葡萄球菌形成长久抑制,能预防较晚期的感染。

**2. 光介导抗菌涂层**

光介导抗菌疗法灵活可控,具有广谱抗菌特性,且不易引起细菌耐药性,是一种极具潜力的抗菌方法。因此,构建光介导抗菌涂层在解决医源性感染问题上具有巨大潜力。现有研究主要集中在光热抗菌涂层和光动力抗菌涂层领域。

在食品行业,高温灭菌法被广泛应用,这是因为致病菌大多属于嗜温菌,可以在 33~41 ℃的温度范围内生存繁殖。当环境温度高于 55 ℃时,细菌的各项生理活动会受到明显限制。研究人员希望利用细菌高温失活的特性,将此方法推广至医疗领域,因此光热疗法(photothermal therapy,PTT)便受到了广泛关注。光热疗法是在光源照射下通过光热转化剂将光能转换为热能,产生局部高温,从而杀灭细菌的治疗方法。基于高温灭菌的作用机制,这种方法更加安全可靠,不会引起细菌耐药性。在应用光热疗法时,研究人员常选择组织穿透能力最强的近红外光作为光源。常用的光热转化剂可大致分为四类,包括碳纳米材料(石墨烯、碳纳米片等)、贵金属(金纳米粒子、钯纳米粒子等)、金属化合物(如过渡金属化合物二硫化钼、二硒化钨等)和聚合物(聚多巴胺、聚苯胺等)。

光动力疗法(photodynamic therapy, PDT)是另一种光介导抗菌方法。处于基态的光敏剂在光照条件下吸收能力跃迁至三线态,处于三线态的光敏剂可以发生两类反应:I 类反应是指光敏剂与目标底物直接反应,底物被氧化,形成超氧阴离子($O_2^-$)和羟基自由基(·OH)等;II 类反应则是指光敏剂与环境中的氧气发生反应,从而生成高活性的单线态氧($^1O_2$),$^1O_2$ 可以直接破坏 DNA、磷脂、蛋白质等物质。一般而言,在光动力疗法治疗中 II 类反应发挥的作用更大。现代医学已经将光动力疗法成功应用于牙周炎、齿龈炎和牙根管消毒等局部感染的治疗中。由于光动力疗法独特的作用机制,光动力抗菌具有突出的优势:首先光源的使用使得治疗更为灵活可控;其次,多靶点的作用机制使得光动力疗法一般不易引发细菌耐药性,并且对耐药菌仍然有效;最后,具有高反应活性的活性氧可快速破坏细菌结构,使得光动力疗法的抗菌效率较高。

研究人员通过化学键合和非共价键相互作用实现了光热转化剂和光敏剂的负载,从而赋予材料光介导抗菌性能。其中,光动力抗菌涂层上光敏剂的聚集问题会对涂层的效率造成严重影响,因此这一问题不容忽视。进一步在涂层上负载其他功能性分子,可实现光介导抗菌涂层的智能化和多功能化。不同抗菌方法的协同有利于提高抗菌涂层的抗菌效率、使用期限和实际应用价值,是未来抗菌涂层领域的发展趋势。

**3. 紫外线(ultraviolet, UV)处理**

研究发现,UV 能改变纯钛表面活性,将疏水性转变为高亲水性,还能除去碳氢污染。这些改变能促进成骨细胞附着、增殖,并能显著减少多种细菌的黏附和生物膜形成,甚至在血液和唾液污染下还能保持这种特性。UV 对 $TiO_2$ 也有同样的作用,并且通过光催化作用使周围的氧气、水产生活性氧,分解接触的有机物,破坏细菌细胞膜,产生杀菌作用。国外学者还发现,经 UV 处理后能加快初期骨沉积和骨结合,减少松动的可能性,但这种技术由于需要紫外线照射,而限制了其应用。

## 1.7　钛表面多孔结构生物功能化涂层的改性方法

为克服钛材料的生物惰性缺点,近年来进行了大量的钛表面生物活化技术研究。其中,能够同时满足钛种植体表面形貌优化和生物活性化的处理方法主要有纳米打印、等离子喷涂、溶胶-凝胶、微弧氧化法等。这些研究的目的是提高钛种植体表面对活体细胞的生长诱导性,促进钛与骨组织间形成骨性结合。

### 1.7.1 纳米打印技术

纳米打印技术(NIL)可将指定高分子材料以任意拓扑结构打印在试样表面(分辨率为 10 nm)。明尼苏达州大学的 Stephen Chou 等最先研究并应用了该技术,其过程包括热装饰、UV 激发打印、微米打印,纳米打印技术工艺示意图如图 1.9 所示。NIL 的生成过程受到诸多因素的影响,如玻璃化转变温度、熔体黏度、聚合物的黏附强度等。骨水泥是被广泛使用的打印材料,但其他热塑性和热固性生物活性材料也在被广泛研究,以优化打印工艺中的可控性。

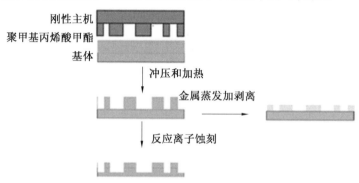

图 1.9　纳米打印技术工艺示意图

### 1.7.2 等离子喷涂

等离子喷涂技术被广泛应用于制备陶瓷涂层。实际上,等离子喷涂是一种快速熔融冷却凝固过程。熔融液滴的冷却速率超过 106 K/s,并可向涂层引入纳米结构。采用等离子喷涂技术可在钛材料表面制备多孔结构氧化锆涂层。模拟体液浸泡实验结果表明,由 0.03 mol 的氧化钇作为添加剂制备的多孔结构氧化锆复合涂层可诱导类骨磷灰石沉积,说明该涂层具有生物活性(图 1.10)。

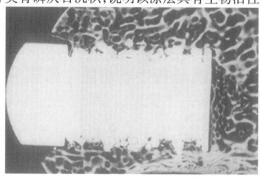

图 1.10　植入 8 周后等离子喷涂表面多孔钛种植体的组织学形貌

### 1.7.3 溶胶-凝胶

溶胶-凝胶技术被广泛应用于制备陶瓷薄膜涂层。与通常的涂层制备技术相比,该技术具有微观结构好、化学组分可控、涂层均匀性好、致密化温度低、工艺简单、成本低等优点。溶胶-凝胶法可以分为 5 个步骤:水解作用和缩聚反应、凝胶化、时效、干燥、烧结。溶胶-凝胶涂层的结构是由前驱体比例和干燥及蒸发比例所决定的,该方法是一种可以有效制备纳米结构涂层的方法(图 1.11)。例如,Advincula 等采用溶胶-凝胶法在 Ti6Al4V 表面制备了具有纳米结构的氧化钛涂层,该涂层主要由非晶氧化钛组成,并具有孔径在 5 ~ 50 nm 的纳米多孔结构。

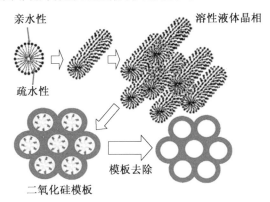

图 1.11　溶胶-凝胶法制备介孔结构二氧化硅涂层机理示意图

### 1.7.4 微弧氧化

微弧氧化也被称为阳极放电氧化、等离子电解氧化。它是一种可在阀型金属(Al、Ti、Mg、Ta、Nb、W、Zn 和 Zr)表面制备多孔陶瓷涂层的技术。这些金属本身就可以在表面形成氧化膜,进而抵御电流所造成的电化学腐蚀。微弧氧化是一个复杂的等离子增强物理化学过程,包括微弧放电、扩散、等离子化学反应和阳离子电泳作用。通过调节电解液组成含量,可以向涂层中引入对应元素,从而赋予涂层生物活性。常向生物活性微弧氧化涂层中引入的元素包括 Ca、P、Si、Mg、Sr 和 Zr 等。此外,利用微弧氧化技术制备的涂层具有与基底结合强度高、多孔结构可调控等优点,成为近年来的研究热点。Liao 等通过控制微弧氧化工艺参数,采用阶梯式电流控制分段氧化方式,在钛表面制备了具有微米/亚微米级的双级微孔结构。该结构微弧氧化涂层的形貌及形成过程示意图如图 1.12所示。

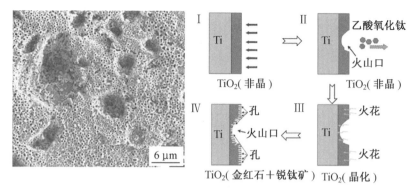

图 1.12　微弧氧化制备微米/亚微米多孔结构形貌及形成过程示意图

# 1.8　微弧氧化生物活性涂层

## 1.8.1　涂层的形成机理综述

微弧氧化处理的作用机理涉及复杂的物理化学反应。通常,在处理过程中可以观察到以下几个物理化学过程:①电荷在金属基体中的富集;②在氧化层中产生气体放电;③氧化膜的局部熔化;④热扩散;⑤胶体微粒的沉积;⑥带负电的胶体微粒迁移进入放电通道;⑦等离子体化学和热化学反应。

Yerokhin 等利用数码照相技术,记录了发生在氧化物-电解液界面的单个微弧放电的氧化行为,提出了接触辉光发电模型(图 1.13)。Yerokhin 等认为在氧化物-电解液界面的气体介质中可能产生自由电子和辉光放电,从而导致内层氧化物被加热、熔化和冷淬。

2010 年,Rakoch 进一步分析涂层生长的能耗,提出涂层生长过程中孔道内新暴露的金属基体会与氧蒸气发生反应,持续放出热量,进而保持氧化的持续进行。然而,涂层的生长速率随时间延长逐渐减小。

事实上微弧氧化过程是一种复杂的电化学氧化过程。到目前为止,尚没有一种模型或理论能够对所有实验现象进行完整的描述或对反应过程进行精确的定量分析。

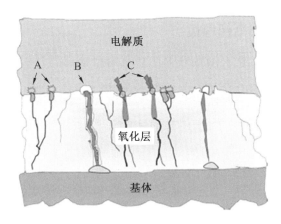

图 1.13 微弧氧化放电模型示意图

## 1.8.2 涂层的元素调控

利用微弧氧化技术对医用钛合金进行表面改性,通过利用氧化过程中的胶体微粒的沉积、等离子体化学和热化学反应,可以成功地将多种元素有目的地引入所制备的涂层中,以起到钛合金表面生物活性化的作用。目前,对于微弧氧化涂层元素成分的调控已取得了大量的研究成果。通常,引入的元素有 Ca、P、Si、Sr、Zr 和 Na 等。

Ca 和 P 元素都是骨骼的基础组成元素。向钛金属表面引入 Ca 和 P 有利于羟基磷灰石的形核生长,可有效提高钛的生物活性。研究表明,磷酸钙陶瓷材料植入动物体内后,材料表面会形成一层与骨无机成分相似的类骨磷灰石物质。该类骨磷灰石层能选择吸附血清中的蛋白质,增加成骨细胞的黏附和分化,促进胶原纤维的分泌和矿化。

Si 元素在骨的形成和矿化过程中也起到了非常重要的作用。在结缔组织和软骨的形成过程中硅元素是不可缺少的。硅元素可促进黏多糖与蛋白质的结合,形成纤维性结构,从而增加结缔组织的弹性和强度,维持结构的完整性。此外,硅元素还可在骨组织的钙化初期起到提高钙化速率的作用。

Sr、Zr 和 Mg 元素都是人体内的一种微量元素,它们可以调节骨组织的结构,改善骨的强度,促进骨细胞的生理活性。研究证实锶盐具有抗骨吸收和增加骨形成的作用,可以抑制破骨细胞的活性,促进骨盐的沉积。

Na 元素也可提高涂层的生物活性。例如,生物活性玻璃材料中,Na 元素可以与体液中的离子进行交换,促进 Si—OH 的形成,所生成的 Si—OH 可以加速类骨磷灰石的沉积,进而促进骨组织的生长和重构。

### 1.8.3　涂层的结构调控

微弧氧化处理后,可在金属表面生成具有微观多孔结构的氧化层。已有研究表明,种植体表面的拓扑结构可以有效增强与骨组织的整合能力。为进一步提高微弧氧化种植体的生物医用价值,近年来大量研究致力于对所生成涂层的结构进行调控。已有研究表明,微弧氧化的工艺参数和电解液成分均会对涂层的微观结构产生显著影响。

Liao 等通过控制微弧氧化工艺参数,采用阶梯式电流控制分段氧化方式,使氧化层中的 Ti 与电解液中的乙酸根发生反应,形成较大的微米孔隙,从而在钛表面构建了具有微米/亚微米双级微孔结构的微弧氧化涂层。此外,Liu 等发现,向电解液中加入硼酸钠可以显著提高氧化过程中电解液的腐蚀性,造成 $TiO_2$ 微弧氧化涂层的不规则溶解,生成具有橘皮状的粗糙涂层。

目前,微弧氧化涂层的结构调控仍然局限在微观孔隙结构尺度上。虽然微米级的孔隙结构也可以通过促进成骨细胞黏附粗糙骨组织的生长重构,但效果较为有限。因此,制备可显著提升骨整合能力的宏观孔隙结构的微弧氧化涂层已成为研究趋势和未来热点。

### 1.8.4　涂层的后处理调控

已有研究表明,微弧氧化方法虽然可以向涂层有目的地引入大量元素,但对生成涂层的磷灰石诱导能力的促进作用却十分微弱。因此,为进一步提高钛表面微弧氧化涂层的生物活性,通常需要对微弧氧化涂层进行后处理改性在调控涂层表面结构的同时能够显著提升生物活性的后处理方法有水热处理、热处理、碱热处理、紫外线辐照等。

Song 等在钛表面制备了含 Ca 和 P 元素的微弧氧化涂层,之后采用 NaOH 溶液水热处理对其进行后处理改性,得到了 $HA/TiO_2$ 复合涂层。结果表明,NaOH 浓度的变化对复合涂层的结构具有较大影响。此外,水热处理过程会向所生成涂层引入大量—OH 官能团,进而使涂层的磷灰石诱导能力得到显著增强。

Wei 等采用微弧氧化方法在 Ti6Al4V 表面制备了含 Ca、P 涂层,后续在不同温度下对涂层进行热处理,得到 $TiO_2/Ca_3(PO_4)_2$ 复合涂层,研究表明该复合涂层具有较高的润湿性。Cheng 等采用微弧氧化方法在钛表面制备了含 Si 和 Ca 元素的涂层,之后采用热处理方法进行后续调控。在 800 ℃得到了榍石/二氧化钛复合涂层。榍石与 HA 的晶格结构中 O 原子匹配度高,易于磷灰石形核生长,且动物实验表明热处理后的涂层可显著增强钛种植体的骨整合能力。

  Han 等采用微弧氧化方法在钛表面制备了以锐钛矿相为主的微弧氧化涂层,之后将试样放置在水中,以紫外光源辐照 2 h 后,涂层表面会生成具有生物活性的 Ti—OH 官能团。与未辐照试样相比,紫外辐照处理后的试样呈现超亲水特性和磷灰石诱导能力,并且可显著增强成骨细胞的黏附,提高增殖率。

  Wei 等对 Ti6Al4V 表面制备的含 Ca、P 涂层进行了碱热处理,在微观多孔结构表面生成了大量纳米网状多孔结构。碱热处理后生成的微米/纳米复合结构涂层以锐钛矿纳米晶为主,表面含有大量 Ti—OH 官能团。经过模拟体液浸泡后,仅 3 d 即可在表面诱导生成磷灰石沉积层,表现出优异的生物活性。

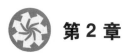

# 第 2 章

# 实验材料和研究方法

本章主要介绍原材料,包括含钙、磷、硅和钠的微弧氧化涂层及含钙、磷、硅、钠和锌的微弧氧化涂层的制备工艺,微波水热处理微弧氧化涂层的工艺参数;还介绍了涂层表面组织结构的表征手段,涂层表面改性前后的物理化学特性、界面结合强度和稳定性,磷灰石诱导能力,体外生物活性及体内骨整合能力的评价方法。研究设计路线示意图如图 2.1 所示。

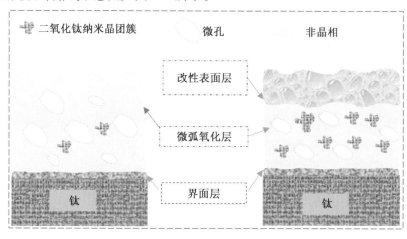

图 2.1　研究设计路线示意图

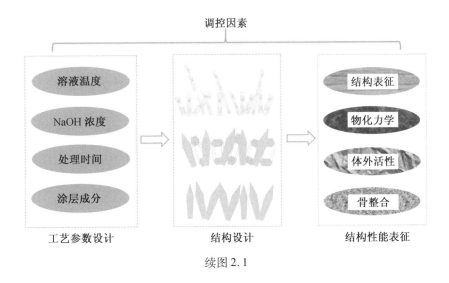

调控因素

溶液温度    NaOH 浓度    处理时间    涂层成分

结构表征    物化力学    体外活性    骨整合

工艺参数设计      结构设计      结构性能表征

续图 2.1

## 2.1 实验原材料

本章实验选用的原材料为生物医用钛片(厚度为 1 mm)和钛棒(直径为 2 mm),均为二级工业类纯钛(TA2),材料主要购自宝鸡英耐特有色金属公司,符合国家标准《外科植入物用钛及钛合金加工材》(GB/T 13810—2017)。

## 2.2 微弧氧化涂层制备及后续调控工艺

第一步,在含有钙、磷、硅、钠的电解液中进行微弧氧化处理,通过调整乙酸钙浓度或者引入乙酸锌,在钛表面制备含不同钙、磷的微弧氧化(MAO)涂层,为后续微波水热选择合适的钙、磷含量;第二步,利用微波水热处理对所制备的含钙、磷 MAO 涂层进行后续调控。

### 2.2.1 微弧氧化处理工艺

采用 MAO-Ⅱ 微弧氧化设备在钛表面制备 MAO 涂层。在微弧氧化处理前,需要对钛片和钛棒进行预处理。首先,将尺寸为 100 mm×100 mm×1 mm 的钛片和尺寸为 L100×φ2 mm 的钛棒用线切割切成 10 mm×10 mm×1 mm 的方形钛片和

$L6×\phi2$ mm 的钛棒,然后放置在丙酮溶液中利用超声波清洗机进行去污和去油;其次,依次利用600#、800#、1 000#、1 200#的砂纸进行打磨;最后,将打磨后的钛片材料在丙酮、乙醇和去离子水中分别超声处理30 min后置于30 ℃烘箱中烘干待用。

用微弧氧化设备制备 MAO 涂层,以不锈钢板材作为阴极,经过预处理的钛材料作为阳极,然后将其放置于电解液中,在微弧氧化过程中,用空气泵不断搅拌电解液。微弧氧化制备 MAO 涂层采用恒压模式,其参数为:施加电压为400 V,频率为600 Hz,占空比为8%,氧化时间为5 min。制备含钙、磷 MAO 涂层的电解液成分见表2.1,制备含钙、磷、锌 MAO 涂层的电解液成分见表2.2。将在成分为 15 g/L EDTA - 2Na、8.8 g/L Ca(CH_3COO)_2·H_2O、6.3 g/L Ca(H_2PO_4)_2·H_2O、7.1 g/L NaSiO_3·9H_2O、5 g/L NaOH 和6 mL/L H_2O_2 的电解液中制备的微弧氧化钛片标记为MAO,将此时的微弧氧化电解液作为含钙、磷电解液。将 8.0 g/L Zn(CH_3COO)_2 加入含钙、磷电解液中制备含钙、磷、锌的微弧氧化钛片,将其命名为MAO-Zn。

表2.1 制备含钙、磷 MAO 涂层的电解液成分

| 试剂名称 | 含量 | 纯度/% |
|---|---|---|
| EDTA-2Na/(g·L$^{-1}$) | 15 | >99 |
| Ca(CH$_3$COO)$_2$·H$_2$O/(g·L$^{-1}$) | 4.4,8.8,17.6 | >98 |
| Ca(H$_2$PO$_4$)$_2$·H$_2$O/(g·L$^{-1}$) | 6.3 | >98 |
| NaSiO$_3$·9H$_2$O/(g·L$^{-1}$) | 7.1 | >99 |
| NaOH/(g·L$^{-1}$) | 5 | >98 |
| H$_2$O$_2$/(mL·L$^{-1}$) | 6 | 30 |

表2.2 制备含钙、磷、锌 MAO 涂层的电解液成分

| 试剂名称 | 含量 | 纯度/% |
|---|---|---|
| EDTA-2Na/(g·L$^{-1}$) | 15 | >99 |
| Ca(CH$_3$COO)$_2$·H$_2$O/(g·L$^{-1}$) | 8.8 | >98 |
| Ca(H$_2$PO$_4$)$_2$·H$_2$O/(g·L$^{-1}$) | 6.3 | >98 |
| NaSiO$_3$·9H$_2$O/(g·L$^{-1}$) | 7.1 | >99 |
| Zn(CH$_3$COO)$_2$/(g·L$^{-1}$) | 6,8,10 | >98 |
| NaOH/(g·L$^{-1}$) | 5 | >98 |
| H$_2$O$_2$/(mL·L$^{-1}$) | 6 | 30 |

### 2.2.2　微波水热处理工艺

微波水热处理工艺示意图如图 2.2 所示。在微波水热处理前,需要将 MAO 和 MAO-Zn 试样在丙酮、无水乙醇和去离子水中超声清洗 5 min,然后烘干待用。首先将经 MAO 处理的试样用聚四氟乙烯片夹持,然后置于 40 mL 的 NaOH 溶液中,目的是保证试样完全浸没在溶液中(使其完全浸没,不接触内衬表面和底部),密闭反应釜,然后放置于微波水热专用设备 XH-800S 型微波水热合成平行仪中,在一定温度下微波水热处理不同时间。水热反应完毕后,将试样放置于去离子水中 10 min 左右,烘干待用。微波水热处理工艺参数及试样编号见表 2.3~2.5。

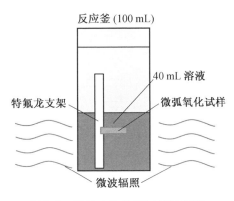

图 2.2　微波水热处理工艺示意图

表 2.3　不同温度微波水热处理工艺参数及试样编号

| 试样编号 | 预处理 | NaOH 浓度/($mol \cdot L^{-1}$) | 温度/℃ | 处理时间/min |
|---|---|---|---|---|
| MHT60 | | | 60 | |
| MHT80 | | | 80 | |
| MHT100 | | | 100 | |
| MHT120 | | | 120 | |
| MHT140 | MAO | 0.5 | 140 | 10 |
| MHT160 | | | 160 | |
| MHT180 | | | 180 | |
| MHT200 | | | 200 | |

表 2.4　不同浓度 NaOH 溶液中微波水热处理工艺参数及编号

| 试样编号 | 预处理 | NaOH 浓度/(mol·L$^{-1}$) | 温度/℃ | 处理时间/min |
|---|---|---|---|---|
| MAOMH001 | | 0.01 | | |
| MAOMH05 | MAO | 0.5 | 200 | 10 |
| MAOMH3 | | 3.0 | | |

表 2.5　不同时间微波水热处理工艺参数及编号

| 试样编号 | 预处理 | NaOH 浓度/(mol·L$^{-1}$) | 温度/℃ | 处理时间/min |
|---|---|---|---|---|
| MAOMH5 | | | | 5 |
| MAOMH10 | | | | 10 |
| MAOMH15 | MAO | 0.5 | 200 | 15 |
| MAOMH60 | | | | 60 |
| MAO-Zn-MH60 | MAO-Zn | | | 60 |

# 2.3　组织结构分析方法

## 2.3.1　X 射线衍射

采用 X 射线衍射仪(XRD)对涂层改性前后进行物相分析。测试过程中,采用 CuKα 作为辐射源,以连续扫描模式进行实验,扫描范围为 10°~90°,扫描步长为 4(°)/min,加速电压为 40 kV,测试电流为 50 mA。

## 2.3.2　扫描电子显微镜

采用扫描电子显微镜(SEM,简称扫描电镜)观察涂层表面形貌、截面形貌及力学断口形貌,浸泡模拟体液后试样形貌、细胞铺展形貌及拔出种植体后的表面形貌。

采用 X 射线能谱仪(EDS)分析试样经各种工艺处理后的表面元素成分。

## 2.3.3　透射电子显微镜

采用透射电子显微镜(TEM)观察和研究涂层的显微组织结构,确定显微组织中的物相。在透射分析过程中,常采用的分析手段有 TEM 明场像、TEM 暗场像、选区电子衍射(SAED)斑点、高分辨透射电子显微镜(HRTEM)像、高角度环形暗场(HAADF)像及能谱线分析、面分布。

### 2.3.4　傅立叶变化红外光谱

采用傅立叶变化红外光谱(FT-IR)分析涂层和浸泡模拟体液后涂层表面的化学结构。在测试之前,将质量为 1 mg 的试样粉末与 500 mg 的 KBr 粉末混合均匀,然后压制直径为 13 mm 的圆片。在测试过程中,光谱扫描范围为 4 000 ~ 400 cm$^{-1}$,步长为 4 cm$^{-1}$。对于涂层表面化学结构的分析,所需试样粉末需用硬质刀片将涂层剥离取下。

### 2.3.5　X 射线光电子谱

采用 X 射线光电子谱(XPS)分析经不同处理工艺处理后涂层表面的化学组成。在测试过程中,在真空条件下($1.0 \times 10^{-8}$ mbar,1 bar = $10^5$ Pa)进行,以 Alkα(1 486.6 eV)作为 X 射线发射源,发生电流为 6 mA,能量的分辨率为 0.5 eV,扫描步长为 0.1 eV。在试样表面的扫描范围为 400 μm$^2$。用 C1s(碳氢化合物 C—C、C—H)的结合能(258 eV)作为标准进行校准,对涂层表面的 Ti、O、Ca、P 和 Na 元素进行分析。除此之外,利用 Ar$^+$ 对涂层进行刻蚀,进一步分析 Ti、O、Ca、P 和 Na 元素在不同涂层深度内的元素含量。

### 2.3.6　电感耦合等离子体质谱仪和 pH 计

采用电感耦合等离子体质谱仪(ICP-OES)测量经微波水热处理不同时间后溶液中的元素浓度。在测试中,每次测试溶液体积为 10 mL,测试至少 3 次。另外,利用 pH 计测定溶液中的 pH,进而计算溶液中的 OH$^-$ 浓度。

### 2.3.7　原子力显微镜

采用原子力显微镜(AFM)观察 MAO 和经微波水热处理涂层的表面形态。测试过程中,采用轻敲模式,通过对图像分析得到试样表面的粗糙度。此外,采用表面电势测试模块对 MAO 涂层调控前后的表面电势进行测试。

## 2.4　物理化学性质测试

### 2.4.1　润湿角和表面能测试

采用配备摄像机和分析软件的接触角仪分析试样表面的润湿性能。在测试过程中,每次使用 2 μL 的去离子水和乙二醇进行实验,每种试样测试 5 次,取平均值作为该试样的润湿角。通过计算去离子水和乙二醇在试样表面的润湿角,试样表面的表面能可以通过杨氏公式计算。

$$r_{LV}(1+\cos\theta) = 2\sqrt{r_{SV}^{d} r_{LV}^{d}} + 2\sqrt{r_{SV}^{P} r_{LV}^{P}} \tag{2.1}$$

$$r_{SV} = r_{SV}^{d} + r_{SV}^{P} \tag{2.2}$$

式中,$r_{LV}$ 为液-气之间的界面自由能;$\theta$ 为接触角;$r_{SV}^{d}$ 为在固体表面能中的色散力;$r_{SV}^{P}$ 为在固体表面能中的极性力;$r_{LV}^{d}$ 为在液体表面能中的色散力;$r_{SV}^{P}$ 为在液体表面能中的极性力。去离子水和乙二醇的相关参数见表 2.6。

表 2.6　去离子水和乙二醇溶液的相关参数　　　　　　　　　　　　　　J/m²

| 项目 | $r_{LV}$ | $r_{LV}^{d}$ | $r_{LV}^{P}$ |
|---|---|---|---|
| 去离子水 | 72.8 | 21.8 | 51 |
| 乙二醇 | 48.3 | 29.3 | 19 |

### 2.4.2　Zeta 电位测试

采用流动电分析仪测试试样表面的 Zeta 电位。在测试过程中,采用 Helmholtz-Smoluchowski 方法计算 Zeta 电位,以 1 mmol/L KCl 溶液作为测试溶液。

## 2.5　涂层力学性能测试

### 2.5.1　纳米压痕

采用配有光学显微镜及玻氏(Berkovich)金刚石压头的纳米压痕测试系统对涂层表面的弹性模量和纳米硬度进行测试。金刚石压头的半径为 20 nm,加载精度为 50 nN,金刚石压头漂移速率为 0.25 nN/s。在测试过程中,采用连续刚度测试方法进行实验,加载速率为 5 nN/s。此外,为了避免测试发生在多孔区域,首先利用光学显微镜进行区域选择,然后每个试样测试 6 个不同位置,且每种试样测试 5 次,采用平均值作为试样表面的弹性模量和纳米硬度。

### 2.5.2　结合强度

涂层与基体的结合强度采用直接拉伸法进行测试,如图 2.3 所示。制备过程中将直径为 30 mm 的试样用 3 mol/L 的环氧树脂胶粘连在不锈钢圆柱拉伸夹具上,在室温固化 72 h 后,采用万能试验机进行拉伸测试,通过不锈钢夹具对涂层施加连续载荷,加载速度为 0.5 mm/s,拉伸直至断裂。记录加载的最大载荷,结合强度计算式为

$$P = \frac{F_{max}}{S} \tag{2.3}$$

式中,$P$ 为结合强度;$F_{max}$ 为最大载荷;$S$ 为试样截面面积。

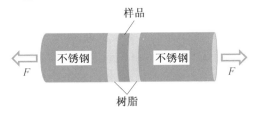

图 2.3　涂层结合强度测试示意图

### 2.5.3　纳米线柔性表征

采用配备 Omniprobe 探针的扫描电子显微镜研究 MAOMH001 试样表面形成的纳米棒的柔性特征。在测试过程中,将 Omniprobe 探针以 0.5 μm/min 作用到纳米棒上使其发生变形。同时采用两种不同的加载方向(平行[001]和垂直[001]方向)研究纳米棒的柔性。

## 2.6　体外模拟体液浸泡

将微波水热、微波水汽处理前后含钙、磷 MAO 涂层浸泡在含有 30 mL 模拟体液(SBF)的离心管中,保证试样完全浸没在溶液中,然后进行密封,放置在 SPX-150BⅢ恒温生化培养箱中,温度设定为 37.5 ℃,离心管中的 SBF 每隔 48 h 更换一次。SBF 是将 8.036 g/L NaCl、0.352 g/L NaHCO₃、0.225 g/L KCl、0.230 g/L K₂HPO₄·3H₂O、0.311 g/L MgCl₂·6H₂O、0.293 g/L CaCl₂、0.072 g/L Na₂SO₄ 溶于 1 L 的去离子水中配制而成。最后采用 40 mL 1.0 mol/L 的 HCl 溶液和 6.063 g/L 的 $(CH_2OH)_2CNH_2$ 溶液在 37.5 ℃下校准 pH 至 7.4。

# 2.7　抗菌性能实验

抗菌性能测试所选择的实验菌种为革兰氏阴性的大肠杆菌($E. coli$)和革兰氏阳性的金黄色葡萄球菌($S. aureus$)。为了保证抗菌实验是在无菌条件下进行,按照以下程序进行:

(1)准备工作,将所有待测试样放在高压灭菌锅内在 121 ℃下灭菌 20 min,同时打开超净工作台中的紫外灯对工作环境进行灭菌处理。

(2)将冷藏休眠的大肠杆菌和金黄色葡萄球菌转移到平板固体培养基后,放在温度为 37 ℃的生化培养箱中培养 24 h,每 24 h 转移一次,转移 2 次后菌种得以活化。然后,用移液器取少量活化的菌种分别加到含有不同液体的细菌培养基中,在生化培养箱中培养 24 h 后,放在 37 ℃水浴振荡器中振荡 10 min,用分光光度计测定活化菌液的浓度,用经过灭菌的 pH 为 7.2 的磷酸盐缓冲(PBS)溶液将活化菌液稀释到 $1.0×10^6$ cfu/mL,将此浓度作为后续抗菌实验所用菌液。

(3)采用平板计数法对纯钛、MAO、MAO-Zn 和 MAO-Zn-MH60 试样的抗菌能力进行评价,且每种试样至少测试 6 次,将 6 次测试结果作为最终的实验结果。

(4)采用平板计数法计算抗菌率,具体方法过程如下:①用经灭菌移液枪从菌液中吸取 30 μL 浓度为 $1.0×10^6$ cfu/mL 的菌液,均匀接种在各种试样表面,将试样放置在无菌 24 孔培养板中,然后转移到 37 ℃生化培养箱中培养 24 h。②将培养 24 h 后的试样取出,转移到 10 mL 的 pH 为 7.2 的无菌 PBS 溶液中,采用水浴振荡器振荡 5 min。使用移液器从 10 mL 含菌液的 PBS 溶液中取出 100 μL,然后涂布在 LB 细菌培养基平板中,放在 37 ℃生化培养箱中培养 24 h。③在生化培养箱中培养 24 h 后,取出培养皿,采用高清相机对培养皿中的细菌进行计数,然后根据公式(2.4)计算每种试样的抗菌率 $R$:

$$R = \frac{B-A}{B} \times 100\% \tag{2.4}$$

式中,$A$ 为各实验组存活的菌落数;$B$ 为空白组的菌落数。

## 2.8　体外细胞实验

### 2.8.1　细胞培养

选择 MC3T3-E1 细胞,购自上海生物科技公司,首先将原代细胞转移到细胞培养板中,将含有 10% 血清的细胞培养基加入培养板中,然后转移到在 37 ℃含有 5% $CO_2$ 气氛的细胞培养箱中培养,直至细胞铺满细胞培养板的 80% ~90%。最后将带有细胞的细胞培养板取出,用消毒的 PBS 溶液对其进行缓慢冲洗 2 次,将未黏附的细胞去除。最后用 0.3 mL 的质量分数为 0.25% 的胰酶对细胞进行消化,将消化的细胞用细胞计数板进行计数,保证细胞的密度满足后续细胞实验的要求。

### 2.8.2　细胞行为表达

**1. 细胞黏附**

首先,将密度为 $5 \times 10^5$ $mL^{-1}$ 的细胞接种在试样表面,然后放置在 24 孔细胞培养板中;其次,将含有 10% 血清的杜比克改良基础培养基(DMED)加入到 24 孔细胞培养板中,然后放置在 37 ℃含有 5% $CO_2$ 的细胞培养箱中分别培养 0.5 h、1 h、2 h 和 4 h;最后,将试样从 24 孔细胞培养板中取出,转移到新的 24 孔细胞培养板中,用消毒的 PBS 溶液缓慢冲洗试样,将未黏附的细胞去除,加入 0.3 mL 的 0.25% 的胰酶对细胞进行消化,将细胞从试样表面取下,形成细胞悬浮液,用细胞计数板对细胞进行计数,从而表征细胞的黏附能力。

**2. 细胞繁殖**

首先将试样放置在 24 孔细胞培养板中,然后将密度为 $5 \times 10^4$ $mL^{-1}$ 的细胞接种在试样表面。在细胞培养箱中分别培养 1 d、4 d、7 d 和 10 d 后,将试样取出,用消毒的 PBS 溶液对试样清洗 3 次。然后将清洗的试样转移到新的细胞培养板中,将含有 200 μL 培养基、20 μL 细胞计数(CCK-8)试剂和 10% 血清的培养基加入到细胞培养板中,在 37 ℃含有 5% $CO_2$ 的细胞培养箱中培养 4 h,然后将细胞消化,形成细胞悬浮液。用移液器吸取 100 μL 细胞液转移到 96 孔板中,利用酶标仪检测细胞液在波长为 450 nm 下的吸光度。

### 3. ALP 活性检测

将试样放置在 24 孔细胞培养板中,然后将密度为 $1 \times 10^5 \text{mL}^{-1}$ 的细胞接种到试样表面,分别在细胞培养箱中培养 3 d 和 7 d 后将细胞培养基去除,用消毒的 PBS 溶液对试样清洗 3 次。然后将 200 μL 的 Triton−X100 加入到 24 孔细胞培养板中,在 4 ℃ 下过夜。将 30 μL 的 Triton−X100 和 100 mL 的 ALP 混合均匀作为检测溶液,然后利用酶标仪检测溶液在波长为 520 nm 下的吸光度。利用二喹啉甲酸(BCA)法计算 24 孔细胞培养板中的总蛋白质含量。ALP 活性计算式为

$$H_{OD} = \frac{\frac{C_{OD} - K_{OD}}{(B_{OD} - K_{OD}) Z_{BCA}}}{D_{BCA}} \tag{2.5}$$

式中,$H_{OD}$ 为 ALP 活性;$C_{OD}$ 为含有 Triton−X100 和 ALP 的细胞液的吸光度;$K_{OD}$ 为含有 ALP 细胞培养板的吸光度;$B_{OD}$ 为细胞培养板的吸光度;$Z_{BCA}$ 为标准浓度;$D_{BCA}$ 为细胞培养板中的总蛋白质量。

### 4. 蛋白质定量计算

把试样放置在 24 孔细胞培养板中,然后将密度为 $1 \times 10^5 \text{mL}^{-1}$ 的细胞接种到试样表面。在细胞培养箱中培养 3 d 和 7 d 后,将细胞培养基去除,用消毒的 PBS 溶液清洗试样表面 3 次。然后,将试样转移到新的培养板中,加入 0.3 mL 的 0.25% 的胰酶对细胞进行消化,消化 3 min 后,将含有 10% 胎中血清(FBS)的培养基加入到细胞培养板终止消化。将质量分数为 9% 的 NaCl 按照质量与体积比为 1∶9 的比例加入到先前准备好的细胞液中,然后以 2 500 r/min 的转速离心 10 min 后,取出上清液,加入质量分数为 9% 的 NaCl 溶液稀释至 1% 细胞溶液(体积比为 1∶9)。然后将 3.0 mL 考马斯亮蓝溶液加入细胞溶液中,并保持 10 min,用酶标仪检测溶液在波长为 595 nm 下的吸光度。吸附蛋白质总量计算式为

$$C_{OD} = \frac{S_{OD} - B_{OD}}{(Z_{OD} - B_{OD}) C_S} \tag{2.6}$$

式中,$C_{OD}$ 为蛋白质总量;$S_{OD}$ 为实验组的吸光度;$B_{OD}$ 为空白组的吸光度;$Z_{OD}$ 为标准溶液的吸光度;$C_S$ 为标准蛋白质的质量浓度(0.563 g/L)。

### 2.8.3　基因表达

将 MC3T3−E1 细胞在试样上培养 4 d 和 7 d,并用 Trizol 试剂(Invitrogen)提

取总 RNA。根据制造商的说明书(Toyobo,日本),使用逆转录酶将提取的 RNA 逆转录为互补 DNA。利用实时 PCR 系统测量 *ALP*、*BMP-2*、*OPN*、*BSP* 和 *BMP-2* 基因的表达能力,*GAPDH* 基因为内参基因,纯钛为对照组。基因转录前后的序列见表 2.7。

表 2.7　基因转录前后的序列

| 目标基因 | 正向引物序列(5'-3') | 反向引物序列(5'-3') |
|---|---|---|
| *ALP* | 5' GCT ATC TGC CTT GCC TGT ATC 3' | 5' GGT GCT TTG GGA ATC TGT G 3' |
| *OPN* | 5' GGA TGA ATC TGA CGA ATC TC 3' | 5' TGA AAG TGT CTG CTT GTG TAC TA 3' |
| *BSP* | 5' AAA ATG GAG ACG GCG ATA GT 3' | 5' AGA GTG TGG AAA GTG TGG AGT T 3' |
| *BMP-2* | 5' CGT CAA GCC AAA CAC AAA CA 3' | 5' AGT CAT TCC ACC CCA CAT CA 3' |
| *GAPDH* | 5' CCC GTA GAC AAA ATG GTG AA 3' | 5' TGC CGT GAG TGG AGT CAT AC 3' |

### 2.8.4　细胞形态观察

MC3T3-E1 细胞在试样表面培养 3 d 后,将试样在 pH 为 7.2 的含有 2.5% 戊二醛的 PBS 溶液中,在 4 ℃温度下固定 1.5 h。然后,用 pH 为 7.2 的 PBS 溶液清洗试样表面 3 次,每次 10 min。清洗后,将固定好的试样用一系列不同体积分数(50%、70%、90% 和 100%)的乙醇进行脱水处理,每次处理 10 min。经过一系列处理后,在 -20 ℃下冷冻 30 min,然后在冻干机中干燥 4 h。最后对试样进行喷金处理,用于 SEM 观察。

# 2.9　动物体内评价实验

### 2.9.1　种植体制备工艺

种植体的动物体内实验分为三组:经微波水热不同浓度 NaOH 溶液中微弧氧化涂层表面构建的 HA 纳米棒、HA 纳米棒/$Na_{0.23}TiO_2$ 纳米片、$Na_{0.23}TiO_2$ 纳米片三种纳米化结构种植体表面的体内骨整合能力。不同浓度 NaOH 溶液中微波水热处理 10 min 的钛种植体的工艺参数见表 2.8。

表 2.8　不同浓度 NaOH 溶液中微波水热处理 10 min 的钛种植体的工艺参数

| 试样代号 | 试样尺寸 | 预处理试样 | 处理方法 |
|---|---|---|---|
| Ti | $\phi 2$ mm×6 mm | — | 打磨抛光清洗 |
| MAO | $\phi 2$ mm×6 mm | Ti 种值体 | 微弧氧化处理 |
| MAOMH001 | $\phi 2$ mm×6 mm | MAO 种植体 | NaOH 浓度为 0.01 mol/L |
| MAOMH05 | $\phi 2$ mm×6 mm | MAO 种植体 | NaOH 浓度为 0.5 mol/L |
| MAOMH3 | $\phi 2$ mm×6 mm | MAO 种植体 | NaOH 浓度为 3.0 mol/L |

## 2.9.2　种植手术过程

所有动物实验均在哈尔滨医科大学附属医院进行,实验动物为 20 只体重为 2.5 ~ 3.0 kg 的新西兰大白兔,由哈尔滨医科大学附属医院动物中心提供。动物体内植入手术过程如图 2.4 所示。

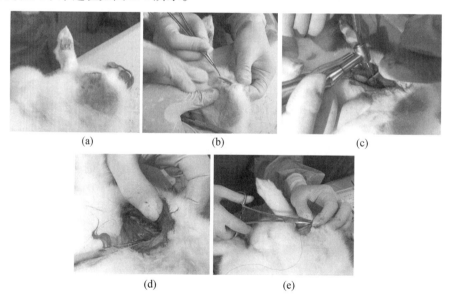

图 2.4　动物体内植入手术过程

手术前,首先沿着新西兰大白兔的耳缘静脉注入 10 mL 的 1% 戊巴比妥钠,使其全身麻醉。然后在腿部胫骨位置备皮、去毛,对预制位置进行消毒麻醉。之后在无菌情况下对兔子进行手术,用手术刀片沿着肌肉方向切开表层、结缔组织、肌肉及骨膜。肌肉和胫骨分开之后暴露胫骨,使用牙科种植体专用电钻在胫骨皮质骨区域进行钻孔,每隔 1 cm 钻一个孔,尺寸为 $\phi2$ mm×6 mm。期间,采用生理盐水进行冷却和清洗骨屑。最后在兔胫骨上钻出 4 个孔,分别植入 4 种种植体。之后,将骨膜、肌肉和表皮依次缝合。植入手术之后 3 d 内,每天对兔子皮下注射抗生素 10 mL。

### 2.9.3　取材手术

植入手术 2 周和 16 周后,采用耳缘静脉注射空气的方式处理兔子,然后迅速取出含有种植体的胫骨,将其浸泡在 10% 的福尔马林溶液中。兔子尸体由哈尔滨医科大学专业人员进行处理和掩埋。

### 2.9.4　体内生物活性的表征手段

**1. X 射线影像学**

采用 X 射线数字摄影技术分析种植体的 X 射线影像。在测试中,测试管电压为 60 kV,管电流为 100 mA。

**2. Micro-CT 测试**

为了方便进行微计算机断层扫描(Micro-CT)测试,将含有种植体的胫骨进行分割。利用 Micro-CT 对种植体与骨组织之间的界面结合状态进行分析,在测试中其扫描速度为 6°/min。同时,种植体周围的生物组织和界面结合状态可从冠状方向、矢状方向和轴状方向进行分析。

所测得数据利用 Inveon Research Workplace V6(IRWV6)、Materialise's interactive medical image control system 20(MINICS20)对种植体周围的生物组织进行重构,并且对感兴趣区域(ROI,$\phi2$ mm×6 mm ~ $\phi3$ mm×6 mm)内的生物组织进行统计学分析。在 ROI 内,BV 为感兴趣区域内的骨组织体积,TV 为感兴趣区域内的总体积,BS 为感兴趣区域内骨组织的表面积。

**3. 硬组织切片观察**

(1)硬组织切片制备。

将带有种植体的胫骨浸泡在 10% 的福尔马林溶液中,固定 48 h 后,采用流水冲洗 24 h,然后采用不同体积分数的乙醇(70% 、90% 、95% 和 100%)对样本进行脱水,每次脱水 24 h。将脱水后的胫骨浸入按 1∶1 体积配制的无水乙醇和 7200 树脂液混合液 3 d,然后在 7200 树脂液 Ⅰ 中浸泡 7 d,在 7200 树脂液 Ⅱ 中浸泡 7 d,在 7200 树脂液 Ⅲ 中浸泡 7 d。最后将其放置于光固化机中聚合包埋 10 h 聚合。利用硬组织切片机(EXAKT300PC)将固化后的组织切成厚度为 200 μm

的硬组织切片,然后用磨片机(EXAKT400)以 320 目、800 目、1 200 目的砂纸将切片磨至20 μm,最后以 4 000 目砂纸抛光,磨片结束进行亚甲基蓝酸性品红染色。

(2)亚甲基蓝酸性品红染色。

首先,将厚度为 20 μm 的硬组织切片进行亚甲基蓝酸性品红染色,在亚甲基蓝溶液中染色 5 min,然后用去离子水清洗 20 min;其次,在酸性品红液中染色 5 min;最后,用90% 和100% 的乙醇进行清洗,用二甲苯进行透明和封片。

(3)硬组织切片组织观察。

利用奥林巴斯显微镜配备的白色光源对亚甲基蓝酸性品红染色的组织切片感兴趣区域(距离种植体表面450 μm)进行观察。其中,硬组织切片中成骨细胞、破骨细胞为蓝色,类骨质为蓝绿色,新矿化骨为深红色,成熟骨为砖红色。此外,采用 Image J 对感兴趣区域内的骨组织和软组织进行统计学分析,计算骨–种植体接触率。

### 4. 力学性能测试

种植体的压出实验采用万能力学试验机进行测试。在压出实验中,压头的尺寸为2.0 mm。在测试过程中,以0.5 mm/s 的速率进行加载载荷,直至种植体从胫骨中压出。记录此时最大的载荷 $F$,将其作为种植体取出时的界面结合力。取出种植体后,迅速置于10% 的福尔马林溶液中,然后采用 50%、70%、90% 和 100% 的乙醇继续脱水。完成以上实验后,将种植体进行干燥处理,然后喷金处理。采用配备 EDS 的 SEM 对种植体和胫骨进行观察。种植体与胫骨间的推出力测试示意图如图2.5 所示。

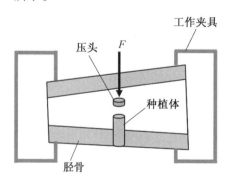

图 2.5　种植体与胫骨间的推出力测试示意图

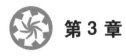

## 第 3 章

# 含硅、钙微弧氧化涂层表面结构调控及其机制

本章表征了 $TiO_2$ 基含硅、钙微弧氧化涂层(SC 涂层)、热处理 SC 涂层、水热处理 SC 涂层的组织结构,研究了热处理温度对 SC 涂层组织结构的影响规律,水热处理 NaOH 溶液浓度对 SC 涂层组织结构的影响规律,揭示水热处理 SC 涂层过程中表面结构的变化过程。

## 3.1　含硅、钙微弧氧化涂层表面组织结构

### 3.1.1　涂层表面物相组成

图 3.1 所示为不同电压制备 SC 涂层的 XRD 谱图。Ti 经过 200 V 微弧氧化处理后,出现了微弱的锐钛矿衍射峰。随着微弧氧化电压的升高,锐钛矿的衍射强度增强,微弧氧化反应更加剧烈,微弧放电区域温度更高,促使 SC 涂层中形成更多的锐钛矿。此外,在 $2\theta$ 为 $25° \sim 35°$ 之间出现非晶态的背底峰。XRD 没有发现硅酸钙等其他新相,因而含硅、钙产物为非晶态产物。

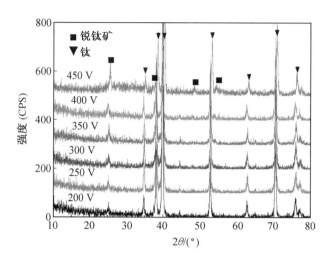

图 3.1 不同电压制备 SC 涂层的 XRD 谱图

### 3.1.2 涂层表面拉曼光谱

图 3.2 所示为不同电压制备 SC 涂层的表面拉曼光谱。由图可见，在 400 cm⁻¹、518 cm⁻¹和 641 cm⁻¹处出现了 3 个衍射峰，这 3 个峰位置对应着锐钛矿二氧化钛相，拉曼光谱并未发现其他吸收峰，这一结果与 XRD 衍射结果类似。

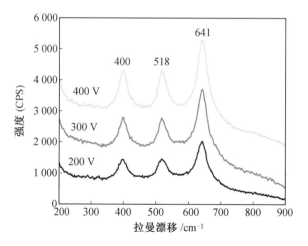

图 3.2 不同电压制备 SC 涂层的表面拉曼光谱

### 3.1.3    涂层表面形貌

图 3.3 所示为不同电压制备 SC 涂层的 SEM 表面形貌。200 ~ 300 V 时,钛表面部分区域出现细小的放电微孔。350 V 时,涂层表面出现了明显的微弧氧化多孔特征,放电微孔尺寸较为均匀。随着电压的升高,涂层表面的微孔密度减小,同时微孔尺寸增加。低电压下微弧放电较温和,形成的微孔较规则且孔径较小。在高温高压的环境下,微弧放电区域发生强烈的物理化学反应,涂层易形成较粗大的微孔。

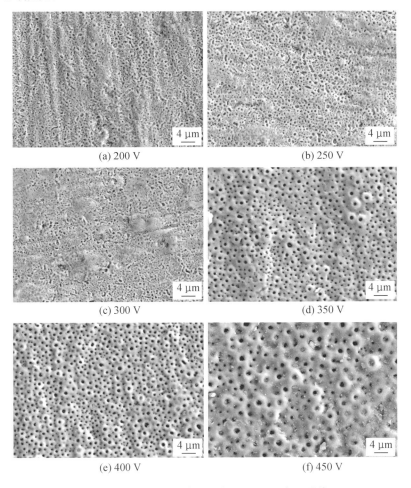

图 3.3    不同电压制备 SC 涂层的 SEM 表面形貌

### 3.1.4　涂层表面成分

图3.4所示为不同电压制备SC涂层的表面EDS分析元素含量。研究表明，SC涂层中均含有Ti、Ca、Si和Na等元素。现有文献报道向微弧氧化涂层中引入Ca、Si和Na等元素实属较少。实验表明采用电解液向微弧氧化涂层中引入Ca、Si和Na元素是有效的。Ca、Si和Na元素的成功引入使得该材料具有生物医学应用的潜力。300 V以下，增加电压对元素含量的增加影响较小。此时SC涂层中Ti的原子数分数在40%左右，Ca、Si和Na的原子数分数分别在2.5%、5%和2.5%左右。随着电压进一步升高，SC涂层表面Ca、Si和Na含量有所提高，而Ti的含量逐渐降低，但350 V以上，Ca、Si和Na的含量增加了一倍左右，原子数分数分别达到5%、10%和5%左右。EDS结果说明通过对电压的调节可以控制SC涂层中的元素含量。

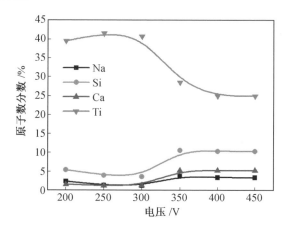

图3.4　不同电压制备SC涂层的表面EDS分析元素含量

### 3.1.5　涂层表面元素面分布

图3.5所示为400 V制备SC涂层的表面元素面分布。根据扫描图像结果，可以把SC涂层表面分为两个特征区域：微弧放电孔内和孔周围。Ca、Si、Ti、Na和O元素在微弧氧化孔周围分布都较均匀，但在微弧放电孔内Ti元素含量较高，而Ca、Si、Na和O元素在孔内含量相对较少。原因是这些元素在涂层内部呈现梯度分布。

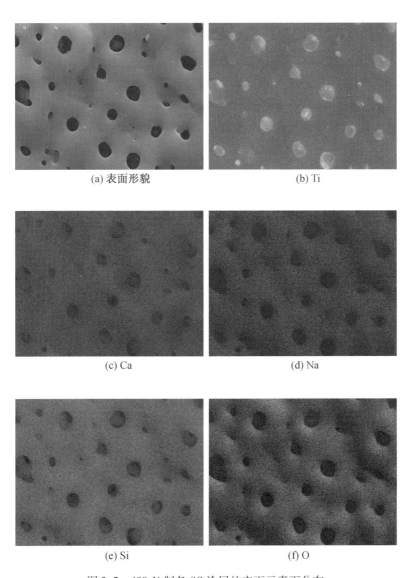

图 3.5　400 V 制备 SC 涂层的表面元素面分布

### 3.1.6　涂层截面成分

　　图3.6所示为400 V制备SC涂层的截面SEM照片和EDS元素线扫描。从图中可以看出,涂层和基体结合良好,没有明显开裂现象。整体上,在涂层区域随着涂层的增厚,基体元素Ti含量逐渐下降,而Ca、Si、Na和O元素的含量逐渐增加。以上分析表明,Ti、Ca、Si和O元素在涂层内部存在梯度分布的特点。对比图3.5,由于在孔内离基体近,Ti元素的含量高,而Ca、Si、Na和O元素的含量低。涂层中元素的梯度分布更加有利于涂层和基体的结合。由于涂层和基体是两种完全不同的材料,两种材料的性质之间存在着千差万别,如热膨胀系数,因此元素的梯度作用使得涂层和基体之间的材料性质有了一定的过渡区域,而不是突变或者显著变化。

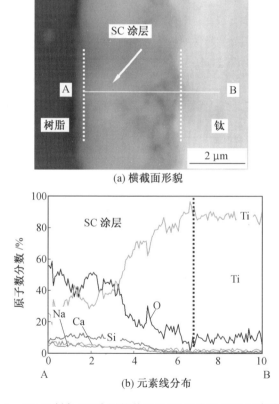

(a) 横截面形貌

(b) 元素线分布

图3.6　400 V制备SC涂层的截面SEM照片和EDS元素线扫描

### 3.1.7　涂层表面元素化学态

图 3.7 所示为不同电压制备 SC 涂层表面溅射前后的 XPS 光谱。溅射前后 XPS 结果表明,SC 涂层表面的主要组成元素为 C、Ti、Na、O、Ca 和 Si。经过溅射 后,C 的衍射峰明显减弱,而 Ca 和 Ti 的衍射峰明显增强。这一结果说明表面的 C 主要为环境污染的 C。

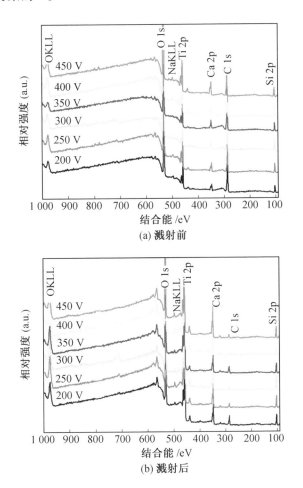

图 3.7　不同电压制备 SC 涂层表面溅射前后的 XPS 光谱

图 3.8 所示为不同电压制备 SC 涂层表面溅射前后的 Ti 2p XPS 光谱。溅射前 Ti $2p_{3/2}$ 和 Ti $2p_{1/2}$ 的结合能分别为（458.5±0.2）eV 和（464.2±0.2）eV，这些峰值对应 $Ti^{4+}$ 化学态。溅射后，Ti 2p 的结合能向高能方向出现了 0.8 eV 的漂移。经过拟合可以发现 Ti 具有二价，其结合能在 459.7 eV 和 458.1 eV 处。二价 Ti 的形成表明 Ti 在微弧氧化过程中不能完全氧化，呈现缺氧状态。而溅射前，Ti 出现四价，表面二价的 Ti 可以吸附 O 形成四价的钛。

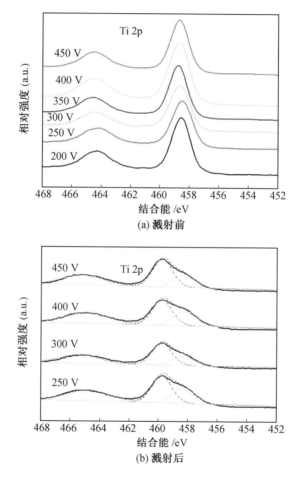

图 3.8　不同电压制备 SC 涂层表面溅射前后的 Ti 2p XPS 光谱

图 3.9 所示为不同电压制备 SC 涂层表面 O 1s 溅射前后的 XPS 光谱。溅射前,O 的结合能在 531.5 eV 处,表明 O 为二价。O 的来源有吸附的 O 及涂层中氧化物的 O。经过溅射后 O 的结合能向高能方向漂移 0.5 eV,与 Ti 的变化基本一致。溅射后,O 可以拟合出两种化合物中的 O,分别在 533.4 eV 和 531.6 eV 处,为 TiO 和 $TiO_2$ 中的 O。同时 531.6 eV 处也对应着 Si—O 和 Ca—O 中的 O。

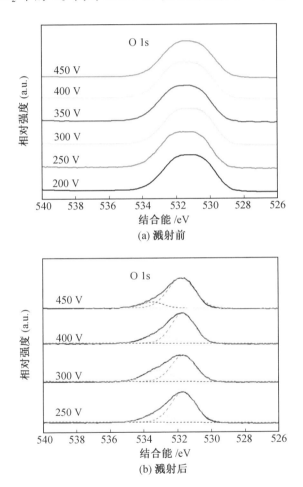

图 3.9　不同电压制备 SC 涂表面 O 1s 溅射前后的 XPS 光谱

图 3.10 所示为不同电压制备 SC 涂层表面溅射前后 Ca 2p 的光谱。Ca 2p 具有一个双重态位置在 Ca 2p$_{3/2}$（（347.5±0.2）eV）和 Ca 2p$_{1/2}$（（351.0±0.1）eV），这些位置对应着 Ca$^{2+}$ 化学态。在溅射前后,电压对 Ca 元素的化学态没有明显的影响。

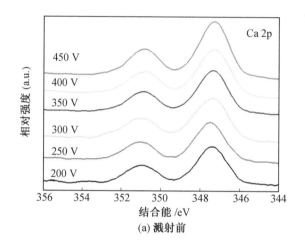

(a) 溅射前

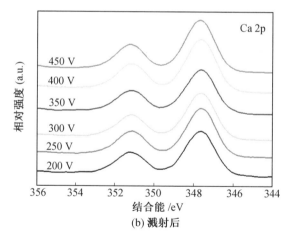

(b) 溅射后

图 3.10　不同电压制备 SC 涂层表面溅射前后 Ca 2p 的光谱

图 3.11 所示为不同电压制备 SC 涂层表面溅射前后 Si 2p 的光谱。Si 2p 具有一个单峰,结合能在(102.5±0.2)eV 位置,对应着 Si$^{4+}$ 化学态。在溅射前后,电压对 Si 元素的化学态没有明显的影响。

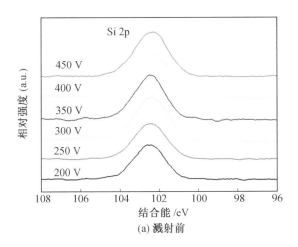

(a) 溅射前

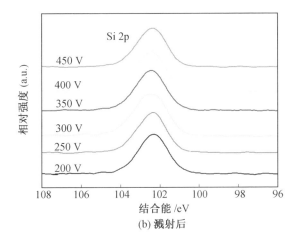

(b) 溅射后

图 3.11　不同电压制备 SC 涂层表面溅射前后 Si 2p 的光谱

## 3.2 热处理含硅、钙微弧氧化涂层的组织结构

### 3.2.1 涂层表面物相组成

图 3.12 所示为 400 V 制备 SC 涂层热处理前后的 XRD 谱图。SC 涂层经过 400 ℃和 500 ℃处理后,物相没有明显变化。经过 600 ℃处理以后涂层表面出现了金红石的衍射峰。随着热处理温度的升高,金红石的衍射峰逐渐升高。经过 700 ℃热处理以后,涂层中出现了榍石的衍射峰。700 ℃以下的热处理过程中,随着热处理温度的升高,锐钛矿的衍射峰逐渐升高。800 ℃热处理时,锐钛矿的衍射峰完全消失,表面锐钛矿基本转化为金红石相。随着热处理温度的升高,微弧氧化涂层中金红石和榍石的衍射峰逐渐增强。

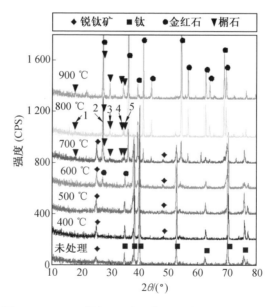

图 3.12 400 V 制备 SC 涂层热处理前后的 XRD 谱图

由于榍石的第一强峰 27.52°和二氧化钛的第一强峰 27.45°位置非常接近,为了进一步确认热处理形成了榍石,图 3.13 所示为 800 ℃热处理 SC 涂层在峰 1～5 位置的高分辨 XRD 谱图,该位置完全对应了榍石的衍射峰。

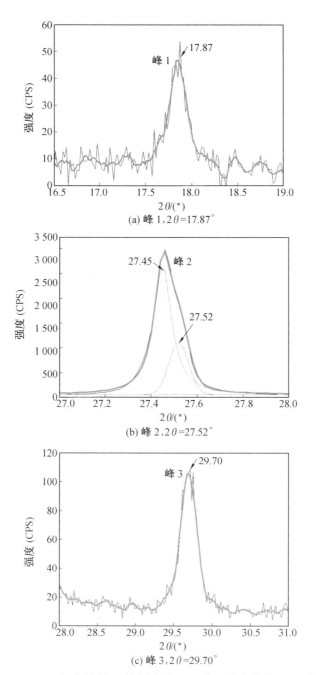

(a) 峰 1，2$\theta$=17.87°

(b) 峰 2，2$\theta$=27.52°

(c) 峰 3，2$\theta$=29.70°

图 3.13　800 ℃热处理 SC 涂层在峰 1～5 位置的高分辨 XRD 谱图

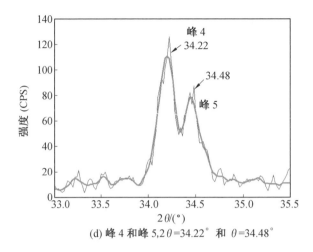

(d) 峰 4 和峰 5,2θ=34.22° 和 θ=34.48°

续图 3.13

图 3.14 所示为不同电压制备 SC 涂层 700 ℃ 热处理后的 XRD 谱图。由图可见,200 V、250 V、300 V 制备的 SC 涂层经过 700 ℃ 热处理后表面并没有出现榍石的衍射峰,而 350 V、400 V 和 450 V 制备的微弧氧化涂层经过 700 ℃ 热处理后表面形成了榍石,并且榍石的衍射峰随着微弧氧化电压的升高而增强。这一结果说明,在相同热处理温度下,由于高电压引入的硅、钙含量增加,从而热处理以后榍石的含量增加。

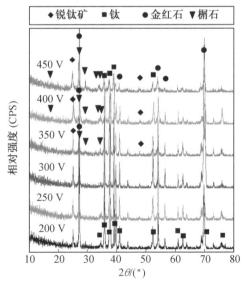

图 3.14  不同电压制备 SC 涂层 700 ℃ 热处理后的 XRD 谱图

## 3.2.2　涂层表面形貌

图 3.15 所示为 400 V 制备 SC 涂层不同温度热处理后的表面 SEM 形貌。SC 涂层经过热处理以后涂层表面的微孔尺寸减小。主要原因是涂层中 $TiO_2$ 的生长和榍石的形成。由图 3.15(b) 可见,未处理 SC 涂层表面光滑,经过热处理以后,涂层表面逐渐变得粗糙。

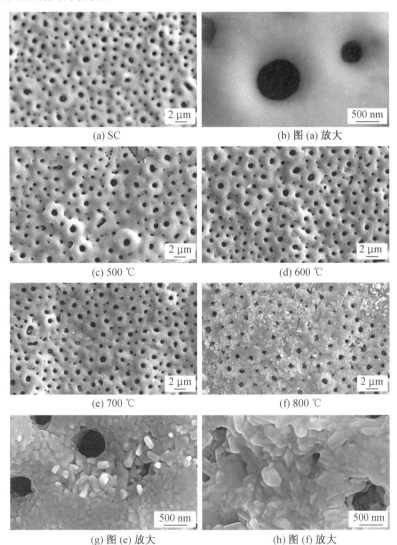

(a) SC

(b) 图 (a) 放大

(c) 500 ℃

(d) 600 ℃

(e) 700 ℃

(f) 800 ℃

(g) 图 (e) 放大

(h) 图 (f) 放大

图 3.15　400 V 制备 SC 涂层不同温度热处理后的表面 SEM 形貌

### 3.2.3 涂层表面元素化学态

图 3.16 所示为 400 V 制备 SC 涂层热处理前后表面的 XPS 全谱。SC 涂层表面被溅射前后,涂层表面主要成分为 Ca、Si、Ti、O 和 C。溅射前 C 的俄歇峰较高,其他元素俄歇峰相对较低,经过溅射后 C 的俄歇峰明显下降,而其他元素的俄歇峰明显上升。由此可见,涂层表面可能吸附了大量污染的 C。

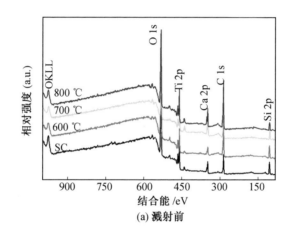

(a) 溅射前

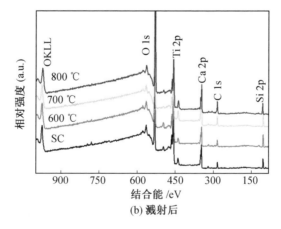

(b) 溅射后

图 3.16 400 V 制备 SC 涂层热处理前后表面的 XPS 全谱

图 3.17 所示为 SC 涂层及热处理 SC 涂层表面溅射前后 Si 的 XPS 谱图。XPS 溅射前,SC 涂层和 600 ℃热处理 SC 涂层的 Si 2p 峰位置在 103.6 eV,对应的化合价为 $Si^{4+}$,Si 2p 衍射峰具有对称形态。而 700 ℃和 800 ℃热处理 SC 涂层的 Si 2p 的衍射峰形态不对称,可以拟合成两种结合能的 Si 2p,分别为 103.6 eV 和 102.4 eV,对应的化合价为 $Si^{4+}$,这两个位置分别对应氧化物中的 Si 和楣石中的 Si。对于 XPS 溅射后的表面 Si 的衍射峰没有明显变化。

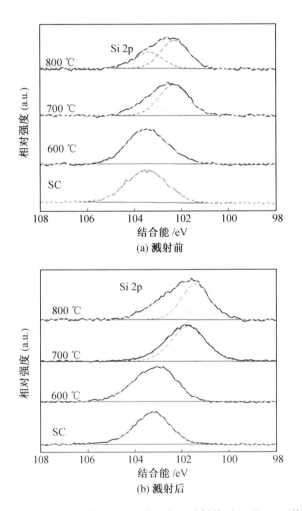

图 3.17　SC 涂层及热处理 SC 涂层表面溅射前后 Si 的 XPS 谱图

图3.18 所示为 SC 涂层及热处理 SC 涂层表面溅射前后 Ca 的 XPS 谱图。涂层表面溅射前后,Ca 的 XPS 谱图没有明显变化,Ca 2p 具有双峰结构,分别是 Ca 2p$_{3/2}$和 Ca 2p$_{1/2}$,其结合能位置分别在 347.0 eV 和 350.5 eV,对应化合价为 Ca$^{2+}$。

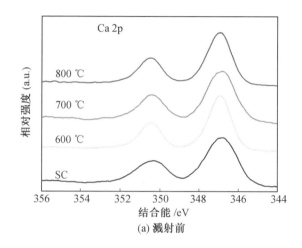

(a) 溅射前

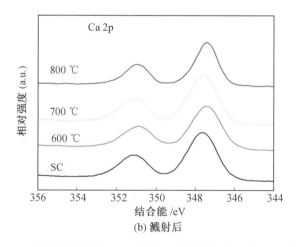

(b) 溅射后

图 3.18　SC 涂层及热处理 SC 涂层表面溅射前后 Ca 的 XPS 谱图

图 3.19 所示为 SC 涂层及热处理 SC 涂层表面溅射前后 Ti 2p 的 XPS 谱图。钛具有双峰结构,溅射前,Ti 2p$_{3/2}$ 和 Ti 2p$_{1/2}$的结合能分别为(458.8±0.2) eV 和 (464.5±0.2) eV,对应化合价为 Ti$^{4+}$。

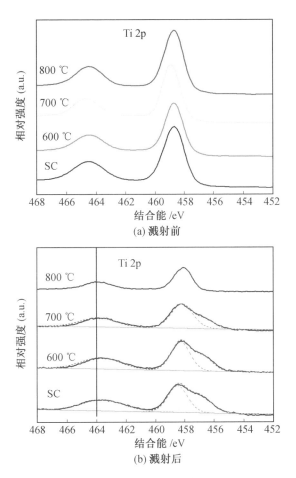

图 3.19　SC 涂层及热处理 SC 涂层表面溅射前后 Ti 2p 的 XPS 谱图

溅射后 SC 涂层和 600 ℃、700 ℃热处理 SC 涂层的 Ti 2p 在低能位置呈现不对称形态。在此位置 Ti 2p 可以拟合成两种结合能,分别为(458.5±0.2) eV 和(456.6±0.2) eV,对应化合价为 Ti$^{4+}$ 和 Ti$^{2+}$。这一结果表明涂层中含有 TiO$_2$ 和 TiO 相,因此在微弧氧化过程中,以及在后续的 600 ℃和 700 ℃热处理过程中,Ti 不可能完全被氧化。但是在这两个温度下热处理,(456.6±0.2) eV 位置的衍射峰随着温度升高而降低,表明热处理过程中 TiO 相进一步氧化成 TiO$_2$ 相。800 ℃热处理 SC 涂层中 Ti 2p 光谱具有对称形态特征,该位置对应化合价为 Ti$^{4+}$。这一结果表明表面的 TiO 相在 800 ℃热处理过程中完全被氧化。

图 3.20 所示为 SC 涂层及热处理 SC 涂层表面溅射前后 O 1s 的 XPS 谱图。

XPS 溅射前,SC 涂层和 600 ℃热处理 SC 涂层的 O 1s 的结合能在(532.5±0.2) eV 位置,该位置对应化合价为 $O^{2-}$。700 ℃和 800 ℃热处理 SC 涂层 O 1s 的 XPS 曲线形态相似,具有不对称形态。前面的研究表明,XPS 溅射前 Ti 和 Ca 的 XPS 曲线在热处理过程中都没有明显变化,但 Si 的化学态有变化。因此可以推断 O 1s 化学态的变化不应该与 Ti、Ca 有关,而取决于 Si。因此,O 1s 可以拟合为两种结合态,分别为(533.2±0.2) eV 和(531.3±0.2) eV,这两种结合态分别对应楣石中的氧和二氧化钛中的氧。

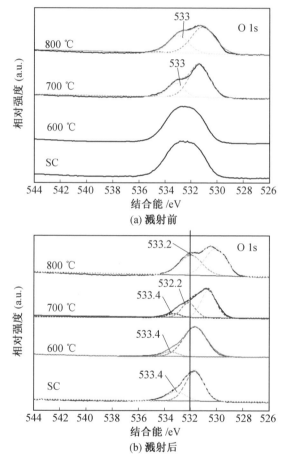

图 3.20　SC 涂层及热处理 SC 涂层表面溅射前后 O 1s 的 XPS 谱图

经过 XPS 溅射后,SC 涂层和 600 ℃热处理 SC 涂层的 O 1s 光谱曲线相似,同时 Si、Ti 和 Ca 的 XPS 光谱也没有明显变化。这两种涂层的 O 1s 光谱可以拟合成两种结合能,分别为(533.4±0.2) eV 和(531.8±0.2) eV。由于 Ca 和 Si 的化学态没有明显变化,因此该 O 1s 光谱的衍射峰与 Ti 相关。结合能(533.4±0.2) eV 对应 TiO 中的 O,结合能(531.8±0.2) eV 对应二氧化钛。700 ℃热处理 SC 涂层中的 O 1s 可以拟合成三种结合能,分别为(533.4±0.2) eV、(532.0±0.2) eV 和(530.8±0.2) eV,分别对应 TiO 中的氧、榍石中的氧、二氧化钛和二氧化硅中的氧。由图 3.20 可见,(533.4±0.2) eV 处衍射峰随着热处理温度升高,强度逐渐降低,表明 TiO 相在热处理过程中氧化。800 ℃热处理 SC 涂层中(533.4±0.2) eV 处衍射峰完全消失,表明 TiO 相被进一步完全氧化。800 ℃热处理 SC 涂层中的 O 1s 可以拟合成两种结合能,包括(532±0.2) eV 和(530.1±0.2) eV,分别对应榍石及其他氧化物,如二氧化钛和二氧化硅等。与 700 ℃热处理 SC 涂层相比,(532±0.2) eV 的衍射峰增强,表明 800 ℃热处理 SC 涂层中榍石的含量增加。

### 3.2.11　涂层截面特征

图 3.21 所示为 SC 涂层及热处理 SC 涂层的截面形貌。由图可见,随着热处理温度的升高,涂层厚度逐渐增加。700 ℃热处理 SC 涂层厚度达到 15 μm,800 ℃热处理 SC 涂层厚度约为 30 μm。涂层的增厚主要由于基体钛的氧化。

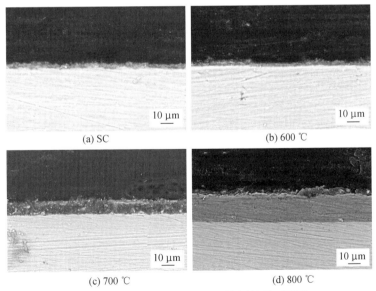

图 3.21　SC 涂层及热处理 SC 涂层的截面形貌

## 3.3 水热处理含硅、钙微弧氧化涂层的组织结构

### 3.3.1 涂层表面物相组成

图 3.22 所示为 SC 涂层经过水热处理后的 XRD 谱图,由图可见,SC、SCH$_2$O、SC0.001 与 SC0.01 的衍射图花样比较相似,除了基体钛之外主要相是锐钛矿。随着 NaOH 浓度的增加,涂层的非晶态衍射背底相对强度增加,表明非晶态物质的含量增加。从整个谱图来看,水热处理后锐钛矿二氧化钛的相对含量较未水热处理之前的相对含量明显增加。

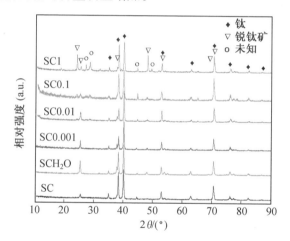

图 3.22 SC 涂层经过水热处理后的 XRD 谱图

### 3.3.2 涂层表面形貌

图 3.23 和图 3.24 所示为 SC 涂层经过不同浓度 NaOH 处理后的表面形貌,观察可知随着 NaOH 浓度的增大,SC 微弧氧化涂层原有的多孔形貌发生变化。SCH$_2$O 和 SC0.001 保持着微弧氧化产生的多孔形貌,在孔洞边缘的涂层上分别生长出相互连接的短棒状和柱状二氧化钛,而随着 NaOH 浓度的增大,SC 涂层的多孔形貌完全消失,取而代之的是长满了均匀分布的竹叶状、条状、线状二氧化钛。由图可知,经过水热处理后涂层的表面形貌可达到纳米级别,并且随着 NaOH 浓度的增大涂层形貌变得越来越稀疏。

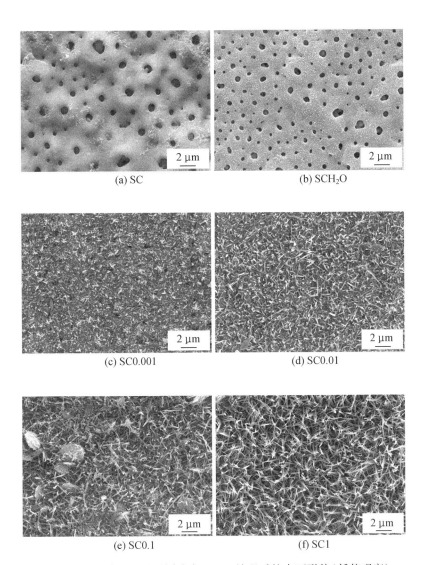

图 3.23　SC 涂层经过不同浓度 NaOH 处理后的表面形貌(低倍观察)

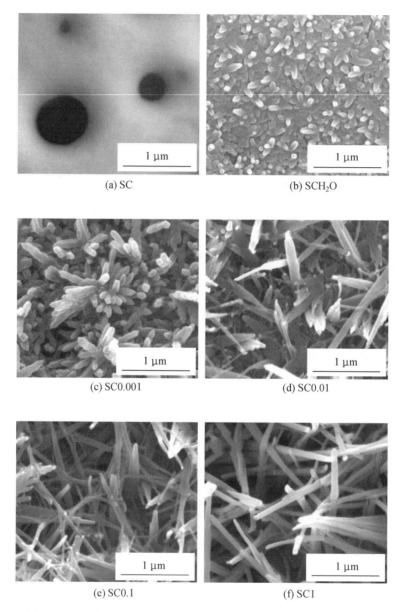

(a) SC

(b) SCH$_2$O

(c) SC0.001

(d) SC0.01

(e) SC0.1

(f) SC1

图 3.24　SC 涂层经过不同浓度 NaOH 处理后的表面形貌(高倍观察)

### 3.3.3 涂层表面成分

EDS 分析结果表明未水热处理 SC 涂层表面主要含有 O($x$(O)= 40.1%)、Si ($x$(Si)= 10.0%)、Ti($x$(Ti)= 41.0%)、Ca($x$(Ca)= 3.1%)、Na($x$(Na)= 4.8%) 等。水热反应之后,涂层表面主要组成元素基本不变(图 3.25)。

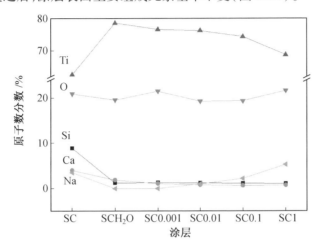

图 3.25 不同浓度 NaOH 水热处理 SC 涂层各元素的相对含量

EDS 结果表明经过水热反应之后微弧氧化涂层中 Si 和 Ca 元素的含量明显降低。可见在水热反应过程中出现了 Si、Ca 离子的溶解。随着 NaOH 浓度的增加,Si 和 Ca 元素的含量减少,而 SC 涂层经过纯水水热处理后 Na 元素几乎完全溶解,其含量接近 0,表明钠也出现溶解,随着 NaOH 浓度的增加涂层中 Na 元素含量增加,表明钠又重新沉积到表面。

## 3.4 水热处理含硅、钙微弧氧化涂层表面结构变化过程

图 3.26 所示为 SC 涂层水热处理过程中表面结构的形成过程示意图。图 3.26(a)中,基体表面为微弧氧化涂层,仅微弧氧化涂层外表面被化学修饰,出现了形貌及成分变化。已有的实验结果(SEM、EDS、XPS 等)揭示了在水热处理过程中,SC 涂层外表面 Ca、Si 离子发生溶解。

在碱性水热处理环境下,SC 涂层中的 $TiO_2$ 相会受到 $OH^-$ 的攻击,形成线状二氧化钛,如图 3.26(b)所示,实际上已有研究中也采用过碱性溶液水热处理 $TiO_2$ 形成不同的形貌。

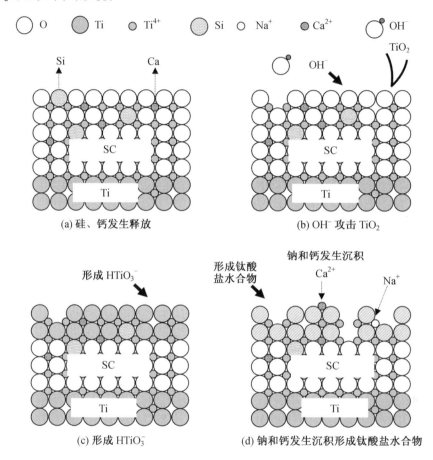

图 3.26　SC 涂层水热处理过程中表面结构的形成过程示意图

在强碱环境下,如图 3.26(b)、(c)所示,SC 涂层中的 $TiO_2$ 相会受到 $OH^-$ 的攻击,发生如下化学反应:

$$TiO_2 + OH^- \longrightarrow HTiO_3^-\tag{3.1}$$

新形成的 $HTiO_3^-$ 大大增加了涂层表面的荷负电性,能够促使表面阳离子的吸附和沉积。EDS 结果进一步证明了 $Ca^{2+}$ 和 $Na^+$ 能够在涂层表面沉积,可能的化学反应为

$$n\mathrm{Ca}^{2+} + n\mathrm{HTiO_3^-} + n\mathrm{OH^-} \Longleftrightarrow [\mathrm{Ca-Ti-O_3}]n \cdot n\mathrm{H_2O}\tag{3.2}$$

$$2n\mathrm{Na}^+ + n\mathrm{HTiO}_3^- + n\mathrm{OH}^- \Longrightarrow [\mathrm{Na}_2\text{-}\mathrm{Ti}\text{-}\mathrm{O}_3]\,n \cdot n\mathrm{H}_2\mathrm{O} \qquad (3.3)$$

从而表面形成水合物状钛酸钙和钛酸钠盐,如图3.26(d)所示。

## 3.5　本章小结

（1）XRD 和拉曼光谱证实了 SC 涂层中含有锐钛矿二氧化钛。随着微弧氧化电压升高,涂层表面的微孔密度减小,同时微孔尺寸增加。SC 涂层表面 Ca、Si 和 Na 有所提高,而 Ti 的含量逐渐降低。Ca、Si、Ti、Na 和 O 元素在微弧氧化孔周围分布都较均匀。涂层和基体结合良好。Ti、Ca、Si 和 O 元素在涂层内部存在梯度分布的特点。

（2）XPS 溅射前 Ti 对应 Ti$^{4+}$ 化学态。溅射后,Ti 结合能在 459.7 eV 和 458.1 eV 处,对应 Ti$^{4+}$ 和 Ti$^{2+}$ 化学态。溅射前,O 的结合能在 531.5 eV 处,为二价。溅射后,O 可以拟合出两种结合能,在 533.4 eV 和 531.6 eV 处,分别为 TiO 和 TiO$_2$ 中的 O。Ca 2p 在 Ca 2p$_{3/2}$（（347.5±0.2）eV）和 Ca 2p$_{1/2}$（（351.0± 0.1）eV）具有双峰,对应 Ca$^{2+}$ 化学态。Si 2p 在（102.5±0.2）eV 具有一个单峰,对应 Si$^{4+}$ 化学态。在溅射前后,电压对 Ca 和 Si 元素的化学态没有明显的影响。

（3）SC 涂层经过 400 ℃ 和 500 ℃ 处理后,物相没有明显变化。随着热处理温度的升高,微弧氧化涂层中金红石和榍石的衍射峰逐渐增强。SC 涂层经过热处理以后涂层表面的微孔尺寸减小,涂层表面逐渐变得粗糙。随着热处理温度的升高,涂层厚度逐渐增加。

XPS 溅射前,SC 涂层和 600 ℃ 热处理 SC 涂层的 Si 2p 峰位置在 103.6 eV,对应的化合价为 Si$^{4+}$。而 700 ℃ 和 800 ℃ 热处理 SC 涂层的 Si 2p 可以拟合成两种结合能的 Si 2p,分别为 103.6 eV 和 102.4 eV,对应的化合价为 Si$^{4+}$,分别对应氧化物中的 Si 和榍石中的 Si。XPS 溅射前后表面 Ca、Si 的衍射峰没有明显变化。Ca 2p 具有双峰结构,分别为 Ca 2p$_{3/2}$ 和 Ca 2p$_{1/2}$,其结合能位置分别在 347.0 eV 和 350.5 eV,对应化合价为 Ca$^{2+}$。溅射前,Ti 2p$_{3/2}$ 和 Ti 2p$_{1/2}$ 的结合能为（458.8±0.2）eV 和（464.5±0.2）eV,对应化合价为 Ti$^{4+}$。溅射后 SC 涂层和 600 ℃、700 ℃ 热处理 SC 涂层的 Ti 2p 可以拟合成两种结合能,分别为（458.5± 0.2）eV 和（456.6±0.2）eV,对应化合价为 Ti$^{4+}$ 和 Ti$^{2+}$,表明涂层中含有 TiO$_2$ 和 TiO。800 ℃ 热处理 SC 涂层中 Ti 2p 光谱具有对称形态特征,该位置对应化合价

为 $Ti^{4+}$。

(5)溅射前,SC 涂层和 600 ℃热处理 SC 涂层的 O 1s 的结合能在(532.5±0.2) eV 位置,该位置对应化合价为 $O^{2-}$。700 ℃和 800 ℃热处理 SC 涂层 O 1s 可以拟合为两种结合态,分别为(533.2±0.2) eV 和(531.3±0.2) eV,对应楣石中的氧和二氧化钛中的氧。经过 XPS 溅射后,SC 涂层和 600 ℃热处理 SC 涂层的 O 1s 光谱曲线相似,同时 Si、Ti 和 Ca 的 XPS 光谱也没有明显变化。这两种涂层的 O 1s 光谱可以拟合成两种结合能,分别为(533.4±0.2) eV 和(531.8±0.2) eV,对应 TiO 中的 O 和二氧化钛中的 O。700 ℃热处理 SC 涂层中的 O 1s 可以拟合成(533.4±0.2) eV、(532.0±0.2) eV 和(530.8±0.2) eV 三种化学结合能,分别对应 TiO 中的氧、楣石中的氧、二氧化钛中的氧。800 ℃热处理 SC 涂层中的 O 1s 可以拟合成两种结合能,分别为(532±0.2) eV 和(530.1±0.2) eV,分别对应楣石及其他氧化物,如二氧化钛等。

(6)水热处理过程中,随着 NaOH 浓度的增大 SC 涂层的多孔形貌完全消失,形成了均匀分布的竹叶状、条状、线状二氧化钛。在水热反应过程中出现了 Si、Ca 离子的溶解。SC 涂层中的 $TiO_2$ 受到 $OH^-$ 的攻击,表面形成水合物状钛酸钙和钛酸钠盐。

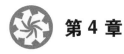

# 第 4 章

# 含钙、磷微弧氧化涂层表面结构调控及其机制

本章表征了 CP 涂层的组织结构,分析了微弧氧化电压对 CP 涂层组织结构的影响,研究了热处理和水热处理对 CP 涂层表面组织结构的影响,揭示了水热处理 CP 涂层表面组织结构变化过程。

微弧氧化过程是 Ti 置于电解质水溶液中,用电化学方法在材料表面产生火花放电斑点,在热化学、等离子体化学和电化学的共同作用下生成陶瓷层。微弧氧化过程可分为以下四个阶段:

(1)在电压达到临界击穿电压之前,样品表面和阴极表面出现无数细小均匀的白色气泡。该阶段属于普通阳极氧化阶段。

(2)当电压达到临界击穿电压时,电压从普通阳极氧化法拉第区进入高压放电区,氧化膜开始被击穿,试样表面出现无数细小的白色火花,无爆鸣声。该阶段属于火花放电阶段。

(3)随着电压继续增加,火花逐渐变大变亮,密度增加。随后,表面出现移动的较大红色弧点,样品表面开始均匀地出现放电弧斑。弧斑较大、密度较高,随电压的增加而变亮,并伴有强烈的爆鸣声。该阶段是微弧氧化阶段,也是形成陶瓷膜的主要阶段,对氧化膜的最终厚度、膜层表面质量和性能都起到决定性作用。

(4)随着微弧氧化的逐渐进行,表面氧化膜不断生长,厚度增加。氧化膜的击穿变得困难,红色弧斑开始减弱直到完全消失,这是最后一个阶段,即熄弧阶段。

## 4.1 含钙、磷微弧氧化涂层的组织结构

### 4.1.1 涂层表面物相组成

图 4.1 所示为不同电压下制备 CP 涂层的 XRD 谱图。Ti 经过 300 V 微弧氧化处理后,出现了锐钛矿衍射峰。随着微弧氧化电压的升高,锐钛矿的衍射强度增强(450 V)。随着微弧氧化电压的升高,微弧氧化反应更加剧烈,微弧放电区域温度更高,促使 CP 涂层中形成更多的锐钛矿。

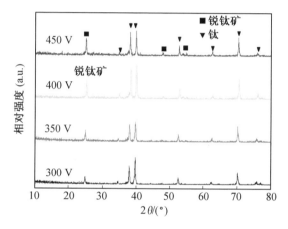

图 4.1  不同电压下制备 CP 涂层的 XRD 谱图

### 4.1.2 涂层表面形貌

图 4.2 所示为不同电压下制备 CP 涂层的表面 SEM 照片。随着电压的升高 CP 涂层表面变得粗糙,微孔数目减少,孔径增大。电压为 350 V 和 400 V 时,CP 涂层表面平整,微弧放电孔洞较为完整且分布均匀。电压为 450 V 时,涂层表面出现了细微的裂纹,孔径为 2 μm 左右。SEM 结果说明钛表面形成微弧氧化涂层需要一定的电压,即高于基体表面钝化膜的临界击穿电压。但是,微弧氧化电压过高,将会导致微弧放电过于剧烈,使得涂层表面变得粗糙,并且有裂纹出现,表面质量下降,因此适中的微弧氧化电压是可取的。

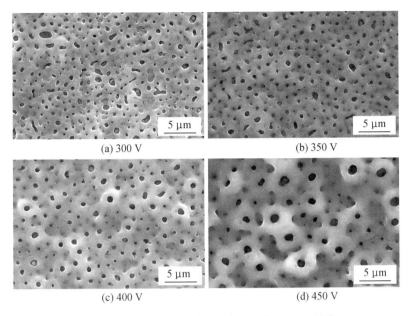

图 4.2　不同电压下制备 CP 涂层的表面 SEM 照片

高倍下观察不同电压制备 CP 涂层的表面形貌较光滑（图 4.3）。在微弧放电过程中，由于微弧放电作用将会使气体、固体等物质离解形成等离子体，而等离子体由大量的自由电子和离子组成。这一过程十分迅速，并且伴随着巨大的热效应和体积膨胀，因此处于热等离子态的物质具有强的导电性，且能量集中，温度非常高，是一个高热、高温的能源，并能形成高压场。由于周围的溶液温度较低，等离子体物质发生冷凝固化反应，在通道内沉积下来，同时通道内暴露的基体表面发生氧化。另外，由于通道内的高压作用，通道内的等离子体及其冷却合成的产物会从通道内喷射而出，最后在薄膜表面沉积下来。

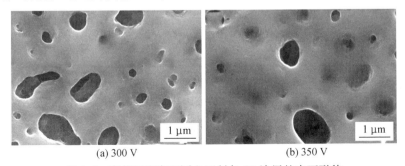

图 4.3　高倍下观察不同电压制备 CP 涂层的表面形貌

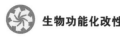

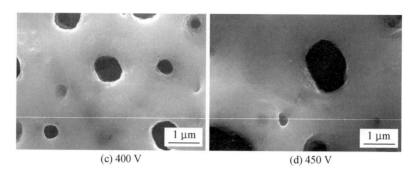

| (c) 400 V | (d) 450 V |

续图 4.3

### 4.1.3 涂层表面成分

EDS 结果表明,300～450 V 制备的 CP 涂层中均含有 C、Ti、O、Ca 和 P 元素以及少量的 Na。XRD 没有检测到含钙、磷化合物,然而 EDS 结果表明 CP 涂层中具有较高的 Ca 和 P 含量,因此推测 CP 涂层中 Ca 和 P 可能以非晶化合物形式存在。

电压为 400 V 时,C、O、Na、Ca、P 和 Ti 的原子数分数分别为 7.0%、56.5%、28%、2.0%、10.9% 和 20.6%。随着微弧氧化电压升高,涂层中 Ca、P 含量逐渐增加。乙二胺四乙酸是一种有机多元酸,它的缩写体为 EDTA,通常以化学式 $H_4Y$ 表示($Y = [_2(OOC)NCH_2CH_2N(COO)_2]^{4-}$)。虽然 EDTA 本身难溶于水,但羧基上的 $H^+$ 被 $NH_4^+$ 或 $Na^+$ 取代后,其水溶性增大。本书中 EDTA-2Na 溶于水后形成大量的 $H_2Y^{2-}$,该离子可以与 $Ca^{2+}$ 形成荷负电的螯合物 $CaY^{2-}$(立方结构)。荷负电的 $CaY^{2-}$ 和含 P 基团参与阳极反应,最终 Ca 和 P 元素被引入微弧氧化涂层中,从而使微弧氧化电压升高,更多的荷负电基团及离子在阳极参与反应并沉积到 CP 涂层中。

现有文献报道向微弧氧化涂层中引入 Ca、P 等元素,其电解液多数是以醋酸钙和甘油磷酸钙或者甘油磷酸钠为主。实验表明采用本书的电解液向微弧氧化涂层中引入 Ca、P 元素也是有效的。Ca、P 元素的成功引入使得该材料具有生物医学应用的潜力。Song 等采用醋酸钙和甘油磷酸钠为电解液,研究结果也表明,提高微弧氧化电压可以改变 Ca、P 元素含量以及 Ca、P 比。

## 4.2　含钙、磷微弧氧化涂层热处理后的组织结构

### 4.2.1　涂层表面物相组成

图 4.4 所示为 CP 涂层热处理(400～800 ℃)前后的表面 XRD 谱图。400 ℃和 600 ℃热处理以后,涂层表面仍主要含有锐钛矿及非晶态相。700 ℃和 800 ℃热处理以后,涂层表面形成了锐钛矿、金红石和磷酸三钙。在微弧放电过程中,一次放电持续时间非常短,由于周围的溶液温度较低,因此放电通道内冷却速度达到 $10^8$ K/s,温度急速下降。等离子体物质发生冷凝固化反应,往往速度也是非常快的,这就导致涂层中的物质不能完全晶化,甚至保持大量的非晶态物相。经过后续热处理,非晶态物质发生晶化形成晶态相。

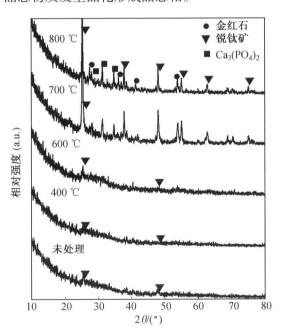

图 4.4　CP 涂层热处理(400～800 ℃)前后的表面 XRD 光谱

### 4.2.2　涂层表面形貌

图 4.5 所示为 CP 涂层热处理前后的表面 SEM 照片。随着热处理温度升高,涂层表面变得粗糙。特别是 800 ℃ 热处理以后,涂层表面形成了锐钛矿、金红石和磷酸三钙,二氧化钛进一步形成及发生晶型转换,涂层中非晶态相晶化,因此表面形貌发生变化。

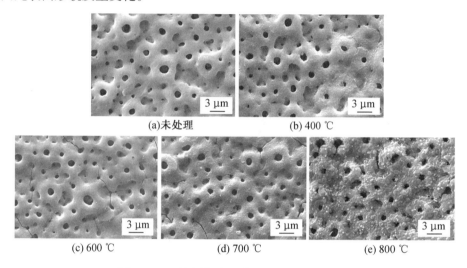

(a)未处理　　　　　　　　(b) 400 ℃

(c) 600 ℃　　　　(d) 700 ℃　　　　(e) 800 ℃

图 4.5　CP 涂层热处理前后的表面 SEM 照片

图 4.6 所示为 CP 涂层热处理以后的表面微孔密度与尺寸的变化。CP 涂层的微孔密度约为 $1.08 \times 10^5$ unit/mm$^2$,而经过 800 ℃ 热处理的 CP 涂层微孔密度约为 78 unit/mm$^2$,随着热处理温度升高,涂层的微孔密度减小,这说明热处理过程中涂层表面的微孔逐渐弥合。但微孔密度减小趋势不是线性的,相对 CP 涂层而言,400 ℃ 和 600 ℃ 热处理的 CP 涂层微孔密度减小趋势相对缓慢,而在 700 ℃ 热处理以后才有较大变化,这恰好对应了 XRD 和 SEM 结果,即 CP 涂层在 400 ℃ 和 600 ℃ 经过热处理以后发生了明显的相变,涂层表面形成了锐钛矿、金红石和磷酸三钙。对于微孔的平均尺寸方面,CP 涂层约为 1.35 μm,而 800 ℃ 热处理的 CP 涂层的微孔平均尺寸为 0.9 μm 左右,说明微孔的平均尺寸随着热处理温度的增加而逐渐减小。这种变化来源于二氧化钛的生长和非晶态磷酸钙的晶化及生长。

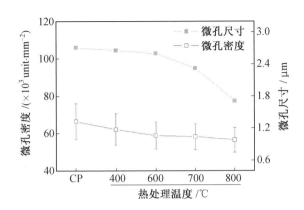

图 4.6　CP 涂层热处理以后的表面微孔密度与尺寸的变化

## 4.2.3　涂层截面特征

图 4.7 所示为 CP 涂层热处理后的截面 SEM 照片。经过热处理以后涂层与基体之间界面结合十分良好,无明显脱层、开裂现象。通常来讲,由于微弧氧化类似冶金过程,因此涂层与基体之间往往具有非常好的界面结合。而等离子喷涂制备过程中温度高,冷却时基底与涂层界面会存在很高的残余应力,另外,涂层结构的致密度较低,植入人体后,生物液体容易沿连通孔隙渗透到基底界面,造成界面腐蚀,引起涂层剥落。当前而言,应用等离子喷涂技术在钛及钛合金表面进行生物涂层还是比较多的,主要原因是尚未找到更加合适的工艺方法,然而微弧氧化是近年才应用到钛及钛合金的生物改性方法,从目前的结果来看,涂层和基体的结合非常优良,较等离子喷涂更利于钛及钛合金表面生物活性改性。

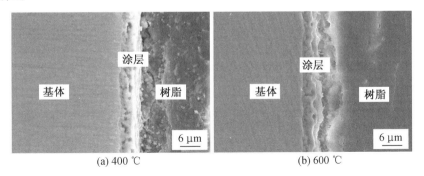

(a) 400 ℃　　　　　　　　　　　　(b) 600 ℃

图 4.7　CP 涂层热处理后的截面 SEM 照片

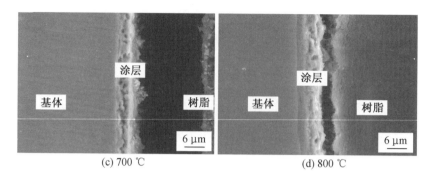

(c) 700 ℃ (d) 800 ℃

续图 4.7

图 4.8 所示为 CP 涂层经过热处理以后的涂层厚度。由图可见,CP 涂层及在不同温度热处理的涂层厚度在 4.5 ~ 6 μm 的水平。随着热处理温度的升高,CP 涂层厚度略增加,主要原因是在高温下基体发生氧化。通常,微弧氧化涂层的厚度主要受微弧氧化电压、时间、电解液的组成和浓度等因素的影响,其中氧化电压和氧化时间对涂层厚度影响较为显著。

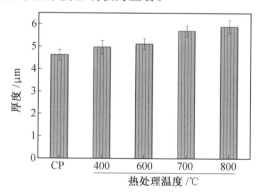

图 4.8　CP 涂层经过热处理以后的涂层厚度

### 4.2.4　涂层表面钙、磷含量

图 4.9 所示为 CP 涂层热处理前后的表面 Ca 和 P 的原子数分数。由图可见,CP 涂层及经过热处理以后的涂层 Ca 和 P 的原子数分数在 6% 的水平。这一结果表明热处理对 CP 涂层 Ca 和 P 的含量影响不大。而前面的微弧氧化电压对 CP 涂层的钙、磷含量有明显的影响,主要是由于电压的升高对溶液中含钙、磷的阴离子基团具有促进阳极反应作用,而热处理温度本身不能产生额外的 Ca 和 P 元素。同时也说明在热处理过程中 CP 涂层表面的 Ca 和 P 元素基本没有挥发,仍然保持在 CP 涂层中。

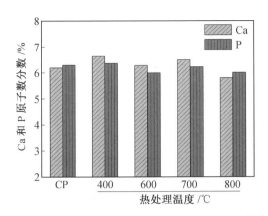

图 4.9　CP 涂层热处理前后的表面 Ca 和 P 的原子数分数

### 4.2.5　涂层表面元素化学态

图 4.10 所示为 CP 涂层热处理前后表面的 XPS 全谱。热处理前后 CP 涂层表面的组成元素主要有 C、Ti、O、Ca 和 P。XPS 结果表明,热处理对 CP 涂层表面化学组成没有明显影响。

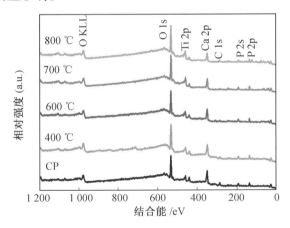

图 4.10　CP 涂层热处理前后表面的 XPS 全谱

图 4.11 所示为 CP 涂层热处理前后表面 Ti 2p、Ca 2p 和 P 2p 的 XPS 光谱。所有涂层中 Ti $2p_{3/2}$ 和 Ti $2p_{1/2}$ 的结合能为(458.6±0.2) eV 和(464.3±0.2) eV,这些峰值对应 $Ti^{4+}$ 化学态。Ca 2p 具有一个双重态位置在 Ca $2p_{3/2}$((347.8±0.1) eV)和 Ca $2p_{1/2}$((351.4±0.1) eV),这些位置对应着 $Ca^{2+}$ 化学态。P 2p 在(133.7±0.3) eV位置出现单一峰,该峰位置对应 $P^{5+}$ 化学态。Ti、Ca 和 P 的化学态与热处理温度无关。

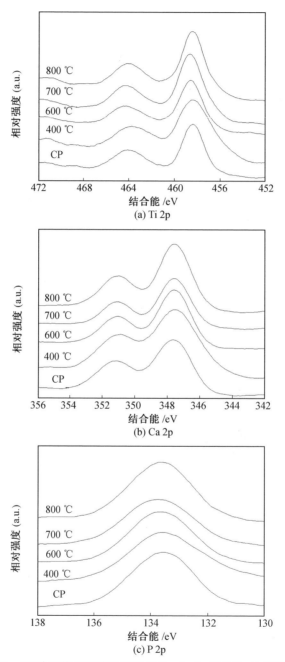

图 4.11　CP 涂层热处理前后表面 Ti 2p、Ca 2p 和 P 2p 的 XPS 光谱

### 4.2.6　涂层表面原子力显微分析

图 4.12 所示为低倍下观察 CP 涂层热处理前后表面 3D AFM 照片。由图可见,微弧氧化微孔呈现"火山口"状态,相对其他位置呈突起形态,微孔周围位置相对较低。从图像上观察可见,600 ℃ 及以下温度热处理 CP 涂层表面没有明显变化;800 ℃热处理 CP 涂层微孔尺寸略减小,其他变化不明显。

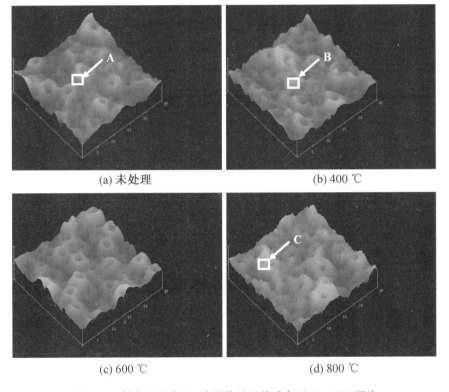

(a) 未处理　　　　　　　　　　(b) 400 ℃

(c) 600 ℃　　　　　　　　　　(d) 800 ℃

图 4.12　低倍下观察 CP 涂层热处理前后表面 3D AFM 照片

图 4.13 所示为高倍下观察 CP 涂层热处理前后表面 3D AFM 照片。由图可见,随着热处理温度升高,涂层表面起伏增大,粗糙度增加。未处理及 400 ℃热处理的 CP 涂层表面呈现纳米颗粒状突起,根据 XRD 结果可知涂层中二氧化钛具有纳米结构特征。

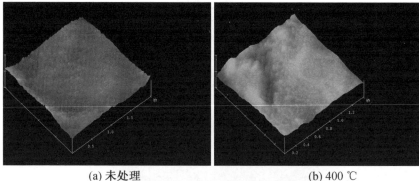

(a) 未处理            (b) 400 ℃

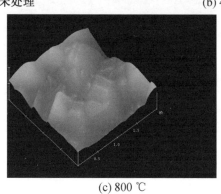

(c) 800 ℃

图 4.13　高倍下观察 CP 涂层热处理前后表面 3D AFM 照片

### 4.2.7　涂层表面粗糙度

图 4.14 所示为基体、CP 涂层热处理前后的表面粗糙度。由图可见,基体通过微弧氧化处理后,表面粗糙度增加。CP 涂层经过热处理以后涂层表面的粗糙度进一步升高。800 ℃ 热处理的 CP 涂层其表面平均粗糙度 $Ra$ 达到 320 nm 的水平。粗糙度的增加主要来源于表面二氧化钛晶体的生长及非晶态相的晶化和晶粒生长。

### 4.2.8　涂层表面润湿性

图 4.15 所示为基体、CP 涂层热处理前后表面的润湿角。基体经过微弧氧化处理以后,表面的润湿性下降,CP 涂层经过热处理润湿性提高。

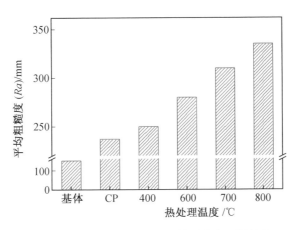

图 4.14　基体、CP 涂层热处理前后的表面粗糙度

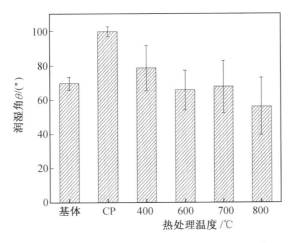

图 4.15　基体、CP 涂层热处理前后表面的润湿角

## 4.3　含钙、磷微弧氧化涂层水热处理后的组织结构

### 4.3.1　涂层表面形貌

图 4.16 所示 CP 涂层经过不同浓度 NaOH 水热处理后的 SEM 照片，CP 涂层在去离子水中水热处理后保持多孔结构，在涂层表面生成纳米级别的线状 TiO₂及短柱状 HA(图 4.16(b))。图 4.16(c)中，在 0.001 mol/L 的 NaOH 溶液中水热处理，CP 涂层表面的微弧氧化孔洞结构基本消失，同时也生长出柱状 HA 和线

状 $TiO_2$。CP0.01 和 CP0.1 涂层表面形貌相似,表面呈较大柱状 HA、中间呈现线状 $TiO_2$(图 4.16(d)、(e))。1 mol/L NaOH 水热处理后,CP 涂层表面变为片状 $TiO_2$(图 4.16(f))。

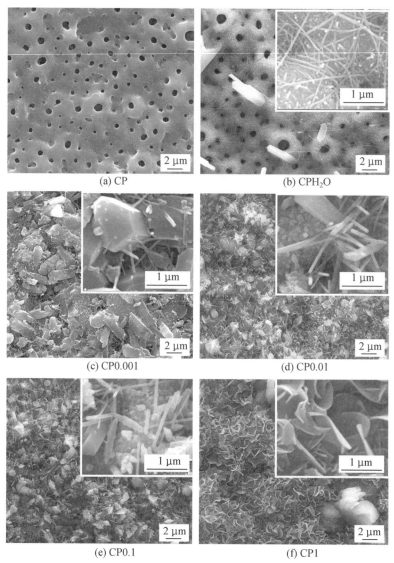

(a) CP

(b) $CPH_2O$

(c) CP0.001

(d) CP0.01

(e) CP0.1

(f) CP1

图 4.16　CP 涂层经过不同浓度 NaOH 水热处理后的 SEM 照片

### 4.3.2　涂层表面物相组成

图 4.17 所示为 CP 涂层经过不同浓度 NaOH 水热处理后的 XRD 谱图。由图可见 CP 涂层经过水热处理后,涂层主要相为 HA 和锐钛矿 $TiO_2$。随着 NaOH 浓度升高,HA 相的衍射峰先增强再减弱,最后变得不明显,表明 HA 相对含量也是先增加再减少。这一结果说明 HA 的形成和 NaOH 的浓度密切相关。

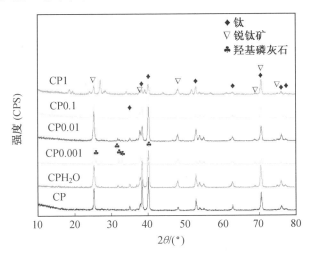

图 4.17　CP 涂层经过不同浓度 NaOH 水热处理后的 XRD 谱图

### 4.3.3　涂层表面成分

CP 涂层在蒸馏水中水热处理后生成的短柱状 HA 相富含 Ca 和 P,而涂层其余部分 Ca、P 含量低,说明在水热过程中 Ca、P 元素从涂层中先溶解再重新沉淀,富集在新生成的短柱状 HA 相中,HA 晶粒一般以六方柱的晶型出现。根据 SEM 和 XRD 结果,线状物质主要为 $TiO_2$。

### 4.3.4　涂层表面元素分析

图 4.18 所示为 CP 涂层水热处理前后的 XPS 全谱。CP 涂层表面存在 O、Ca、Ti、P、Na 和 C 元素。随着 NaOH 浓度的升高,Ca 和 P 的峰也逐渐减小,此外,当水热处理 NaOH 浓度为 1 mol/L 时没有检测到 P 的衍射峰。这一结果说明,在浓度为 1 mol/L NaOH 水热处理过程中,CP 涂层表面的 P 元素完全发生溶解,这与 EDS 结果相似。也就是说,在高浓度下 HA 很难在 CP 涂层表面沉淀析出。

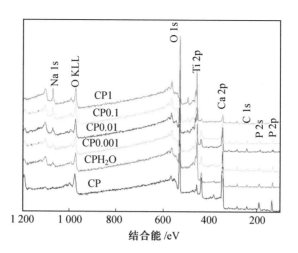

图 4.18　CP 涂层水热处理前后的 XPS 全谱

# 4.4　水热处理涂层表面结构变化过程

## 4.4.1　表面形貌和成分变化

图 4.19 所示为水热处理 CP 涂层表面形貌和成分变化示意图。CP 涂层经过水热处理表面形成了柱状 HA 和线状、片状 $TiO_2$。随着 NaOH 浓度的逐渐增加,HA 的含量逐渐升高,如图 4.19(a)~(d)所示,随着 NaO 浓度的继续增加,HA 含量又开始降低,最终消失,如图 4.19(e)、(f)所示。另外,随着 NaOH 浓度逐渐增加,线状 $TiO_2$ 逐渐增多。当 NaOH 浓度达到一定值之后,线状 $TiO_2$ 消失,进而形成大量片状 $TiO_2$,如图 4.19(f)所示。涂层表面 Ca 和 P 含量对应的变化是逐渐降低,而 Na 的含量逐渐升高,形成了钛酸盐水合物。

由 EDS 分析可知,CP0.001、CP0.01 和 CP0.1 涂层中 Ca 和 P 元素在沉积于涂层表面的柱状 HA 中含量较高,而在涂层其他部位中含量明显低(结合 SEM 图片)。而 CP1 涂层中 P 元素含量接近 0,说明水热处理过程中 P 元素发生了溶解,导致在高浓度的 NaOH 溶液中水热处理时,HA 在涂层表面形核数量减少,从而使得 HA 的含量降低。

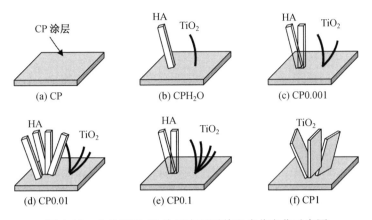

图 4.19　水热处理 CP 涂层表面形貌和成分变化示意图

## 4.4.2　表面物理化学反应

图 4.20 所示为 CP 涂层水热处理过程中表面 HA 的形成过程示意图。已有的实验结果揭示了在水热处理过程中,CP 涂层外表面 Ca、P 离子发生溶解,如图 4.20(a)所示。在碱性水热环境下,溶解的 Ca、P 离子和碱性溶液中的 $OH^-$ 作用,在 CP 涂层表面发生化合反应:

$$10Ca^{2+}+6PO_4^{3-}+2OH^- \Longrightarrow Ca_{10}(PO_4)_6(OH)_2 \tag{4.1}$$

从而在 CP 涂层表面形核、生长形成柱状 HA 晶体,如图 4.20(b)所示。

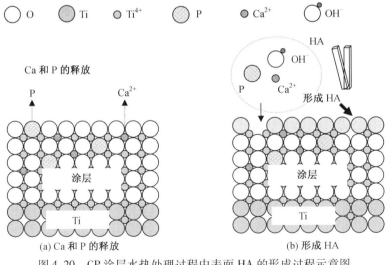

图 4.20　CP 涂层水热处理过程中表面 HA 的形成过程示意图

在碱性水热处理环境下,CP 涂层中的 $TiO_2$ 受到 $OH^-$ 的攻击形成线状 $TiO_2$,如图 4.21(a)所示。实际上在过去的研究中也有用碱性溶液水热处理形成不同形貌的 $TiO_2$ 的报道。

此外,在水热处理环境下,还可能发生化学反应(式(4.2)),如图 4.21(b)所示。

$$TiO_2 + OH^- \longrightarrow HTiO_3^- \tag{4.2}$$

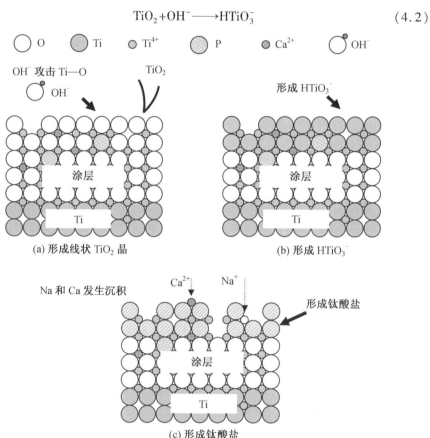

(a) 形成线状 $TiO_2$ 晶

(b) 形成 $HTiO_3^-$

(c) 形成钛酸盐

图 4.21 CP 涂层水热处理过程中表面二氧化钛及钛酸盐形成过程示意图

新形成的 $HTiO_3^-$ 大大增加了涂层表面的荷负电性,能够促使表面阳离子的吸附和沉积,如图 4.21(c)所示。EDS 结果进一步证明了 $Ca^{2+}$ 和 $Na^+$ 能够在涂层表面沉积,可能的化学反应为

$$nCa^{2+} + nHTiO_3^- + nOH^- \Longleftrightarrow [Ca-Ti-O_3]_n \cdot nH_2O \tag{4.3}$$

$$2nNa^+ + nHTiO_3^- + nOH^- \Longleftrightarrow [Na_2-Ti-O_3]_n \cdot nH_2O \tag{4.4}$$

从而表面形成钛酸钙和钛酸钠盐水合物。

## 4.5　本章小结

（1）微弧氧化电压对CP涂层的表面形貌、元素含量等具有明显的影响。随着电压升高CP涂层表面变得粗糙,微孔数目减少,孔径增大。电压为350 V和400 V时,CP涂层表面平整,微弧放电孔洞较为完整且分布均匀。采用本书的电解液向微弧氧化涂层中引入 Ca、P 元素是有效的。

（2）CP涂层经过700 ℃和800 ℃热处理以后涂层表面形成了锐钛矿、金红石和磷酸三钙。由于CP涂层的晶化和磷酸钙的形成和生长,涂层表面微孔尺寸减小,厚度略有增加,涂层表面变得粗糙,润湿性略有降低,而表面成分变化不明显。涂层中 Ti、Ca 和 P 的化学态分别为 $Ti^{4+}$、$Ca^{2+}$、$P^{5+}$。热处理温度对 Ti、Ca 和 P 的化学态没有影响。

（3）CP涂层经过水热处理以后表面形成各种纳米结构材料。涂层主要为 $TiO_2$ 和 HA。水热处理过程中 Ca 和 P 元素发生了溶解。随着 NaOH 溶液浓度的升高,HA 含量先升高再降低。

（4）在水热处理环境下,CP 涂层中的 $TiO_2$ 会受到 $OH^-$ 的攻击,形成线状 $TiO_2$。此外,还形成 $HTiO_3^-$,能够促使 $Ca^{2+}$ 和 $Na^+$ 在涂层表面沉积,从而形成钛酸钙和钛酸钠盐水合物。

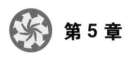

# 第 5 章

# 含钙、磷、锌微弧氧化生物涂层的制备与结构调控

本章主要通过调整电解液中乙酸钙的浓度或者加入乙酸锌对微弧氧化涂层表面物相成分和结构进行调控。采用 XRD、SEM、EDS、TEM、FIB 和 XPS 等技术手段对涂层表面物相成分、微观显微结构进行表征,确定最适合微波水热处理的钙、磷微弧氧化涂层。

## 5.1 含钙、磷和含钙、磷、锌微弧氧化涂层的 微观显微组织结构

### 5.1.1 含钙、磷微弧氧化涂层的微观组织结构与特征

**1. 表面形貌**

图 5.1 所示为当电解液中 $Ca(H_2PO_4)_2 \cdot H_2O$ 质量浓度为 5.3 g/L,含有不同质量浓度 $Ca(CH_3COO)_2 \cdot H_2O$ 的电解液中制备的 MAO 涂层表面 SEM 形貌。如图所示,在含有不同钙、磷的电解液中所制备的微弧氧化涂层表面形成具有类"火山口状"的多孔结构。根据前期的研究结果,涂层表面的多孔一般被认为是微弧放电通道,而"类火山口"粗糙结构主要是由在微弧氧化过程中熔融的沉积物在较大的温差下快速冷却堆积在放电通道周围而形成。

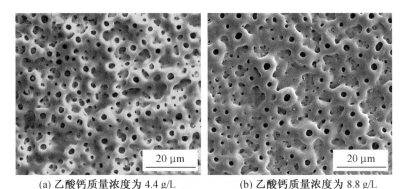

(a) 乙酸钙质量浓度为 4.4 g/L      (b) 乙酸钙质量浓度为 8.8 g/L

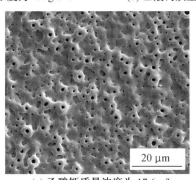

(c) 乙酸钙质量浓度为 17.6 g/L

图 5.1　当电解液中 $Ca(H_2PO_4)_2 \cdot H_2O$ 质量浓度为 5.3 g/L,含有不同质量浓度

($CH_3COO)_2 \cdot H_2O$ 的电解液中制备的 MAO 涂层表面 SEM 形貌

## 2. 孔结构特征

　　为了表征不同乙酸钙浓度制备 MAO 涂层的表面结构特征,图 5.2 所示为当 $Ca(H_2PO_4)_2 \cdot H_2O$ 质量浓度为 5.3 g/L,含有不同浓度 $Ca(CH_3COO)_2 \cdot H_2O$ 的电解液中制备的 MAO 涂层表面的孔尺寸和孔分布密度。由图可知,涂层表面形成的微孔尺寸随着乙酸钙浓度的增加而减小,而孔密度先减小后增大。由此说明,随着电解液中乙酸钙浓度的增加,微弧氧化初期在钛表面形成的薄膜存在更多弱点,同时,微弧放电击穿能力增强,从而在涂层表面形成大量小尺寸的微孔,导致孔分布密度增加。

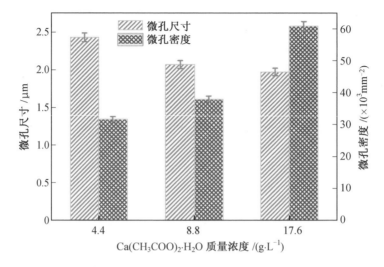

图 5.2　当 $Ca(H_2PO_4)_2 \cdot H_2O$ 质量浓度为 5.3 g/L, 含有不同浓度 $Ca(CH_3COO)_2 \cdot H_2O$ 的

电解液中制备的 MAO 涂层表面的孔尺寸和孔分布密度

## 3. 表面元素分布

为了进一步弄清楚微弧氧化表面微孔的结构特征, 图 5.3 所示为在含有 5.3 g/L $Ca(H_2PO_4)_2 \cdot H_2O$ 和 8.8 g/L $Ca(CH_3COO)_2 \cdot H_2O$ 电解液中制备的 MAO 涂层的表面元素面分布。由 SEM 照片和元素面分布情况可知, 涂层表面可以分为微孔区域和微孔周围区域。Ti 元素主要分布在微孔区域, 且含量最高, 而 O、Ca、P、Si 和 Na 元素主要分布在微孔周围区域, 含量高且分布均匀, 而在微孔内部分布较少。

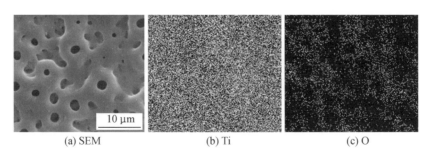

(a) SEM　　　　　　(b) Ti　　　　　　(c) O

图 5.3　在含有 5.3 g/L $Ca(H_2PO_4)_2 \cdot H_2O$ 和 8.8 g/L $Ca(CH_3COO)_2 \cdot H_2O$ 电解

液中制备的 MAO 涂层的表面元素面分布

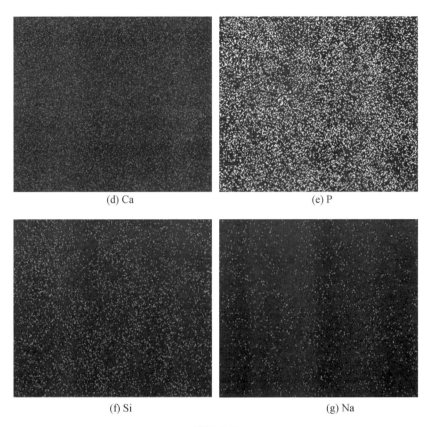

(d) Ca

(e) P

(f) Si

(g) Na

续图 5.3

### 4. 截面特征

图 5.4 所示为在含有 5.3 g/L $Ca(H_2PO_4)_2 \cdot H_2O$ 和 8.8 g/L $Ca(CH_3COO)_2 \cdot H_2O$ 电解液中制备的 MAO 涂层的截面特征。由图可知,截面 MAO 涂层可以分为 3 个区域:基体、致密层和疏松层。同时,微孔可被认为是微弧放电通道,从截面 SEM 形貌可知,微孔以通孔和封闭孔两种状态存在于疏松层中,通孔到致密层处截止。根据元素面分布状态可知,高含量的 Ti 元素主要分布在基体区域内,致密层主要由 Ti 和 O 元素组成。Ca、P 和 Si 元素主要分布在疏松层区域。由此可知,微弧氧化涂层中活性元素的引入主要依靠在微弧氧化过程中电泳和带电粒子定向扩散。

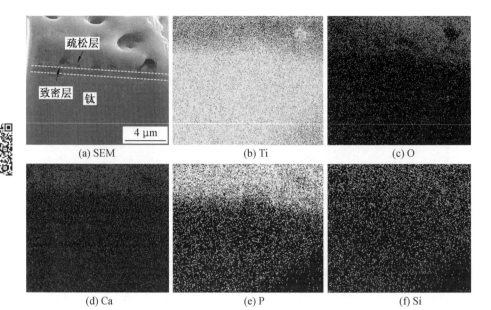

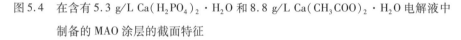

图5.4    在含有5.3 g/L Ca(H₂PO₄)₂·H₂O 和8.8 g/L Ca(CH₃COO)₂·H₂O 电解液中
制备的 MAO 涂层的截面特征

### 5.透射电子显微结构

图5.5 所示为 MAO 试样在涂层/基体附近区域的截面 TEM 形貌和物相分析。由图5.5(a)可知,截面 MAO 涂层区域可分为3部分:基体、界面层和多孔层,还可以分为3个典型区域:区域 A、区域 B 和区域 C。图5.5(b)为区域 A 和区域 B 的高倍 TEM 照片,根据区域 A 的衍射花样(图5.5(d))可知,区域 A 主要由非晶结构组成。根据线扫描结果(图5.5(f))可知,区域 A 主要由 Ca、P、Si 和 Na 元素组成。结合衍射结果分析可知,涂层中引入的各种活性元素以非晶态的形式存在。图5.5(c)和(e)所示为区域 B 的 HRTEM 形貌和 SAED 花样。根据衍射花样标定结果可知,区域 B 主要物相组成为锐钛矿 TiO₂ 相,同时晶面间距为0.351 nm,对应锐钛矿 TiO₂ 相中的(101)晶面。由元素线扫描结果(图5.5(f))分析可知,高含量 Ti 元素主要分布在基体部分。界面层主要由 Ti 和 O 元素组成,多孔层则由 Ti、O、Ca、P、Si 和 Na 元素组成。图5.5(g)所示为界面区域的 HRTEM 形貌。由衍射标定结果分析可知,基体区域主要物相为 Ti,在界面层的衍射花样上衍射环分别对应锐钛矿 TiO₂ 相中的(101)、(103)和(105)晶面,由此可知界面层主要由大量的 TiO₂ 纳米晶组成。在界面层的衍射花样上

衍射环分别对应锐钛矿 TiO$_2$ 相中的(101)、(103)和(105)晶面,由此可知界面层主要由大量的 TiO$_2$ 纳米晶组成。而多孔层主要由非晶结构组成。因此,涂层主要由含有 Ca、P、Si 和 Na 元素的大量非晶结构和少量锐钛矿 TiO$_2$ 相组成。

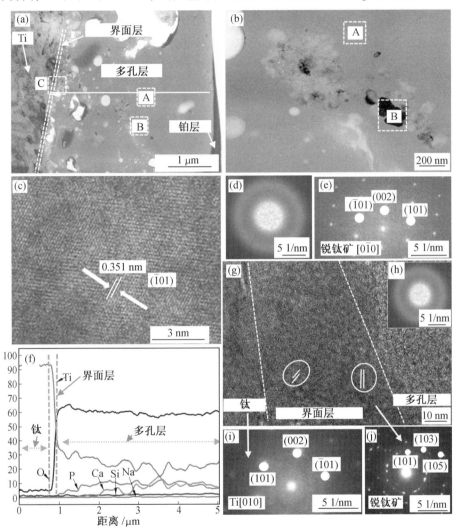

图 5.5　MAO 试样在涂层/基体附近区域的截面 TEM 形貌和物相分析

(a)低倍 TEM 照片;(b)高倍 TEM 照片;(c)高分辨照片;(d)、(h)非晶环;(e)衍射斑点;

(f)线扫描曲线;(g)界面处高分辨照片;(i)基体衍射斑点;(j)界面衍射斑点

### 5.1.2　含钙、磷、锌微弧氧化涂层的微观组织结构与特征

**1.表面形貌**

图 5.6 所示为在含有不同质量浓度 $Zn(CH_3COO)_2$ 的电解液中制备的 MAO 涂层的表面 SEM 形貌。由图可知,涂层表面呈现多孔特征,孔径尺寸和分布均匀。对于未掺杂 Zn 元素的涂层,表面相对光滑,微孔尺寸为 $1\sim3$ μm,且微孔分布均匀。当电解液中 $Zn(CH_3COO)_2$ 质量浓度为 5.6 g/L(图5.6(b))时,涂层表面变得粗糙,孔径尺寸略微增加,但分布不均匀。随着乙酸锌浓度的增加,涂层表面微孔尺寸依次减小,而微孔分布密度呈现先增加后减小的趋势。

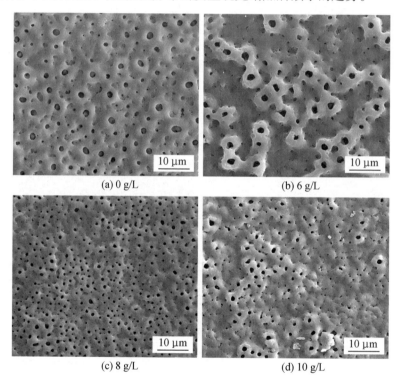

图 5.6　在含有不同质量浓度 $Zn(CH_3COO)_2$ 的电解液中制备的 MAO 涂层的表面 SEM 形貌

**2.表面元素分布**

图 5.7 所示为在含有 8.0 g/L $Zn(CH_3COO)_2$ 电解液中制备的 MAO-Zn 涂层的表面元素面分布。由图可知,涂层表面可分为微孔内和微孔周围。由表面

元素面分布情况可知,高含量 Ti 元素主要分布在微孔内,而在微孔周围分布较低。O、Ca、P、Si、Na 和 Zn 元素主要分布在微孔周围,而在微孔内分布较少。与图 5.3(d)中 Ca 元素分布状态有所不同,在富含 Ca 元素的区域,Zn 元素含量较低,而在 Ca 元素分布的贫瘠区域,Zn 元素的含量较高。由此可知,在微弧氧化过程中,Ca 元素会被 Zn 元素所取代,从而影响表面 Ca 元素的分布情况。

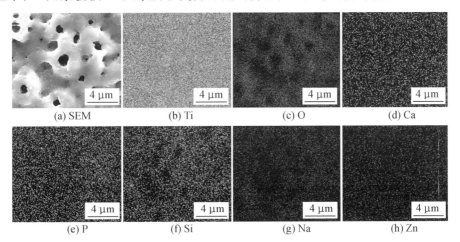

图 5.7　在含有 8.0 g/L Zn(CH₃COO)₂ 电解液中制备的 MAO-Zn 涂层的表面元素面分布

### 3. 透射电子显微结构

图 5.8 所示为 MAO-Zn 试样中截面涂层的 TEM 形貌、衍射分析和元素面分布。如图 5.8(a)～(g)所示,截面涂层内部可观察到大量的第二相粒子和非晶结构,涂层与基体存在良好的界面状态,没有明显的界线。由元素面分布可知,Ti 和 O 元素在涂层内分布相对均匀,Ca、P 和 Si 元素在涂层内部含量较 MAO 涂层明显降低,Zn 元素在涂层内部分布不均匀。Zn 元素和 Ca 元素的分布呈互补状态,在富含 Ca 元素的区域,Zn 元素含量很低,而在富含 Zn 元素的区域,Ca 元素含量很低。说明微弧氧化过程中,Ca 元素被 Zn 元素所取代,导致 Ca 和 P 元素的分布状态发生改变。图 5.8(h)～(k)所示为涂层内部第二相粒子的 TEM 形貌和衍射分析。对衍射结果进行分析可知,第二相粒子由锐钛矿和金红石 $TiO_2$ 相组成。TEM 分析结果与 XRD 分析结果一致,说明 Zn(CH₃COO)₂的引入提高了微弧放电氧化能力,促进了金红石 $TiO_2$ 相的形成。

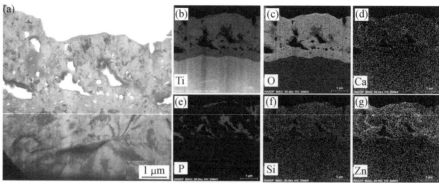

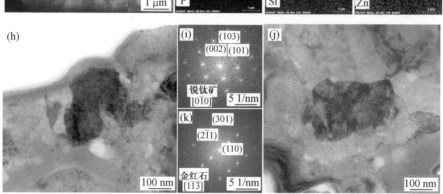

图 5.8　MAO-Zn 试样中截面涂层的 TEM 形貌、衍射分析和元素面分布

（a）低倍 TEM 照片；（b）Ti；（c）O；（d）Ca；（e）P；（f）Si；（g）Zn；（h）、（j）高倍 TEM 照片；

（i）衍射斑点；（k）对应衍射斑点

## 5.2　电解液组成及含量对 MAO 涂层表面组织结构的调控作用

### 5.2.1　电解液中离子组成和含量对涂层表面形貌和成分的影响

**1. 表面成分**

图 5.9 所示为当电解液中 Ca（H₂PO₄）₂·H₂O 质量浓度为 5.3 g/L 时，在不同浓度 Ca（CH₃COO）₂·H₂O 电解液中制备的 MAO 涂层表面的 Ca、P、Si 元素含量。当 Ca（H₂PO₄）₂·H₂O 浓度为 5.3 g/L 时，涂层表面 Ca、P 和 Si 元素含量随着乙酸钙质量浓度的增加而降低，由此可知，当电解液中乙酸钙质量浓度增加时，涂层中的 Ca、P 元素并没有随之增加，说明微弧氧化过程中电解液中 Ca、P 含量高低与引入涂层中的元素含量不是正相关关系。

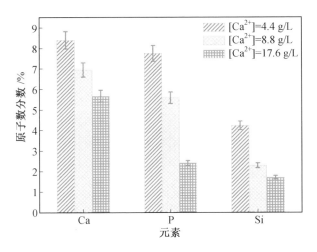

图 5.9　当电解液中 $Ca(H_2PO_4)_2 \cdot H_2O$ 质量浓度为 5.3 g/L 时，在不同质量浓度 $Ca(CH_3COO)_2 \cdot H_2O$ 电解液中制备的 MAO 涂层表面的钙、磷、硅元素含量

图 5.10 所示为 MAO 和 MAO-Zn 涂层表面的 EDS 谱图。由图 5.10 可知，与 MAO 涂层相比较，Zn 引入涂层后涂层表面的 Ca、P 和 Si 元素含量明显降低，Na 元素含量明显增加，同时 Zn 元素成功引入涂层中。

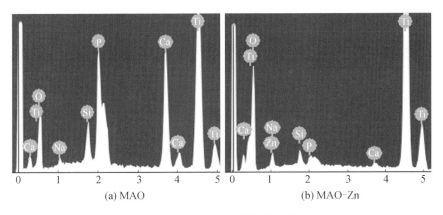

(a) MAO　　　　　　　　　(b) MAO-Zn

图 5.10　MAO 和 MAO-Zn 涂层表面的 EDS 谱图

## 2. 表面元素化合态

图 5.11 所示为 MAO 和 MAO-Zn 涂层表面的元素 XPS 分析。由图 5.11(a) 可知，MAO 涂层主要由 Ti、O、Ca、P、Si 和 Na 元素组成，MAO-Zn 主要由 Ti、O、Ca、P、Si、Na 和 Zn 元素组成。与 MAO 涂层相比，Ca 2p、P 2p 的 XPS 峰强度略微

降低,而 O 1s 和 Na 1s 的 XPS 峰强度明显增强。此外,由图 5.11(b)~(f)可知,MAO 和 MAO-Zn 涂层表面的各元素化合态没有发生明显的变化。

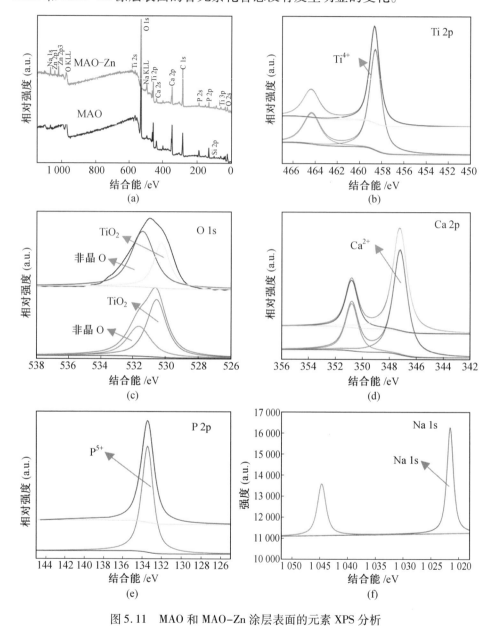

图 5.11　MAO 和 MAO-Zn 涂层表面的元素 XPS 分析

图 5.11(b)~(f)所示为 Ti 2p、O 1s、Ca 2p、P 2p 和 Zn 1s 的高分辨 XPS 谱

图。由图可知,Ti 2p 的 XPS 谱图呈现典型的双峰结构,Ti $2p_{3/2}$ 的特征峰位于 458.5 eV,Ti $2p_{1/2}$ 的特征峰位于 454.2 eV,对 Ti 2p 谱图进行拟合后,对应锐钛矿或金红石 $TiO_2$ 中的 $Ti^{4+}$。对 O 1s 的 XPS 谱图进行拟合分析可知,MAO 涂层表面位于 530.5 eV 的拟合峰对应 $TiO_2$(锐钛矿)中的 $O^{2-}$,位于 531.3 eV 对应涂层中非晶相中的 $O^{2-}$。而对于 MAO-Zn 涂层而言,O 1s 的 XPS 谱图同样也可拟合为位于 530.2 eV 和 531.4 eV 的 O 1s 双峰结构,分别对应 $TiO_2$ 中 $O^{2-}$ 和涂层中非晶相中的 $O^{2-}$。Ca 2p XPS 谱图具有典型的双峰结构,分别对应位于 347.4 eV 的 Ca $2p_{3/2}$ 和 351.0 eV 的 Ca $2p_{1/2}$,都对应 $Ca^{2+}$。P 2p XPS 谱图呈现单峰结构,且 P 2p 的特征峰位于 133.3 eV,对应 $P^{5+}$。Zn 2p XPS 呈现典型的双峰结构,对应位于 1 021.4 eV 的 Zn $2p_{3/2}$ 和位于 1 044.5 eV 的 Zn $2p_{1/2}$,都对应 +2 价的 Zn 元素。

根据图 5.1 中 SEM 形貌分析可知,当电解液中 $Ca(H_2PO_4)_2 \cdot H_2O$ 质量浓度为 5.3 g/L 时,随着 $Ca(CH_3COO)_2 \cdot H_2O$ 质量浓度的增加,涂层表面微孔尺寸随之减小,而分布密度先减小后增加。根据式(5.2)计算可知,在微弧氧化过程中产生的脉冲能量基本相同。当 $Ca(H_2PO_4)_2 \cdot H_2O$ 质量浓度为 5.3 g/L 时,随着 $Ca(CH_3COO)_2 \cdot H_2O$ 质量浓度增加至 17.5 g/L 或者在电解液中加入 $Zn(CH_3COO)_2$,在微弧氧化过程中,初始形成的涂层存在更多的缺陷位点,微弧放电产生的高能量将缺陷位点击穿,从而形成更多的较小尺寸的微孔,导致微孔分布密度增加。

$$E_p = \int_0^{t_p} U_p I_p dt_p \qquad (5.2)$$

式中,$E_p$ 为平均脉冲能量;$U_p$ 为所施加电压;$I_p$ 为微弧氧化过程中的电流;$t_p$ 为氧化时间。

此外,微弧氧化过程是一个复杂的电化学氧化过程,包括放电、氧化、扩散、离子迁移沉积、热氧化反应等复杂过程。微弧氧化过程中采用的电压很高,会在钛表面发生等离子体放电现象,在固-液界面产生高温高压,形成的 $TiO_2$ 涂层融化,由于存在很大的温度梯度,熔融的沉积物快速冷却沉积在微弧放电通道周围,形成类"火山口状"的表面形貌。

有趣的是,电解液中的 Ca 和 P 元素含量增加,并未引起涂层中 Ca 和 P 元素含量的增加,说明在微弧氧化过程中,电解液中乙酸钙浓度过高时,由于 EDTA-2Na 与 $Ca^{2+}$ 发生螯合反应不能完全电离,引起涂层中 Ca 和 P 元素含量与溶液中的 Ca 和 P 元素含量不是正相关关系。然而，MAO-Zn 涂层中的 Ca 元素含量和分布状态发生明显变化，由于 $Zn^{2+}$(0.074 nm) 和 $Ca^{2+}$(0.1 nm) 的半径相近，所以在微弧氧化过程中，Ca 元素可以被 Zn 元素所取代，这与之前报道的结果相一致。

### 5.2.2 电解液中离子组成和含量对涂层表面物相的影响

图 5.12 所示为当电解液中 $Ca(H_2PO_4)_2 \cdot H_2O$ 质量浓度为 5.3 g/L 时，在不同浓度 $Ca(CH_3COO)_2 \cdot H_2O$ 电解液中制备的 MAO 涂层表面的 XRD 谱图。如图 5.12 所示，当 $Ca(CH_3COO)_2 \cdot H_2O$ 质量浓度为 4.4 g/L 和 8.8 g/L 时，在 XRD 谱图中 $2\theta=25°\sim35°$ 观察到非晶的衍射峰，且仅在 $2\theta=25.3°$、$48.0°$ 处观察到锐钛矿 $TiO_2$ 相的衍射峰。同时，随着 $Ca(CH_3COO)_2 \cdot H_2O$ 质量浓度的增加，锐钛矿 $TiO_2$ 相的衍射峰强度随之增强。当电解液中 $Ca(CH_3COO)_2 \cdot H_2O$ 质量浓度增加至 17.5 g/L 时，涂层表面同时可检测到锐钛矿和金红石 $TiO_2$ 相的衍射峰。此外，相对于 $Ca(CH_3COO)_2 \cdot H_2O$ 质量浓度为 4.4 g/L 和 8.8 g/L 时，锐钛矿 $TiO_2$ 相的衍射峰强度得到明显增强。由此可知，当电解液中 $Ca(H_2PO_4)_2 \cdot H_2O$ 质量浓度为 5.3 g/L 时，通过调整电解液中 $Ca(CH_3COO)_2 \cdot H_2O$ 质量浓度(4.4 g/L、8.8 g/L、17.5 g/L)可有效改变涂层中的物相种类和含量。

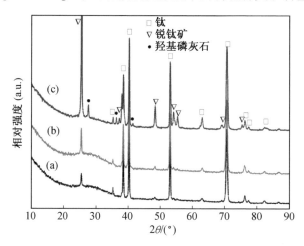

图 5.12 当电解液中 $Ca(H_2PO_4)_2 \cdot H_2O$ 质量浓度为 5.3 g/L 时，在不同浓度 $Ca(CH_3COO)_2 \cdot H_2O$ 电解液中制备的 MAO 涂层表面的 XRD 谱图

图 5.13 所示为在含有不同质量浓度 $Zn(CH_3COO)_2$ 的电解液中制备的 MAO 涂层表面的 XRD 谱图。在 XRD 谱图中，在 $2\theta = 25.3°$、$37.8°$、$48.0°$、$53.9°$ 和 $55.1°$ 处观察到锐钛矿 $TiO_2$ 相的衍射峰，同时在 $2\theta = 27.4°$、$35.1°$、$41.2°$ 和 $54.3°$ 处观察到金红石 $TiO_2$ 相的衍射峰。当电解液中 $Zn(CH_3COO)_2$ 的质量浓度从 5 g/L 增加至 8 g/L 时，锐钛矿 $TiO_2$ 相的衍射峰强度略微降低，而金红石 $TiO_2$ 相的衍射峰强度略微增加，而当乙酸锌质量浓度进一步增加至 10 g/L 时，锐钛矿 $TiO_2$ 相衍射峰强度略微增加，金红石 $TiO_2$ 相衍射峰强度略微降低。由此可知，通过调整电解液中乙酸锌质量浓度可有效调整 MAO 涂层中物相的相对含量。

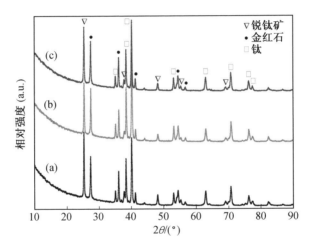

图 5.13　在含有不同质量浓度 $Zn(CH_3COO)_2$ 的电解液中制备的 MAO 涂层表面的 XRD 谱图

根据图 5.12 和图 5.13 中 XRD 谱图分析可知，当电解液中 $Ca(H_2PO_4)_2 \cdot H_2O$ 质量浓度为 5.3 g/L 时，随着乙酸钙质量浓度的增加，表面的锐钛矿 $TiO_2$ 相的衍射峰强度随之增强，说明乙酸钙质量浓度的增加促进了涂层中非晶 $TiO_2$ 结构的晶化反应。此外，仅当电解液中 $Ca(CH_3COO)_2 \cdot H_2O$ 的质量浓度增加至 17.5 g/L 时或者在电解液中加入 $Zn(CH_3COO)_2$，涂层由锐钛矿和金红石 $TiO_2$ 相及非晶结构组成，说明电解液中 $CH_3COO^-$ 浓度的增加，使得微弧放电氧化能力得以增强，从而促进金红石 $TiO_2$ 相的形成。在微弧氧化过程中，纯钛作为阳极，浸泡在电解液中，所施加电压为 400 V，纯钛会发生氧化反应形成 $TiO_2$，反应方程

式为

$$Ti(s) + 2H_2O(l) \Longrightarrow TiO_2(s) + 2H_2(g) \tag{5.1}$$

$$\Delta G^{\ominus}(T) = -357.122 + 0.090\ 1T$$

$$\Delta H^{\ominus} = -357.122\ kJ/mol$$

$$\Delta S^{\ominus} = -90.10\ J/(mol \cdot K)$$

在 Matthews 报道的综述中,在微弧氧化过程中,纯钛与电解液界面处产生等离子体放电,可在短时间($10^{-5}$ s)内产生 0.2 ~ 10 GPa 的高压和 1 000 ~ 1 500 ℃的高温。结合吉布斯自由能($\Delta G < 0$)和锐钛矿型 $TiO_2$ 向金红石型 $TiO_2$ 转变的相图(图 5.14)可知,在微弧氧化过程中,表面形成的是金红石 $TiO_2$ 相。但电解液温度较低,存在较大温度梯度且快速冷却,涂层中引入的元素以非晶态存在,这些掺杂的元素使得晶格点阵失配,导致相变由锐钛矿型 $TiO_2$ 向金红石型 $TiO_2$ 变得困难。但电解液中 $CH_3COO^-$ 浓度的增加,使得微弧放电氧化能力得到显著提高,使得锐钛矿型 $TiO_2$ 向金红石型 $TiO_2$ 转变的可能性显著提高。

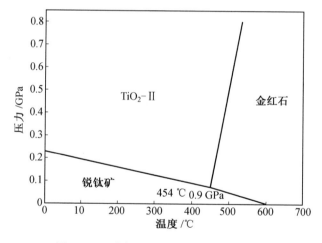

图 5.14　不同温度和压力下的 $TiO_2$ 相图

## 5.3　本章小结

本章主要利用 SEM、EDS、TEM 和 XRD 对不同质量浓度的乙酸钙和乙酸锌对 MAO 涂层表面的表面形貌、成分、物相、孔结构等进行表征,得到以下结论。

（1）在含 EDTA-2Na、Ca(CH$_3$COO)$_2$·H$_2$O、Ca(H$_2$PO$_4$)$_2$·H$_2$O、NaSiO$_3$·9H$_2$O、NaOH 和 H$_2$O$_2$ 的电解液中进行微弧氧化处理,成功在纯钛表面制备含钙、磷、硅、钠 MAO 涂层,主要以非晶相组成,含有少量第二相锐钛矿型 TiO$_2$ 相,表面呈现类似"火山口状"多孔结构特征,由致密层和疏松层组成,且界面结合良好。随着电解液中乙酸钙质量浓度的增加,涂层内部的钙、磷、硅元素随之减少,锐钛矿 TiO$_2$ 含量增加。分析可知,选择在含 8.8 g/L 乙酸钙和 5.3 g/L 磷酸二氢钙的电解液中制备 MAO 涂层,为后续微波水热处理提供条件。

（2）在 EDTA-2Na、Ca(CH$_3$COO)$_2$·H$_2$O、Ca(H$_2$PO$_4$)$_2$·H$_2$O、NaSiO$_3$·9H$_2$O、Zn(CH$_3$COO)$_2$、NaOH 和 H$_2$O$_2$ 的电解液中,成功在钛表面制备含钙、磷、锌 MAO 涂层,主要由锐钛矿型、金红石型 TiO$_2$ 相和非晶相组成。随着电解液中 Zn(CH$_3$COO)$_2$ 质量浓度的增加,微孔尺寸减小,密度增加。此外,由于 Ca 元素被 Zn 元素所取代,引起涂层内 Ca 和 P 元素含量的降低和分布状态的改变。

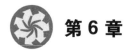

# 第6章

# 含钙、磷、HA 微弧氧化涂层
# 表面结构调控及其机制

本章表征了含钙、磷、HA 微弧氧化(CPH)涂层的组织结构,分析了微弧氧化电压和电解液组成等工艺参数对 CPH 涂层组织结构的影响,讨论了 CPH 涂层的形成过程,研究了水热处理对 CPH 涂层表面组织结构的影响,揭示了水热处理 CPH 涂层表面纳米结构特征的形成过程及机制。

## 6.1 微弧氧化电压对涂层组织结构的影响

为了研究微弧氧化电压对涂层组织结构的影响,电解液中 EDTA–2Na 和 HA 的质量浓度分别为 15 g/L 和 4 g/L。

### 6.1.1 涂层表面物相组成

图6.1 所示为不同微弧氧化电压下制备 CPH 涂层的 XRD 谱图。本节采用低掠射角 XRD 方法检测 CPH 涂层物相组成,200 V 微弧氧化的样品仍然可以检测到基体 Ti 的衍射峰,经过 250 V 微弧氧化处理以后,基体 Ti 的衍射峰基本消失,表明基体 Ti 表面在该电压下已经明显形成微弧氧化涂层,但微弧氧化涂层的衍射峰非常弱。经过 300 V 微弧氧化处理后,基体出现了锐钛矿衍射峰(图6.1(c))。此外,在 $2\theta = 25° \sim 35°$ 之间出现非晶态的背底峰。整体上讲,微弧

氧化涂层中 $TiO_2$ 的衍射峰及非晶态背底都较弱,可以推测微弧氧化涂层中 $TiO_2$ 的结晶度较低。

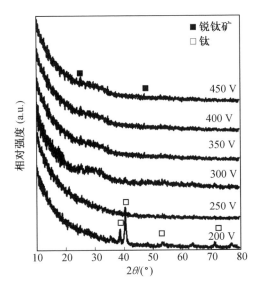

图 6.1　不同微弧氧化电压下制备 CPH 涂层的 XRD 谱图

## 6.1.2　涂层表面形貌

图 6.2 所示为不同电压制备 CPH 涂层的表面 SEM 照片。200 V 时,钛表面部分区域出现细小的放电微孔。250~450 V 时,涂层表面出现了明显的微弧氧化多孔特征。300~350 V 时,放电微孔尺寸较为均匀。随着电压升高,涂层表面较为粗糙。原因是过高电压下,微弧放电过于剧烈。通过合理选择微弧氧化电压可以制备不同表面形貌的微弧氧化多孔涂层。

图 6.3 所示为 CPH 涂层的表面微孔密度和尺寸与微弧氧化电压的关系。随着电压升高,涂层表面的微孔密度减小,同时微孔尺寸增加。低电压下微弧放电较温和,形成的微孔较规则且孔径较小。在高温高压的环境下,微弧放电区域发生强烈的物理化学反应,涂层易形成较粗大的微孔,且微孔尺寸的均匀程度下降。微弧放电过程十分迅速,并且伴随着巨大的热效应和体积膨胀,因此处于热等离子态的物质具有强的导电性,且能量集中,温度非常高,是一个高热、高温的能源,并能形成高压场。显然微弧氧化电压越高,这种高温高压环境更剧烈,放电微孔的爆破更加巨大,增大了微弧放电微孔尺寸。同时由于在高电压下涂层

生长已经较厚,涂层的抗氧化能力和抗放电击穿能力增加,只有相对薄弱的局部地方可以被放电击穿形成放电微孔,因此随着微弧氧化电压增加涂层的放电微孔密度减小。

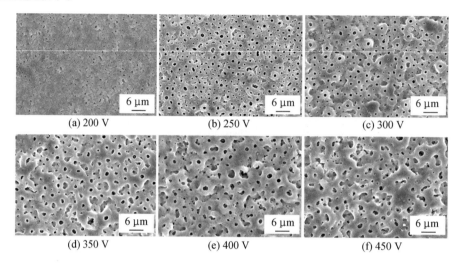

(a) 200 V        (b) 250 V        (c) 300 V

(d) 350 V        (e) 400 V        (f) 450 V

图 6.2　不同电压制备 CPH 涂层的表面 SEM 照片

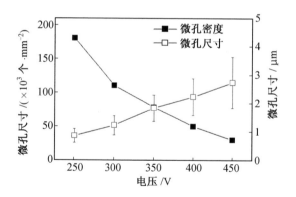

图 6.3　CPH 涂层的表面微孔密度和尺寸与微弧氧化电压的关系

### 6.1.3　涂层截面结构

图 6.4 所示为不同电压制备 CPH 涂层的截面 SEM 照片。各种电压制备的 CPH 涂层与基体之间没有明显的裂纹,膜基结合良好。随着电压升高,CPH 涂层厚度逐渐增加。300 V 制备的涂层厚度约为 5 μm,而 450 V 制备的涂层厚度增

加到 10 μm 左右。通常,微弧氧化涂层的厚度主要受到微弧氧化电压、时间、电解液的组成和浓度等因素的影响,其中氧化电压和氧化时间对涂层厚度影响较为显著。显然在高电压下,基体的反应更加剧烈,氧化更加充分,使得涂层的厚度增加。同时在低电压下涂层生长到一定厚度时,新形成陶瓷涂层的绝缘作用,使得在该电压下新形成钝化层无法再次被击穿,因此基体的氧化即将停止,涂层不再生长。而在高电压下,能够击穿的钝化层厚度明显加大,使得在高电压下基体会更长时间参与氧化,因而涂层厚度增加。

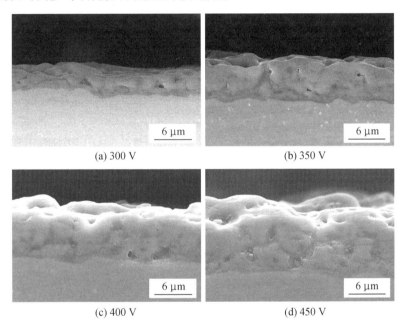

(a) 300 V　　　　　　　　(b) 350 V

(c) 400 V　　　　　　　　(d) 450 V

图 6.4　不同电压制备 CPH 涂层的截面 SEM 照片

## 6.2　EDTA-2Na 浓度对涂层物相的影响

图 6.5 所示为电解液中 EDTA-2Na 浓度对 CPH 涂层物相组成的影响。所用微弧氧化电压为 300 V,HA 的质量浓度为 4 g/L。由图可见,随着 EDTA-2Na 浓度增加,锐钛矿的结晶度逐渐下降。这一结果说明,EDTA-2Na 的添加阻碍了二氧化钛的形成和晶化。当 EDTA-2Na 浓度为 0.01 mol/L 时,$Ca^{2+}$ 与 EDTA-2Na

的摩尔浓度比为 1 ∶ 1(计量比)。当 EDTA－2Na 浓度为 0.02 mol/L 和 0.04 mol/L 时,EDTA－2Na 过量。由于添加过量的 EDTA－2Na,产生大量的 $H_2Y^{2-}$,该离子具有网络状结构,且含有 C、H 和 N 等元素,参与阳极反应时在高温高压条件下会发生氧化、挥发等物理化学反应,阻碍了基体 Ti 的氧化。因此随着 EDTA–2Na 浓度的增加,微弧氧化涂层中二氧化钛的形成相对困难。

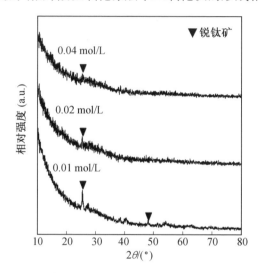

图 6.5　电解液中 EDTA–2Na 浓度对 CPH 涂层物相组成的影响

## 6.3　HA 质量浓度对涂层组织结构的影响

为了研究电解液中 HA 质量浓度对涂层组织结构的影响,此节所用电解液中 EDTA–2Na 的质量浓度为 15 g/L。

### 6.3.1　涂层表面物相组成

图 6.6 所示为电解液中不同质量浓度 HA 制备 CPH 涂层的 XRD 谱图。基体经过 300 V 微弧氧化处理后,都出现了锐钛矿衍射峰。随着 HA 质量浓度的增加锐钛矿的衍射峰增强。而 HA 的质量浓度为 16 g/L 时,出现了金红石的衍射峰。这一结果说明 HA 的添加促进了 $TiO_2$ 的形成和晶化。溶液中 HA 表面的 Ca 可以与过量的 $H_2Y^{2-}$ 发生反应,因而减少了在阳极表面反应的 $H_2Y^{2-}$,从而促进了 $TiO_2$ 的形成和晶化。

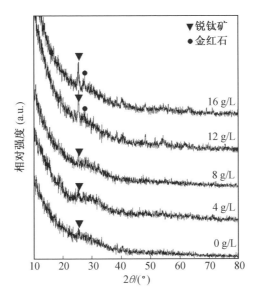

图 6.6　电解液中不同质量浓度 HA 制备 CPH 涂层的 XRD 谱图

## 6.3.2　涂层表面形貌

图 6.7 所示为 300 V 下不同质量浓度 HA 制备 CPH 涂层的 SEM 表面形貌。低倍下观察,HA 质量浓度的变化对 CPH 涂层表面形貌的影响不明显,微孔的尺寸及密度未出现明显的变化。而前面的微弧氧化电压对涂层整体形貌影响非常明显,其原因是电压的变化明显改变了微弧放电的强度和难易度等。

HA 质量浓度变化时,涂层表面形貌整体不明显,说明了 HA 质量浓度对微弧放电的强度、钝化膜击穿影响不明显。但是从 XRD 来看,HA 质量浓度变化对物相是有明显变化的,溶液中 HA 质量浓度的变化对 CPH 涂层组织是有影响的。

为此对涂层进行高倍下观察,未加 HA 时,涂层表面比较光滑,随着 HA 质量浓度的增加涂层表面变得粗糙(图 6.8)。这种形貌的形成是由于在微弧氧化过程中,纳米 HA 颗粒参与了放电过程,由于不是以离子的形式参与反应,所以仍然保持颗粒的一些形貌特征。这一结果说明纳米 HA 的添加在更加微观的角度影响了涂层的表面形貌。

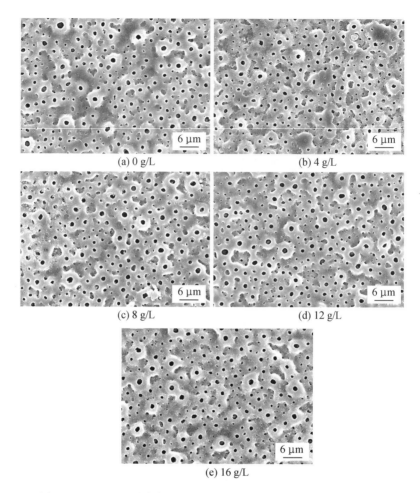

(a) 0 g/L

(b) 4 g/L

(c) 8 g/L

(d) 12 g/L

(e) 16 g/L

图 6.7　300 V 下不同质量浓度 HA 制备 CPH 涂层的 SEM 表面形貌

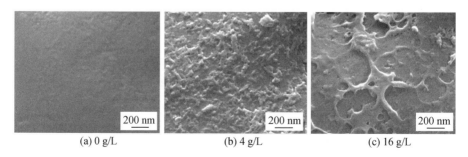

(a) 0 g/L

(b) 4 g/L

(c) 16 g/L

图 6.8　高倍下观察不同 HA 质量浓度制备 CPH 涂层的 SEM 表面形貌

### 6.3.3　涂层厚度

图 6.9 所示为 300 V 下不同质量浓度 HA 制备 CPH 涂层的截面厚度。涂层厚度在 4.5 ~ 5 $\mu$m,纳米 HA 的添加对 CPH 涂层的厚度没有明显的影响。前面的研究表明了 HA 浓度变化时,涂层表面形貌变化整体不明显,说明了 HA 质量浓度对微弧放电的强度、钝化膜击穿影响不明显。而涂层的厚度也进一步表明,从较宏观的角度来讲,纳米 HA 对 CPH 涂层的影响较小。

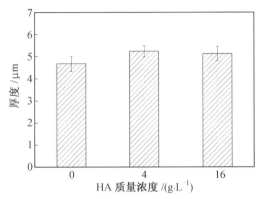

图 6.9　300 V 不同质量浓度 HA 制备 CPH 涂层的截面厚度

### 6.3.4　涂层表面钙磷比

图 6.10 所示为 300 V 下不同质量浓度 HA 对 CPH 涂层钙、磷含量(原子数分数)及钙磷比的影响。EDS 研究表明,CPH 涂层中均含有钙和磷元素。随着 HA 质量浓度的升高,CPH 涂层表面钙、磷含量略有下降,而钙磷比大约等于 1,并且基本保持不变。这一结果同样说明了 HA 质量浓度变化对于 CPH 涂层微观方面,如元素含量具有影响,但对钙磷比的影响较小,表明钙和磷在微弧氧化过程中是联动的,它们总是按照一定比例在涂层中沉积,这在已有的研究中很少报道。而已有的研究发现,微弧氧化电压对钙和磷的含量有明显影响,随着微弧氧化电压的升高,涂层中 Ca 和 P 的含量相应增加,但是钙磷比同时也呈增加趋势。而本书中 HA 质量浓度增加使得涂层中钙、磷含量减少,但是钙磷比基本保持不变。由此可见,在电解液中,HA 的存在阻碍了钙、磷离子在涂层形成过程中的沉积,这种阻碍对于钙、磷两种离子而言应该基本同等,而微弧氧化电压的改变对于钙、磷离子沉积的影响应该不同,否则其钙磷比也应该保持不变,但这与实验结果相矛盾。

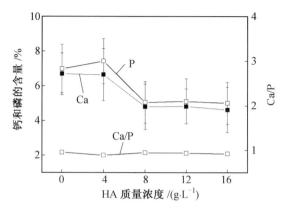

图 6.10　300 V 下不同质量浓度 HA 对 CPH 涂层钙、磷含量及钙磷比的影响

### 6.3.5　傅里叶变化红外光谱分析

图 6.11 所示为 300 V 下不同 HA 质量浓度制备 CPH 涂层的 FT-IR 谱图。图 6.11(d)为纳米 HA 的 FT-IR 光谱,3 562 cm$^{-1}$ 位置对应 HA 中的 OH$^-$ 功能图,HA 中的 PO$_4^{3-}$ 功能团包括:三重退化非对称拉伸模式 $\nu_3$PO$_4^{3-}$ 在 1 040 cm$^{-1}$ 位置、三重退化挠曲模式 $\nu_4$PO$_4$ 在 605 cm$^{-1}$ 和 560 cm$^{-1}$ 位置。其中,三重退化非对称拉伸模式 $\nu_3$PO$_4^{3-}$ 为 HA 的磷酸根基团的强吸收峰,即特征峰。对比图6.11(a) ~(c)可见,CPH 涂层中都出现了磷酸根吸收峰,但是随着 HA 质量浓度的增加,磷酸根的吸收峰略有减小。原因是 HA 质量浓度增加,降低了涂层中 P 的含量,相应降低了磷酸根的含量。

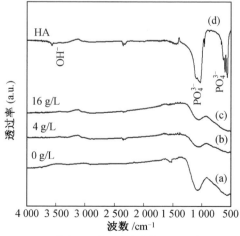

图 6.11　300 V 下不同 HA 质量浓度制备 CPH 涂层的 FT-IR 谱图

## 6.4　水热处理微弧氧化涂层的组织结构

本节中,CPH 涂层的制备电压为 300 V,电解液中 EDTA－2Na 和纳米 HA 的质量浓度分别为 15 g/L 和 16 g/L。

### 6.4.1　涂层表面物相组成

图 6.12 所示为 CPH 涂层经过水热处理前后表面的 XRD 谱图。水热处理以前,CPH 涂层主要由锐钛矿和金红石两相组成。经过水热处理之后(CPH5),锐钛矿和金红石的衍射峰略有增强,同时出现了非晶态的衍射背底,表明 CPH 涂层经过水热处理之后表面形成了非晶态相。

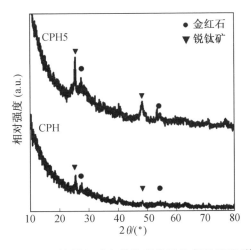

图 6.12　CPH 涂层经过水热处理前后的表面 XRD 谱图

### 6.4.2　涂层表面形貌

图 6.13 所示为 CPH 涂层经过水热处理前后的表面 SEM 形貌。水热处理以前,CPH 涂层表面不光滑,经过水热处理以后(CPH5)表面形成了特殊结构,具有蜂窝状特征。微弧氧化微孔呈现逐渐弥合特征。如图 6.13(c)所示,水热处理改变了 CPH 涂层表面的结构特征,而其内部形貌无明显改变,这也同时反映了微弧氧化涂层具有很好的抗腐蚀能力。

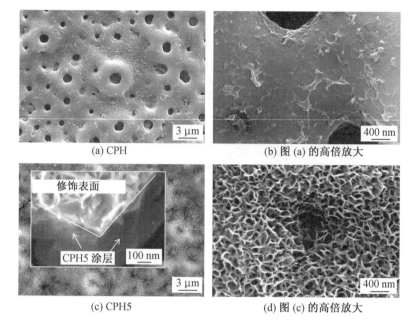

图 6.13 CPH 涂层经过水热处理前后的表面 SEM 形貌

## 6.4.3 涂层表面元素化学态

图 6.14 所示为 CPH 涂层经过水热处理前后的表面 XPS 谱图。水热处理前 CPH 涂层表面含有 Ti、O、Ca 和 P 等元素,经过水热处理以后(CPH5)涂层中 Ca 和 P 元素的衍射峰减弱,表明在水热处理过程中 Ca 和 P 发生溶解,同时 Na 元素含量增加。水热处理 CP 涂层时,也发生了类似现象,但是并未获得 HA 相,这也表明 HA 的形成与水热处理工艺,如与 NaOH 水溶液浓度、温度等密切相关。

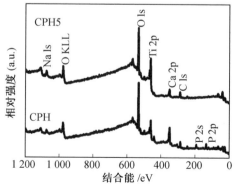

图 6.14 CPH 涂层经过水热处理前后的表面 XPS 谱图

图 6.15 所示为 CPH 涂层水热处理前后表面 Ca 2p 和 Ti 2p 的 XPS 光谱。由图可知,Ti $2p_{3/2}$ 和 Ti $2p_{1/2}$ 的结合能为 458.5 eV 和 464.2 eV,这些峰值对应 $Ti^{4+}$ 化学态。Ca 2p 具有一个双重态位置在 Ca $2p_{3/2}$(346.8 eV)和 Ca $2p_{1/2}$(351.4 eV),这些位置对应 $Ca^{2+}$ 化学态。水热处理对 CPH 涂层中的 Ca 和 Ti 的化合价没有明显的影响。

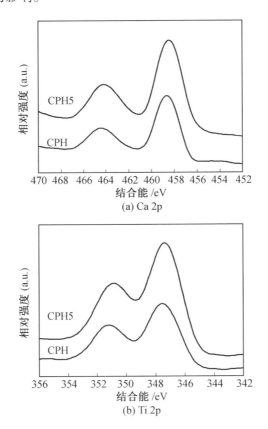

图 6.15　CPH 涂层水热处理前后表面 Ca 2p 和 Ti 2p 的 XPS 光谱

## 6.4.4　涂层截面成分分布

图 6.16 所示为 CPH5 涂层表面原子数分数随 AES 溅射涂层深度的变化。AES 溅射 800 s 之后,检测到 P 元素,最表面层的 P 在水热处理过程中发生了溶解。Ca、Na、Ti 和 O 元素在最表面层的分布均匀,其原子数分数分别达到 15% 、

5%、25%和55%。

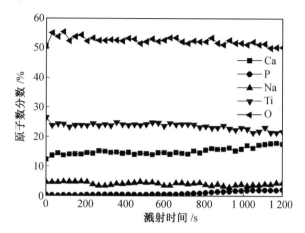

图6.16  CPH5涂层表面原子数分数随 AES 溅射涂层深度的变化

## 6.5   水热处理微弧氧化涂层组织的结构变化过程

图6.17所示为 CPH 涂层水热处理过程中表面结构的形成过程示意图。图6.17(a)中,基体表面为微弧氧化涂层,微弧氧化涂层外表面被化学修饰,出现了形貌及成分变化。已有的实验结果(SEM、EDS、AES、XPS 等)揭示了在水热处理过程中,CPH 涂层外表面 Ca、P 离子发生溶解,如图6.17(a)所示。在强碱环境下,CPH 涂层中的 $TiO_2$ 受到 $OH^-$ 的攻击,如图6.17(b)、(c)所示,发生如下化学反应:

$$TiO_2 + OH^- \longrightarrow HTiO_3^-  \tag{6.1}$$

新形成的 $HTiO_3^-$ 大大增加了涂层表面的荷负电性,能够促使表面阳离子的吸附和沉积。如图6.17(d)所示,EDS、AES 结果进一步证明了 $Ca^{2+}$ 和 $Na^+$ 能够在涂层表面沉积,可能的化学反应为

$$nCa^{2+} + nHTiO_3^- + nOH^- \Longrightarrow [Ca-Ti-O_3]_n \cdot nH_2O  \tag{4.2}$$

$$2nNa^+ + nHTiO_3^- + nOH^- \Longrightarrow [Na_2-Ti-O_3]_n \cdot nH_2O  \tag{4.3}$$

从而表面形成钛酸钙和钛酸钠盐水合物。

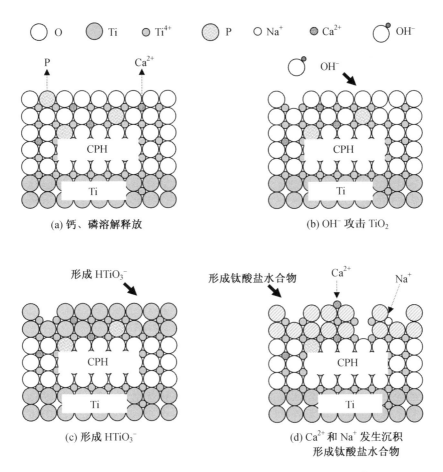

图 6.17　CPH 涂层水热处理过程中表面结构的形成过程示意图

# 6.6　本章小结

（1）CPH 涂层中主要含有 Ca、P、Ti 和 O 等元素，主要结晶相为 $TiO_2$。随着微弧氧化电压升高，涂层表面变得粗糙，涂层厚度增加。各种电压下制备的 CPH 涂层与基体界面结合良好。

（2）随着 EDTA-2Na 含量增加，锐钛矿的结晶度逐渐下降。EDTA-2Na 的添加阻碍了 $TiO_2$ 的形成和晶化。由于添加过量的 EDTA-2Na，产生大量的 $H_2Y^{2-}$，该离子具有网络状结构，含有 C、H 和 N 等元素，参与阳极反应时，在高温高压条件下会发生氧化、挥发等物理化学反应,阻碍了 Ti 的氧化。

(3)随着 HA 质量浓度的增加锐钛矿的衍射峰增强。溶液中 HA 表面的 Ca 可以与过量的 $H_2Y^{2-}$ 发生反应,减少了在阳极表面反应的 $H_2Y^{2-}$ 离子,从而促进了 $TiO_2$ 的形成和晶化。低倍下观察,HA 质量浓度的变化对 CPH 涂层表面形貌的影响不明显;高倍下观察,随着 HA 质量浓度的增加涂层表面变得粗糙。纳米 HA 的添加对 CPH 涂层的厚度没有明显的影响。随着 HA 质量浓度的升高,CPH 涂层表面钙、磷含量略有下降,而钙磷比大约等于 1,并且基本保持不变。

(4)CPH 涂层经过水热处理之后,$TiO_2$ 的 XRD 衍射峰略有增强,同时出现了非晶态的衍射背底。经过水热处理以后表面形成了蜂窝状特征,微弧氧化微孔逐渐弥合。经过水热处理以后涂层中 Ca、P 元素发生溶解,表面形成钛酸盐水合物。Ca、Na、Ti 和 O 元素在最表面层的浓度分布均匀。

(5)CPH5 涂层中 Ti $2p_{3/2}$ 和 Ti $2p_{1/2}$ 的结合能为 458.5 eV 和 464.2 eV,这些峰值对应 $Ti^{4+}$ 化学态。Ca 2p 具有一个双重态位置在 Ca $2p_{3/2}$(346.8 eV)和 Ca $2p_{1/2}$(351.4 eV),对应 $Ca^{2+}$ 化学态。水热处理对 CPH 涂层中 Ca 和 Ti 的化合价没有明显的影响。

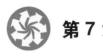

# 第7章

# 含钙、磷、硅和钠微弧氧化涂层
# 结构调控及生物学行为响应

## 7.1　含钙、磷、硅和钠微弧氧化涂层的组织结构

　　为强化微弧氧化涂层的生物活性,可通过调控电解液组分将生物活性元素引入涂层中。本章表征了含钙、磷、硅和钠微弧氧化涂层的组织结构,分析了微弧氧化电压对 MAO 涂层组织结构的影响,讨论了纯钛表面 MAO 涂层的生长机理。

### 7.1.1　涂层表面物相组成

　　图 7.1 所示为不同电压制备 MAO 涂层的 XRD 谱图。涂层主要由非晶相和少量的锐钛矿相 $TiO_2$ 组成。经 200 V 微弧氧化处理后,可观察到微弱的锐钛矿相衍射峰(图 7.1a)。随着微弧氧化电压升高,锐钛矿相衍射峰强度增强(图 7.1a ~ f)。同时,在 $2\theta = 20° \sim 37°$ 之间还出现非晶宽峰,表明涂层中有非晶相生成。随着微弧氧化电压升高,微弧放电区域能量增大,加剧了氧化反应,促进 MAO 涂层中锐钛矿的形成。而 XRD 谱图中未观察到含钙、磷、硅和钠元素的新物相生成,因而涂层中所含钙、磷、硅和钠产物可能为非晶相。

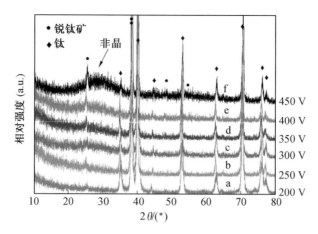

图 7.1　不同电压制备 MAO 涂层的 XRD 谱图

## 7.1.2　涂层表面形貌

图 7.2 所示为不同电压制备 MAO 涂层的表面 SEM 形貌。在低电压 200 ~ 250 V 时,Ti 试样表面局部区域生成细小的微孔,且微孔形状不规则。当电压升高到 300 V 时,涂层表面表现出了微弧氧化涂层特有的多孔表面形貌特征,但孔径分布尚不均匀。而当电压高于 350 V 时,Ti 试样表面完全被 MAO 涂层覆盖,且多孔结构分布均匀。

图 7.3 所示为不同电压制备 MAO 涂层表面的微孔尺寸和密度。显然,涂层表面微孔尺寸随电压的升高而增大,但微孔的数量随电压的升高(200 ~ 300 V)先增多后(300 ~ 450 V)减少。

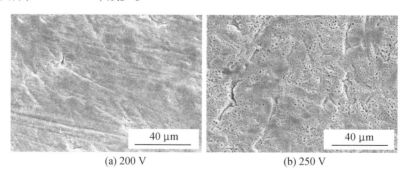

|          |          |
|:--------:|:--------:|
| (a) 200 V | (b) 250 V |

图 7.2　不同电压制备 MAO 涂层的表面 SEM 形貌

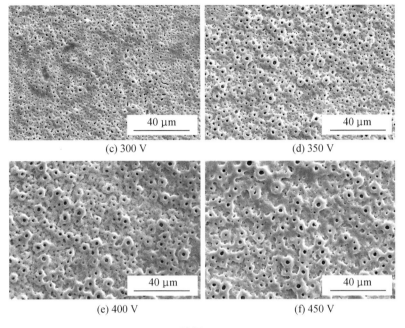

续图 7.2

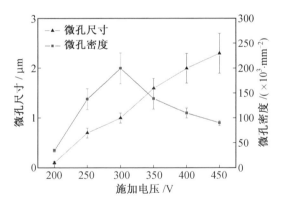

图 7.3　不同电压制备 MAO 涂层表面的微孔尺寸和密度

## 7.1.3　涂层表面成分

图 7.4 所示为不同电压制备 MAO 涂层的表面元素含量。涂层中均含有 Ti、O、Ca、Si、P 和 Na 元素。随电压升高,涂层中 Ti 元素含量降低,而 O、Ca、Si、P 和 Na 元素含量升高。低于 250 V 时,由于氧化能力较弱,涂层中 Ca、Si、P 和 Na 元

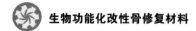 

素含量较低。当电压升至 300 V 以上时,涂层中 Ca、P、Si 和 Na 的含量明显升高,且 Ca 和 Na 元素随电压升高呈线性上升趋势,而 P 和 Si 元素含量基本保持不变。EDS 结果说明通过对电压的控制可以调节 MAO 涂层中元素的含量。

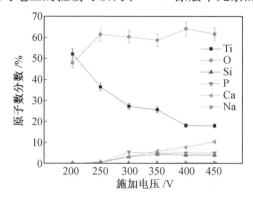

图 7.4　不同电压制备 MAO 涂层的表面元素含量

### 7.1.4　涂层表面元素分布

图 7.5 所示为 300 V 制备 MAO 涂层的表面元素面分布。图 7.5(a) 可以把涂层表面分为两个特征区域:微弧放电孔内和微孔周围。Ti、O、Ca、Si、P 和 Na 元素在微孔周围分布较均匀,但在微弧放电孔内 Ti 元素含量较高,而 Ca、Si、P、Na 和 O 元素在孔内含量相对较低。

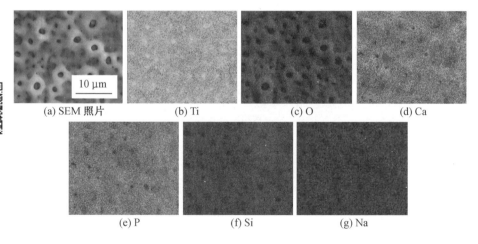

图 7.5　300 V 制备 MAO 涂层的表面元素面分布

### 7.1.5　涂层截面特征

图 7.6 所示为不同电压制备 MAO 涂层的截面 SEM 形貌。在 200 V 时,所生成 MAO 涂层很薄,由于尖端放电,无法清晰地观察到涂层。而随电压升高,MAO 涂层不断增厚(表 7.1)。同时,MAO 涂层与 Ti 基体表现出良好的界面结合,没有在界面处观察到明显的裂纹。

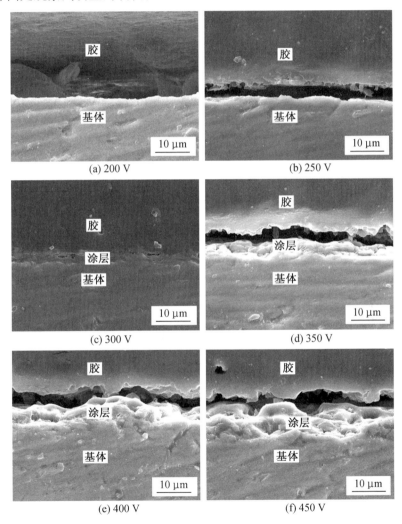

图 7.6　不同电压制备 MAO 涂层的截面 SEM 形貌

表7.1　不同电压下制备 MAO 涂层的厚度

| 电压/V | 200 | 250 | 300 | 350 | 400 | 450 |
|---|---|---|---|---|---|---|
| 厚度/μm | — | 1.0±0.4 | 1.8±0.3 | 3.2±0.3 | 7.2±0.4 | 7.8±0.3 |

图 7.7 所示为 350 V 制备 MAO 涂层的截面元素面分布。结果表明,Si、Ca、P、O 4 种元素主要集中分布于涂层中,由其分布趋势可以更为确切地标出截面中涂层区域的范围,如图 7.7(a)中白线所划分出的部位。值得注意的是,在 Si 元素的面扫描中可以观察到其在局部区域的偏聚,这是由磨样过程中 SiC 磨料颗粒嵌入导致的,并不说明实际有 Si 元素在 Ti 基底内部偏聚。

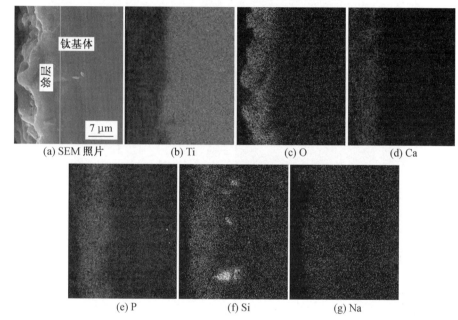

图 7.7　350 V 制备 MAO 涂层的截面元素面分布

## 7.1.6　透射电子显微结构

图 7.8 所示为 200 V 制备 MAO 涂层在涂层/基体界面附近的截面 TEM 形貌。显然,截面可以分为 2 个部分(MAO 涂层和 Ti 基底)和 4 个典型区域(A、B、C 和 D),分别对应于 MAO 涂层主相、涂层中的纳米晶层、Ti 基体中的纳米晶层和 Ti 基体主相。

图 7.9 所示为 200 V 制备 MAO 涂层中 A 区域的 TEM 分析。A 区域元素由 Ti、O、Ca、P、Si 和 Na 组成(图 7.9(b))。衍射花样结果表明该区域涂层主要由非

晶相组成(图 7.9(c)),但在靠近涂层中纳米晶层附近区域可发现少量锐钛矿第二相(图 7.9(d))。涂层中所引入的 Ca、P、Si 和 Na 元素会改变钛氧化物的晶格结构,是涂层以非晶相形式存在的直接原因。

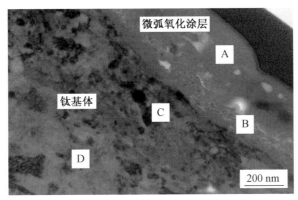

图 7.8　200 V 制备 MAO 涂层在涂层/基体界面附近的截面 TEM 形貌

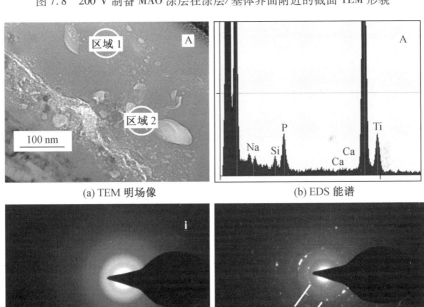

图 7.9　200 V 制备 MAO 涂层中 A 区域的 TEM 分析

图 7.10 所示为 200 V 制备 MAO 涂层中 B 区域的 TEM 分析。B 区域主要由 Ti 和 O 组成,并含有少量的 Ca、P、Si 和 Na 元素(图 7.10(b))。HRTEM 形貌表明 B 区域中含有大量不同取向的纳米级晶粒,纳米晶的尺寸约为 10 nm(图 7.10(c))。通过对白框区域 HRTEM 形貌进行 FFT 和 IFFT 转换,其标定结果表明该晶粒为 $TiO_2$(图 7.10(d))。

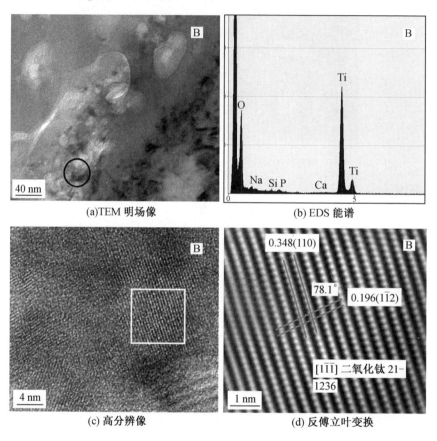

(a)TEM 明场像  (b) EDS 能谱

(c) 高分辨像  (d) 反傅立叶变换

图 7.10  200 V 制备 MAO 涂层中 B 区域的 TEM 分析

图 7.11 所示为 200 V 制备 MAO 涂层中 C 区域的 TEM 分析。由明暗场截面形貌对比可知,C 区域由大量纳米晶组成(图 7.11(a)和(b))。对选取衍射花样进行标定,结果表明该纳米晶的物相为 α-Ti(图 7.10(c)),这与 EDS 分析结果一致(图 7.10(d))。

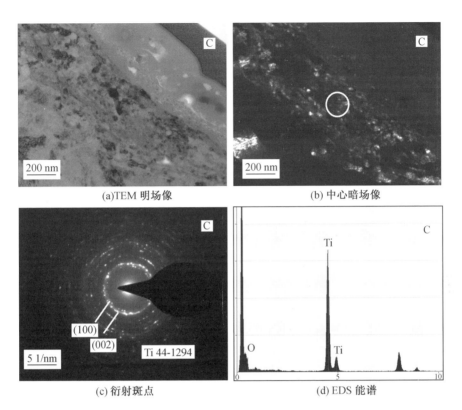

(a)TEM 明场像　　　　　　　　　　　　(b) 中心暗场像

(c) 衍射斑点　　　　　　　　　　　　(d) EDS 能谱

图 7.11　200 V 制备 MAO 涂层中 C 区域的 TEM 分析

图 7.12 所示为 200 V 制备 MAO 涂层中 D 区域的 TEM 分析。标定结果表明基体的物相并未发生转变,仍为 α-Ti。

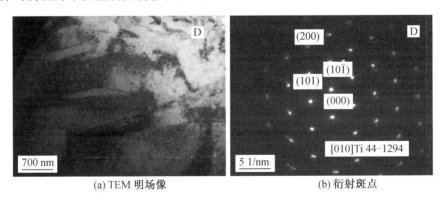

(a) TEM 明场像　　　　　　　　　　　　(b) 衍射斑点

图 7.12　200 V 制备 MAO 涂层中 D 区域的 TEM 分析

图 7.13 所示为 350 V 制备 MAO 涂层在涂层/基体界面附近的截面 TEM 形貌。显然,截面可以分为 2 个部分(MAO 涂层和 Ti 基底)和 3 个典型区域(A、B 和 C),分别对应于 MAO 涂层主相、涂层中的第二相和 Ti 基体。

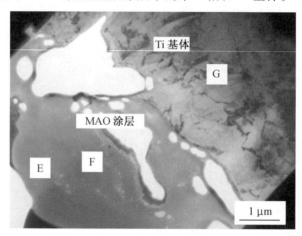

图 7.13  350 V 制备 MAO 涂层在涂层/基体界面附近的截面 TEM 形貌

图 7.14 所示为 350 V 制备 MAO 涂层中 E 区域的 TEM 分析。该区域涂层的衬度不随入射角的变化发生明显变化,且其衍射花样为非晶衍射晕环,说明 E 区域由非晶相组成。EDS 结果表明,除 Ti 和 O 外,还含有 Ca、P、Si 和 Na。与低电压生成涂层结果一致,涂层中引入的 Ca、P、Si 和 Na 元素是钛氧化物以非晶形式存在的直接原因。

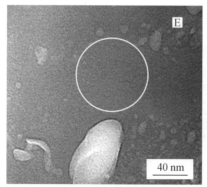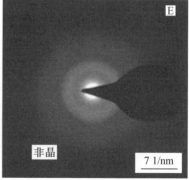

(a) TEM 明场像       (b) 衍射斑点

图 7.14  350 V 制备 MAO 涂层中 E 区域的 TEM 分析

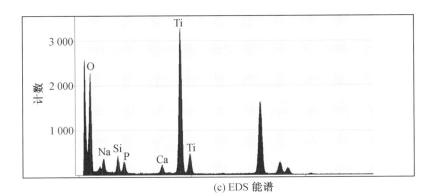

(c) EDS 能谱

续图 7.14

图 7.15 所示为 350 V 制备 MAO 涂层中 F 和 G 区域的 TEM 形貌和衍射斑点。涂层中少量的第二相(F 区域)为单晶锐钛矿相(图 7.15(b)),与 XRD 分析结果一致(图 7.1(d))。Ti 基底的衍射花样标定为 α-Ti(PDF No. 44-1294)(图 7.15(d)),说明 350 V 微弧氧化后 Ti 基体的物相仍未发生改变。

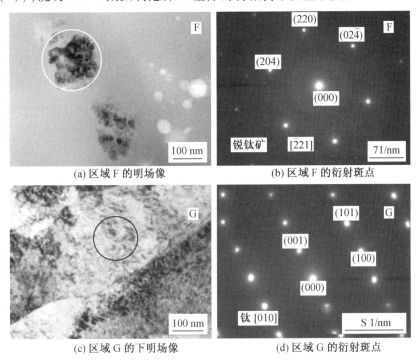

(a) 区域 F 的明场像

(b) 区域 F 的衍射斑点

(c) 区域 G 的下明场像

(d) 区域 G 的衍射斑点

图 7.15　350 V 制备 MAO 涂层中 F 和 G 区域的 TEM 形貌和衍射斑点

## 7.2　MAO 涂层的形成过程

### 7.2.1　涂层的 FIB 剖析

　　基于以上结果,为保证所制备涂层中物相和元素含量的稳定性,本节采用 350 V 制备 MAO 涂层进行后处理研究。为研究 MAO 涂层的形成过程,采用聚焦离子束(FIB)在 Ti 试样表面切割壁状凸柱(图 7.16),之后对该 Ti 试样进行 370 V 微弧氧化,制备 MAO 涂层。

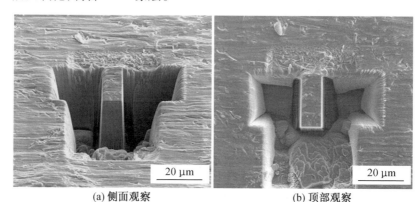

(a) 侧面观察　　　　　　　(b) 顶部观察

图 7.16　Ti 板表面 FIB 切割壁状凸柱的 SEM 形貌

　　图 7.17 所示为壁状凸柱微弧氧化前后的 SEM 形貌。显然,微弧氧化后壁状凸柱的宽度由 9.37 $\mu m$ 增加到了 14.27 $\mu m$(图 7.17(a)和(b))。沿壁状凸柱的长度方向进行两次 FIB 切割(每次 2 $\mu m$),其侧面形貌如图 7.17(c)和(d)所示。显然,壁状凸柱表面所生成 MAO 涂层被孔隙分隔为两个部分:表层和内层。第一次 FIB 切割后 SEM 形貌说明表面的微孔在涂层内部通过孔隙相互连通(图 7.17(e))。值得注意的是,在内层与 Ti 基体的界面处可观察到大量纳米级微孔,且界面呈波浪状分布(图 7.17(f))。该现象与微弧放电紧密相关。通常,表面微孔被认为是等离子放电通道。由于放电等离子体的聚集,孔隙较大区域氧化能力较强且涂层较厚。

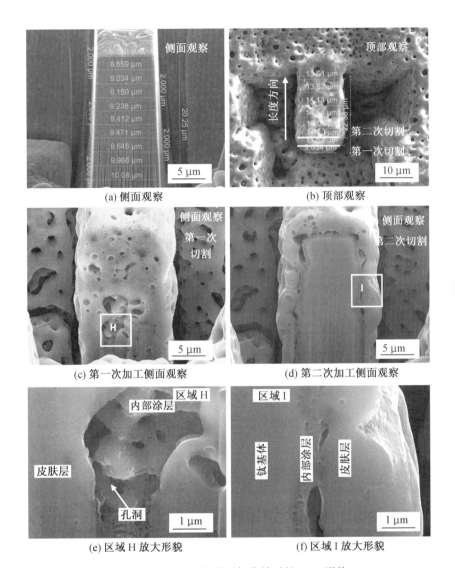

图 7.17　壁状凸柱微弧氧化前后的 SEM 形貌

## 7.2.2　涂层的生长机理

通常,微弧氧化过程被认为是一个复杂的电化学氧化过程,包括放电、氧化、热扩散、离子迁移沉积、热化学反应等。结合相关文献和实验结果,本实验中微弧氧化涂层的形成主要包括以下 4 个过程:Ti 试样表面初步氧化、氧化层的电化学腐蚀、电解质离子的沉积和试样表面涂层的再氧化(图 7.18)。

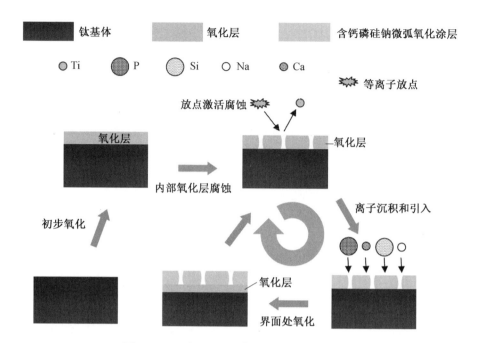

图 7.18 Ti 表面 MAO 涂层形成过程示意图

首先,在阳极氧化反应作用下,Ti 试样表面生成氧化层;然后,由于电阻的增大,在微弧放电的作用下发生电化学腐蚀,在氧化层中形成放电通道,使电解液与 Ti 基底连通;同时,电解质离子沉积:在电场作用下,电解质离子定向移动,在试样表面沉积;之后,在阳极氧化作用下,Ti 试样进一步氧化(外层形成非晶氧化层,内层形成初期氧化类似的钛氧化层)。显然,由于微弧氧化过程是一个快速反应过程,Ti 表面的初期氧化在较低电压下即可发生,而氧化膜表面的腐蚀、沉积和再氧化可同时存在,且循环往复,促使 MAO 涂层不断生长。

目前,微弧氧化过程中的氧化过程是被广泛接受的。氧化过程是由溶液中电解的 $OH^-$ 提供氧源,与基底金属发生氧化反应,进而生成氧化膜。Ti 在阳极的氧化反应如公式(7.1)所示。

$$Ti+2OH^- \longrightarrow TiO_2+H_2 \uparrow \qquad (7.1)$$

电解质离子的沉积作用则是由电场所决定的。通电时,阴极和阳极之间形成电场。电解液中的离子在电场作用下会发生定向移动,从而在试样表面持续沉积。此外,氧化层的电化学腐蚀作用是根据对 MAO 涂层的结构分析得到的结论,因为低于 400 V 微弧氧化过程中,并未观察到试样表面放电现象。同时,TEM

形貌表明 200 V 制备 MAO 涂层较为致密,几乎无微孔生成。此外,250 V 制备的 MAO 涂层表面具有微孔结构(图 7.2),但在整个微弧氧化过程中并无放电现象发生。因此,认为 MAO 涂层表面所生成的微孔并非由氧化作用或放电熔融作用生成,而由其他因素决定。壁状凸柱 FIB 剖切面的统计分析结果表明,350 V 微弧氧化后 Ti 凸柱的宽度已由 9.40 μm 缩减至 7.11 μm,向内缩减 2.29 μm。假设该部分消失的 Ti 基底全部转化为 $TiO_2$,则生成的涂层厚度理论值应为 4.41 μm。而实际生成 MAO 涂层带有孔隙(4.2~6.9 μm),在扣除孔隙所占比例后拟合的氧化层厚度为 4.27 μm。氧化层实际厚度小于理论计算值,说明部分 Ti 原子并非以固相存在于试样表面,可能被腐蚀溶于电解液中。此外,因 Ti 和 $TiO_2$ 在碱性热环境下均会被腐蚀,而微弧氧化过程中所提供的电能可以激发该腐蚀反应进行,其可能的腐蚀反应如式(7.2)和式(7.3)所示。因而,在涂层生长过程中可能存在电化学腐蚀过程,而在电能集中区域生成的微孔通道结构,进一步支持了腐蚀由电能激活的观点。因此,可认为微孔的形成很可能是由于电解液中的 $OH^-$ 与 Ti 基体和 $TiO_2$ 发生电化学腐蚀反应生成的,且该电化学腐蚀强度与电压紧密相关。

$$2Ti+6OH^- \longrightarrow 2TiO_3^{2-}+3H_2 \uparrow \tag{7.2}$$

$$TiO_2+OH^- \longrightarrow HTiO_3^- \tag{7.3}$$

在微弧氧化涂层的再氧化过程中,在电能的作用下,沉积的离子固溶进入氧化层。而元素固溶的同时也破坏了氧化物的晶体结构,故外层氧化层呈非晶结构。在由孔道连接的涂层与基底界面处,发生与 Ti 基底的氧化反应是因为外层的元素固溶分散了放电能量,内层氧化层结构与初期低电压生成的氧化膜结构类似。

## 7.3　二步微弧氧化构建亚毫米/微米复合多孔结构涂层的组织结构

### 7.3.1　试样宏观形貌

图 7.19 所示为不同质量浓度 NaOH 电解液二步微弧氧化处理前后试样的表面宏观形貌照片。总体来说,二步微弧氧化电解液中 NaOH 质量浓度的变化直

接导致处理后试样表面结构的改变。MAO-N 表面光滑(图 7.19(a)),而二步微弧氧化试样表面粗糙,生成大量亚毫米大孔(图 7.19(b)～(e))。随电解液中 NaOH 质量浓度的增大,大孔的数量显著增加,且大孔的形态从不规则状向圆形转变,说明 NaOH 浓度直接影响大孔的形貌。

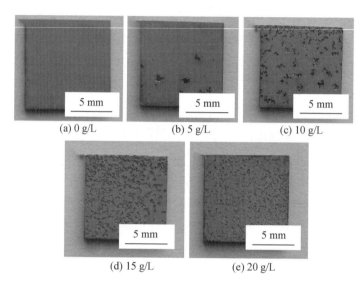

(a) 0 g/L　　　　(b) 5 g/L　　　　(c) 10 g/L

(d) 15 g/L　　　　(e) 20 g/L

图 7.19　不同质量浓度 NaOH 电解液二步微弧氧化处理前后试样的表面宏观形貌照片

## 7.3.2　涂层表面形貌

图 7.20 所示为不同质量浓度 NaOH 电解液二步微弧氧化试样的表面 SEM 形貌。NaOH 质量浓度直接改变了试样表面的大孔形貌和分布。随 NaOH 质量浓度的增大,大孔的形状趋向于圆形,数量也随之增多,但各个大孔倾向于相互连接。统计结果表明随 NaOH 质量浓度的增大(5 g/L、10 g/L、15 g/L 和 20 g/L),大孔的尺寸减小,分别为 0.6～1.2 mm、0.4～0.7 mm、0.2～0.3 mm 和 0.08～0.18 mm。而在远离大孔的平坦区域,试样表面仍保持着微弧氧化涂层特有的微观多孔表面结构,微孔孔径为 0.6～2.0 μm。由此可知,二步微弧氧化处理后试样表面具有宏观和微观双级多孔结构,表现出毫米/微米复合多孔结构特征。此外,在大孔内可以观察到微米级峰簇,说明大孔区域存在强烈的点蚀现象。

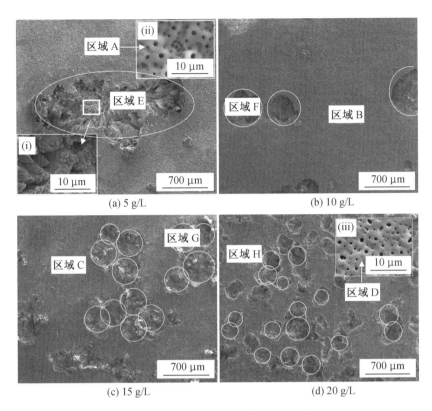

图 7.20　不同质量浓度 NaOH 电解液二步微弧氧化试样的表面 SEM 形貌

### 7.3.3　孔结构分析

如图 7.21 所示,随二步微弧氧化电解液中 NaOH 质量浓度的增大,亚毫米微孔的密度显著增大,由 26 mm$^{-2}$ 上升到 806 mm$^{-2}$。而大孔的尺寸则由 1.0 mm 缩小至 0.16 mm。此外,当 NaOH 质量浓度为 5 g/L 时,大孔尺寸误差带较大,这是由该试样表面大孔形状不规则造成的。

图 7.22 所示为不同质量浓度 NaOH 电解液二步微弧氧化试样的质量损失。总的来说,随 NaOH 质量浓度的增大(5 ~ 15 g/L),试样先失重,质量损失由4.3%增加到6.7%。而当 NaOH 质量浓度增加到 20 g/L,试样的质量损失减小为4.7%。因此,二步微弧氧化电解液中 NaOH 质量浓度可显著影响试样质量的变化。

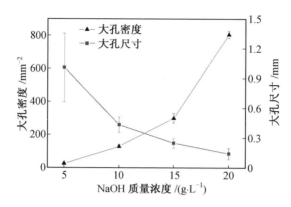

图 7.21　不同质量浓度 NaOH 电解液二步微弧氧化试样表面的大孔尺寸和密度

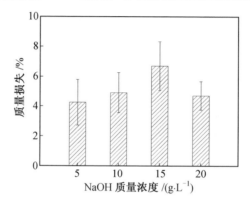

图 7.22　不同质量浓度 NaOH 电解液二步微弧氧化试样的质量损失

### 7.3.4　涂层表面成分

图 7.23 所示为不同质量浓度 NaOH 电解液二步微弧氧化试样表面不同区域的元素含量(平坦区域和大孔区域)。平坦区域对应于图 7.20 中的 A、B、C 和 D;大孔区域对应于图 7.20 中的 E、F、G 和 H。能谱分析结果表明,涂层均由 Ti、O、Ca、P、Si 和 Na 元素组成。在平坦区域,随 NaOH 质量浓度的增大,涂层中 O、Ca、P、Si 和 Na 元素的原子数分数略降低,而 Ti 元素的原子数分数略增大。大孔区域仅含有微量的 Ca、P、Si 和 Na 元素,且随 NaOH 质量浓度的增大,大孔区域 Ti 元素的原子数分数降低,O 元素的原子数分数增大。值得注意的是,大孔区域 O、Ca、P、Si 和 Na 元素原子数分数随 NaOH 质量浓度的增大而增大,说明大孔区域氧化能力随 NaOH 质量浓度增加而增强。

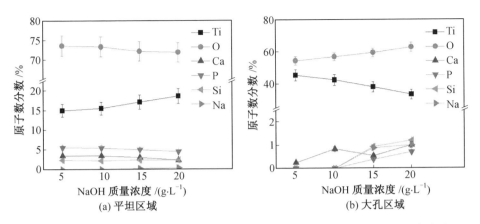

图 7.23　不同质量浓度 NaOH 电解液二步微弧氧化试样表面不同区域的元素含量

## 7.3.5　涂层截面特征

图 7.24 所示为不同质量浓度 NaOH 电解液二步微弧氧化试样的截面 SEM 形貌。随 NaOH 质量浓度的增大,大孔的腐蚀深度由 146.7 μm 减小至 77.6 μm。同时,当 NaOH 质量浓度高于 15 g/L 时,大孔内生成的氧化层较为完整。此外,大孔内氧化层的厚度明显大于平坦区域涂层的厚度。

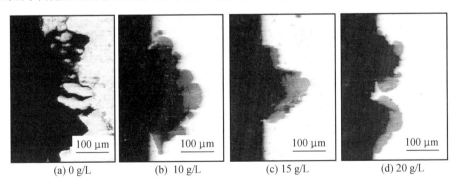

| (a) 0 g/L | (b) 10 g/L | (c) 15 g/L | (d) 20 g/L |

图 7.24　不同质量浓度 NaOH 电解液二步微弧氧化试样的截面 SEM 形貌

图 7.25 所示为不同质量浓度 NaOH 电解液二步微弧氧化试样平坦区域 MAO 涂层的厚度。与 MAO-N 的涂层厚度((4.32±0.23) μm)相比,二步氧化后平坦区域涂层的厚度显著增大。随 NaOH 质量浓度的增大,涂层的厚度由 4.98 μm 增大至 7.93 μm,表明 NaOH 质量浓度的增大有利于增强平坦区域的微弧氧化能力。

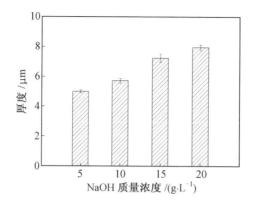

图 7.25　不同质量浓度 NaOH 电解液二步微弧氧化试样平坦区域 MAO 涂层的厚度

### 7.3.6　涂层表面拉曼光谱

　　因为试样表面大孔会严重影响 XRD 的测试结果,不利于涂层物相分析,所以采用微区拉曼光谱分析试样大孔区域和平坦区域的物相组成。图 7.26 所示为 MAO-N 和 MAO-2T 的拉曼光谱谱图。平坦区域与大孔区域的物相组成存在明显差异。在大孔区域,位于 177 $cm^{-1}$ 的 O—Ti—O 对称伸缩振动峰,位于 420 $cm^{-1}$ 的 O—Ti—O 对称弯曲振动峰,以及位于 607 $cm^{-1}$ 的功能对称伸缩振动峰,表明该区域表面物相为 $Ti_3O_7$。而在平坦区域,位于 148 $cm^{-1}$、396 $cm^{-1}$、712 $cm^{-1}$ 和 641 $cm^{-1}$ 的 O—Ti—O 特征峰则说明该区域表面物相为锐钛矿相 $TiO_2$。

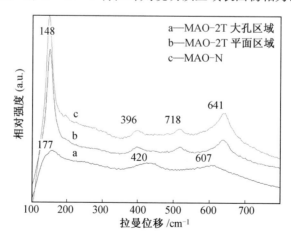

图 7.26　MAO-N 和 MAO-2T 的拉曼光谱谱图

# 7.4　三步微弧氧化构建亚毫米/微米复合多孔结构涂层的组织结构

## 7.4.1　试样宏观形貌

图 7.27 所示为 MAO-N、MAO-2T 和 MAO-3T 的宏观形貌照片。总的来说，微弧氧化次数直接导致钛试样表面形貌发生变化。MAO-N 宏观上表现为光滑表面(图 7.27(a))，而 MAO-2T 表面粗糙，生成大量的亚毫米大孔(图 7.27(b))。三步微弧氧化后，大孔的颜色由黑色变为白色(图 7.27(c))。

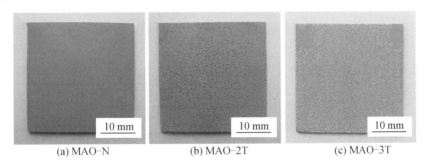

(a) MAO-N　　　　　(b) MAO-2T　　　　　(c) MAO-3T

图 7.27　MAO-N、MAO-2T 和 MAO-3T 的宏观形貌照片

## 7.4.2　涂层表面形貌

图 7.28 所示为 MAO-N、MAO-2T 和 MAO-3T 的表面 SEM 形貌。与 MAO-N 类似，MAO-2T 和 MAO-3T 的平坦区域表面均呈微弧氧化涂层特有的微观多孔结构特征，孔径为 $0.6 \sim 2$ μm。而 MAO-2T 的大孔表面则由一层无孔致密的氧化层覆盖(Ti 的原子数分数为 32.1%，O 的原子数分数为 63.7%)。三步微弧氧化后，MAO-3T 表面完全被微观多孔结构的微弧氧化涂层覆盖，但统计结果表明，大孔底部 MAO 涂层的微孔密度($3.9 \times 10^4$ mm$^{-2}$)小于平坦区域($1.37 \times 10^5$ mm$^{-2}$)，如图 7.28(f)和(g)所示。

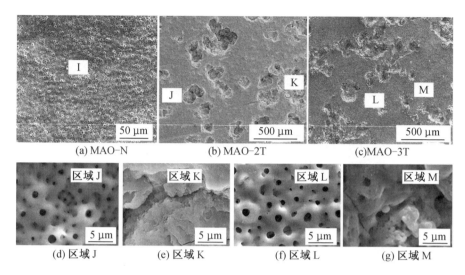

图 7.28　MAO-N、MAO-2T 和 MAO-3T 的表面 SEM 形貌

### 7.4.3　孔结构分析

图 7.29 所示为 MAO-N、MAO-2T 和 MAO-3T 的压汞孔隙分析。不同微弧氧化步骤处理后试样的孔隙分布和孔隙率存在显著差异。MAO-N 的孔径分布曲线呈单一孔径分布特征,其孔尺寸主要分布在 $20 \sim 30$ $\mu m$。而 MAO-2T 和 MAO-3T 的孔径分布曲线则表现为双峰分布特征,两个主要孔径分布区间为 $20 \sim 30$ $\mu m$ 和 $80 \sim 200$ $\mu m$。值得注意的是,MAO-3T 在 $20 \sim 30$ $\mu m$ 的孔分布特征峰强度明显高于 MAO-2T。SEM 形貌观察和压汞孔隙分布所得到微孔尺寸上

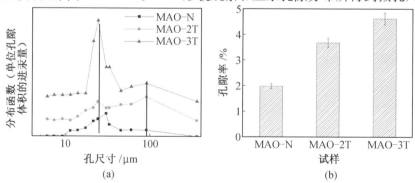

图 7.29　MAO-N、MAO-2T 和 MAO-3T 的压汞孔隙分析

的差异是由微弧氧化所生成微孔的结构造成的。通常,微弧氧化涂层表面所生成的微孔被认为是氧化放电通道,可以直接连通外部电解液和涂层内部钛基底。所以,微弧氧化涂层多孔结构的实际微孔尺寸大于 SEM 表面形貌所观测到的微孔尺寸。图 7.29(b)所示为不同步骤处理后,试样表面的孔隙率。结果表明多步微弧氧化处理可显著增大试样的孔隙率,使其从 MAO-N 的 1.78% 增大到 MAO-3T 的 4.23%,这与孔径分布结果一致。

### 7.4.4　涂层截面特征

图 7.30 所示为 MAO-N、MAO-2T 和 MAO-3T 的截面形貌。显然,二步微弧氧化后,试样表面生成了大孔,且大孔表面有致密氧化层(图 7.30(b))。而三步微弧氧化后,截面形貌表明 MAO-3T 表面完全被疏松多孔结构的氧化涂层覆盖(图 7.30(c)),且涂层的厚度由 MAO-N 的 3.9 μm 增加到 12.3 μm。此外,所生成大孔的深度约为 70 μm。

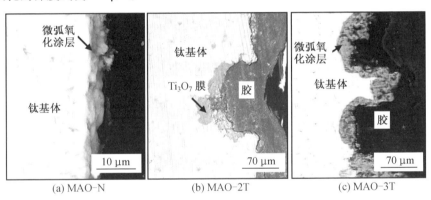

图 7.30　MAO-N、MAO-2T 和 MAO-3T 的截面形貌

图 7.31 所示为 MAO-3T 的截面不同元素能谱面扫描形貌。结果表明,Ca、P、Si 和 Na 元素均被引入微弧氧化涂层中,且元素含量在平坦区域和大孔区域并无显著差异。同时,能谱分析结果表明大孔内引入元素含量($x(\mathrm{Ca}) = 6.7\%$, $x(\mathrm{P}) = 3.2\%$, $x(\mathrm{Si}) = 3.7\%$)略低于平坦区域($x(\mathrm{Ca}) = 7.4\%$, $x(\mathrm{P}) = 3.6\%$, $x(\mathrm{Si}) = 4.1\%$),这可能是因为大孔内所具有的高比表面积削弱了微弧氧化强度。此外,Si 元素截面面扫描形貌中的不均匀分布则是由 SiC 磨粒嵌入 Ti 试样造成的。

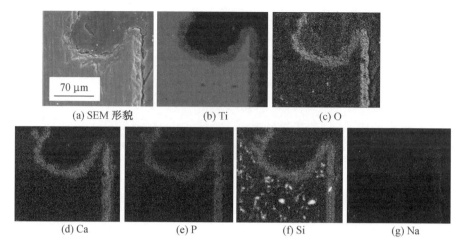

(a) SEM 形貌          (b) Ti          (c) O

(d) Ca          (e) P          (f) Si          (g) Na

图 7.31    MAO-3T 的截面不同元素能谱面扫描形貌

## 7.4.5    涂层表面拉曼光谱

图 7.32 所示为 MAO-2T 和 MAO-3T 表面涂层的拉曼光谱谱图。与恒定电压法所得结果一致,位于 148 cm$^{-1}$、396 cm$^{-1}$ 和 641 cm$^{-1}$ 的特征峰说明平坦区域涂层的晶相为锐钛矿相 TiO$_2$。而 MAO-2T 的大孔表面则检测到了位于 177 cm$^{-1}$ 的 O—Ti—O 对称伸缩振动峰,位于 420 cm$^{-1}$ 的 O—Ti—O 对称弯曲振动峰,以及位于 607 cm$^{-1}$ 的功能对称伸缩振动峰,说明 MAO-2T 的大孔表面致密氧化层的晶相为 Ti$_3$O$_7$。MAO-3T 大孔内微弧氧化涂层应当是由锐钛矿和 Ti$_3$O$_7$ 共同组

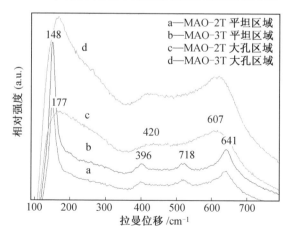

a—MAO-2T 平坦区域
b—MAO-3T 平坦区域
c—MAO-2T 大孔区域
d—MAO-3T 大孔区域

图 7.32    MAO-2T 和 MAO-3T 表面涂层的拉曼光谱谱图

成,因其拉曼谱图呈现为这两种物相特征峰的叠加结果。

### 7.4.6　涂层表面元素化学态

为进一步确定所制备涂层的表面元素组成和化合态,对不同步微弧氧化处理后的试样进行了 XPS 分析。如图 7.33 所示,涂层主要由 Ti 和 O 组成,但也引入了少量的 Ca、P、Si、Na 和 C。此外,少量的 N 也被引入 MAO-2T 和 MAO-3T 的涂层中。而各元素谱图表明,各步骤处理后平坦区域的元素化合态未发生明显变化,但大孔内 Ti 2p、O 1s、P 2p 和 Si 2p 的谱图发生显著变化。

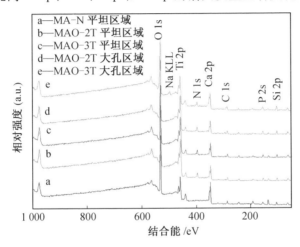

图 7.33　MAO-N、MAO-2T 和 MAO-3T 不同特征区域表面涂层的 XPS 全谱

图 7.34 所示为 MAO-N、MAO-2T 和 MAO-3T 不同特征区域表面 P 2p 和 Si 2p 的 XPS 光谱。P 2p 的特征峰主要位于 133.3 eV,表明其可能以 $PO_4^{3-}$ 形式存在。但在 MAO-3T 大孔内则可以检测到微弱的位于 134.4 eV 的特征峰,表明可能有 $HPO_4^{2-}$ 在大孔内沉积。Si 2p 位于 102.4 eV 的特征峰表明其主要以 $Si^{4+}$(Si—O)的形式存在,但在 MAO-3T 的大孔内也检测到 104.2 eV 的特征峰,说明大孔内有少量 $SiO_2$ 胶体存在。

对 Ti 元素的 XPS 谱图分析如图 7.35 所示,结果表明各步骤处理后,试样平坦区域的 Ti 元素主要以 $Ti^{4+}$ 形式存在,而在 MAO-2T 和 MAO-3T 大孔内的 XPS 谱图呈非对称状特征,还可以拟合出位于 477.4 eV 的特征峰,表明有 $Ti^{2+}$ 存在。定量分析结果表明,在 MAO-2T 的大孔内,$Ti^{4+}$ 与 $Ti^{2+}$ 的原子比为 2∶1,而在 MAO-3T 的大孔内,该原子比缩小至 4∶1。因此,三步微弧氧化后,大孔表面的低价 Ti 原子被进一步氧化。该现象与拉曼光谱分析结果一致(图 7.32)。

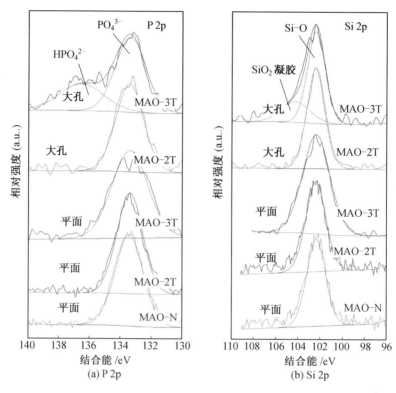

图 7.34 MAO-N、MAO-2T 和 MAO-3T 不同特征区域表面 P 2p 和 Si 2p 的 XPS 光谱

根据已有文献,各步骤处理后在平坦区域的 O 1s 谱图呈对称单峰特征,其位于 730.1 eV 的特征峰对应于 $TiO_2$ 中的 O 原子。而在 MAO-2T 和 MAO-3T 大孔内检测到的 O 1s 谱图分析结果表明,其孔内具有低价的钛氧化物生成,如 TiO。结合 MAO-2T 的 XPS 分析结果和拉曼光谱谱图,可以确定该钛氧化物相为 $Ti_3O_7$。此外,根据 MAO-3T 大孔区域的 O 1s 谱图还可确定该区域有 OH 官能团或结合水存在。

图 7.36 所示为 MAO-3T 表面的红外光谱谱图。位于 1 670 $cm^{-1}$ 和 3 380 $cm^{-1}$ 的特征峰说明涂层中存在 OH 官能团,而位于 1 130 $cm^{-1}$ 的特征峰则对应 Si—O 的吸收峰。同时,位于 3 770 $cm^{-1}$ 的特征峰表明涂层有 Ti—OH 和 Si—OH 生成。此外,涂层表面还检测到 $PO_4^{3-}$ 位于 1 033 $cm^{-1}$ 的特征峰。以上分析结果与 XPS 结果一致。

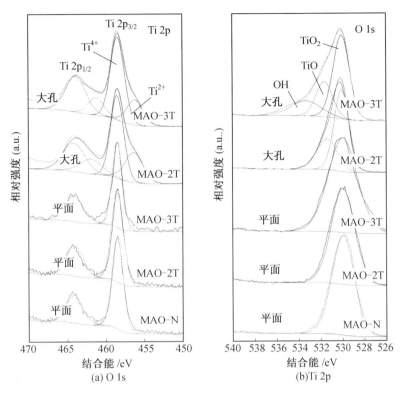

图 7.35　MAO-N、MAO-2T 和 MAO-3T 不同特征区域表面 O 1s 和 Ti 2p 的 XPS 光谱

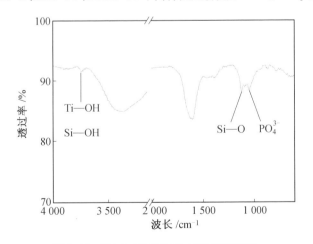

图 7.36　MAO-3T 表面的红外光谱谱图

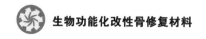

## 7.5 多步微弧氧化构建亚毫米/微米复合多孔结构涂层的演变机理

### 7.5.1 二步微弧氧化表面亚毫米大孔形成机理

二步微弧氧化处理被用于在 MAO 涂层表面构建制毫米/微米复合多孔结构,即宏观和微观双级多孔结构(大孔孔径为 $0.08 \sim 1.2$ mm,微孔孔径为 $0.6 \sim 2.0$ μm)。通过对比两步微弧氧化电解液与初步微弧氧化电解液的组分,可知二步微弧氧化过程中 $NaNO_3$ 是唯一新加入电解液中的化合物。因此,$NaNO_3$ 应当是在亚毫米大孔的形成过程中起到重要作用。

因微弧氧化过程中电流和电压的变化可以直接反映涂层生长的变化,所以,系统地研究了一步和二步微弧氧化过程中电流变化的差异(图7.37)。在一步微弧氧化过程中,电流在恒压阶段稳定降低,这表明 MAO 涂层不断生长,从而造成电阻增大。而在二步微弧氧化过程中,电流在恒压阶段不断增大,表明试样的电阻不断减小,这是由二步微弧氧化过程对 MAO-N 试样的腐蚀所造成的。电解液中 NaOH 质量浓度($5 \sim 20$ g/L)的增大可加剧电化学腐蚀,进而导致电流随之增大。同时,通电过程中,试样表面的微弧氧化一直在持续进行。因此,大孔的形成应当由氧化和腐蚀两个因素共同决定。

已有报道表明,采用微弧氧化方法处理钛试样时,向电解液中添加乙酸、乙酸钠或四硼酸钠可在试样表面形成微米级小孔($8 \sim 20$ μm)或不规则的沟渠(宽20 μm)。这是放电过程激活了电解液的腐蚀性,导致氧化涂层或钛基底不规则地向电解液中溶解。与之类似,本实验中 $NO_3^-$ 的腐蚀性同样也可被微弧放电所激发,其与 $TiO_2$ 及 Ti 基底的腐蚀反应为

$$TiO_2 + H_2O + 2NO_3^- \longrightarrow TiO(NO_3)_2 + 2OH^- \qquad (7.4)$$

$$3Ti + 4NO_3^- + H_2O \longrightarrow 3TiO_3^{2-} + 2H^+ + 4NO\uparrow \qquad (7.5)$$

值得注意的是,二步微弧氧化钛试样表面大孔随机分布,孔径达 $0.08 \sim 1.2$ mm。这与采用酸性电解液制备表面均匀分布大孔(约为 20 μm)结构的微弧氧化涂层具有明显差异。这是由于一步法在钛试样表面生成的微弧氧化涂层可以有效抑制 $NO_3^-$ 与 Ti 基底的腐蚀反应,并且二步处理过程中对涂层的腐蚀是不均匀且随机的。在试样表面放电区域,放电电弧为 $NO_3^-$ 与 $TiO_2$ 的腐蚀反应提供了充足的能量,从而激发了局部腐蚀的快速进行,造成大孔分布的不均匀性。与

涂层相比,钛基底的腐蚀反应更加容易发生。所以,局部区域涂层被腐蚀后,$NO_3^-$ 将与 Ti 基底发生强烈的腐蚀反应,造成腐蚀大孔不断扩大。因而,在本实验中观察到的大孔较 Xie 等报道的大得多,且随机分布。

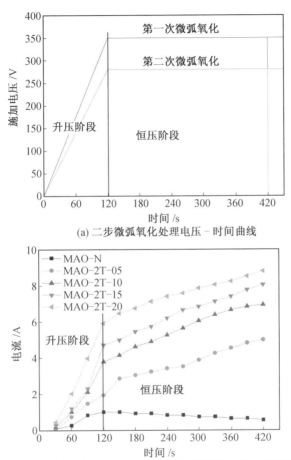

(a) 二步微弧氧化处理电压 - 时间曲线

(b) 第 1 次和第 2 次在不同 NaOH 浓度中微弧氧化时电流的变化

图 7.37　一步和二步微弧氧化过程中电压和电流随时间的变化曲线

综上所述,试样表面的大孔是在试样表面放电位点形成的。同时,试样表面持续氧化,且反应更易在 Ti 基底处发生。因而,腐蚀大孔内形成了含有微量 Ca、P、Si 和 Na 的 $Ti_3O_7$ 氧化层。

### 7.5.2 二步微弧氧化电解液中 NaOH 质量浓度对涂层表面结构的影响

已有研究表明,腐蚀大孔及沟壑的结构很难由电压和时间进行调控。而通过调节电解液中 NaOH 质量浓度可起到调控微弧氧化强度的效果,从而进一步对 $NaNO_3$ 的腐蚀(即大孔的形成)产生影响。因此,本小节系统研究了 NaOH 质量浓度对腐蚀大孔结构的影响。现有结果表明,NaOH 会影响氧化和腐蚀的强度,进而起到调控腐蚀大孔结构的作用。

Liu 等的研究表明,在相同条件下,仅增加微弧氧化电解液中 NaOH 的质量浓度可降低微弧放电电压,促进涂层增厚。在本实验中,随 NaOH 质量浓度的增大,不仅平坦区域涂层厚度增大(图 7.25),而且大孔内 O 元素原子数分数也显著升高(图 7.23)。这些现象与 Liu 等所报道的结果一致,即增大电解液中 NaOH 质量浓度可促进试样表面(包括平坦区域和大孔区域)氧化层的形成。而在大孔内所生成的氧化层可以阻碍 $NO_3^-$ 与 Ti 基底的腐蚀反应,这就是腐蚀大孔的孔径随 NaOH 质量浓度升高而减小的原因。因涂层的厚度和大孔内 O 元素原子数分数可以反映二步微弧氧化过程中氧化能力的变化,所以在图 7.38 中,曲线 a 用于定性描述氧化能力增强的趋势。

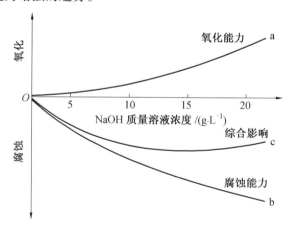

图 7.38　NaOH 质量浓度对二步微弧氧化过程中腐蚀和氧化能力影响的示意图

另一方面,NaOH 质量浓度的增大也直接导致了微弧氧化过程电流的增大,进而产生更多的放电位点。基于先前讨论结果,大孔是在放电位点形成的,所以在 MAO-2T 表面观察到更多的腐蚀大孔(图 7.19)。结合腐蚀大孔的尺寸、数量和深度进行计算,可定性发现试样腐蚀体积随 NaOH 质量浓度的增大而增大。

因此，$NO_3^-$ 的腐蚀能力随 NaOH 质量浓度的增大而增强。同时，根据腐蚀反应化学式可知，在反应平衡系数不变的前提下，单独增大 $OH^-$ 浓度会抑制 $NO_3^-$ 与 $TiO_2$ 的腐蚀反应，即随 NaOH 质量浓度的增大，二步微弧氧化过程中腐蚀能力得到增强，但其增强趋势受到抑制。因此，在图 7.38 中，曲线 b 被用来定性描述腐蚀能力随 NaOH 质量浓度的变化趋势。

基于以上分析，可知增大电解液中 NaOH 的质量浓度，在增强氧化能力的同时，也会加速电化学腐蚀。因此，氧化和腐蚀同时存在于微弧氧化过程中。大孔形成过程中，腐蚀过程一直占主导地位，但大孔内生成的氧化层直接抑制了对基底 Ti 的腐蚀反应，且随 NaOH 质量浓度的增大，增厚的氧化层对腐蚀的抑制能力也在不断增强。因此，随 NaOH 质量浓度的增大，二步微弧氧化制备试样的质量损失先因腐蚀能力的增大而增大，后因氧化能力的强化而略有减小。因此，图 7.38 中的曲线 c 是基于试样失重，考虑腐蚀和氧化能力变化的综合能力变化趋势描述。

综上所述，通过调节 NaOH 质量浓度可对二步微弧氧化试样表面的大孔结构进行调控，且 NaOH 质量浓度为 20 g/L 时，试样表面生成的大孔分布最为均匀。

### 7.5.3 亚毫米大孔内 $Ti_3O_7$ 涂层对 MAO 涂层形成的影响

三步微弧氧化处理后，在随机分布的大孔内形成了微观多孔结构的微弧氧化涂层。因而，MAO-3T 表现出双级多孔结构，但在大孔区域和平坦区域形成的微弧氧化涂层在形貌、物相组成、元素含量和元素化合态上都具有显著差异。这与 Liu 和 Xie 等报道采用乙酸钠和四硼酸钠微弧氧化电解液制备的表面粗糙但结构均一的微弧氧化涂层不同。同时，这也与对微珠烧结多孔钛试样的微弧氧化涂层不同。这些差异表明，MAO-2T 大孔内微弧氧化涂层的差异主要由基底材料的差异造成，而非试样表面的多孔结构。

SEM 和拉曼分析结果表明，被用于进行三步微弧氧化的 MAO-2T 的平坦区域由多孔结构的 MAO 涂层组成，但大孔内则由致密的 $Ti_3O_7$ 氧化层组成。

对于平坦区域，因为微孔结构为钛基底的放电微弧氧化提供了孔隙通道，所以氧化反应在涂层与基底界面处发生，涂层可正常生长，各步处理后平坦区域涂层除增厚外，并无其他显著变化。

对于大孔区域表面，所生成 MAO 涂层的微孔密度小于平坦区域，表明三步微弧氧化能力在该区域有所降低。这是由 $Ti_3O_7$ 较 Ti 基底具有更高的稳定性造成的。图 7.39 所示为 $Ti_3O_7$ 的原子结构示意图,它与微弧氧化涂层的物相锐钛矿具有相同的原子结构单元,为 $TiO_6$ 八面体,但因低价 $Ti^{2+}$ 的杂化,在键长上略有差异。因稳定原子结构的重排需要消耗更多的能量,致密 $Ti_3O_7$ 氧化层覆盖的大孔表面难以氧化。同时,热力学计算结果表明,虽然 Ti 和 $Ti_3O_7$ 的氧化均为自发进行的反应,$Ti_3O_7$ 的氧化所需克服的能量势垒高于 Ti。而大孔增大的比表面积使氧化能量被进一步分散。所以,由 $Ti_3O_7$ 致密氧化层构成的大孔表面难以被进一步氧化,所生成的 MAO 涂层表现出更小的微孔密度。而一旦微孔与钛基底连通,微弧氧化涂层更易在 Ti 与 $Ti_3O_7$ 氧化层的界面处生成。这也是 XPS 和拉曼光谱中可以在大孔内观察到 $Ti_3O_7$ 的原因。

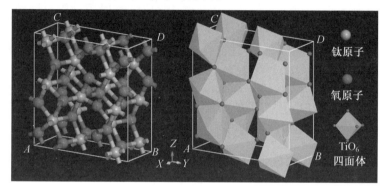

图 7.39　$Ti_3O_7$ 的原子结构示意图

$$Ti(s) + 2H_2O(l) \Longrightarrow TiO_2(s) + 2H_2(g) \qquad (7.6)$$
$$(\Delta G^{\ominus}(298\ K) = -414.7\ kJ/mol,$$
$$\Delta H^{\ominus} = -372.4\ kJ/mol, \quad \Delta S^{\ominus} = 141.3\ J/(mol \cdot K))$$
$$Ti_3O_7(s) + H_2O(l) \longrightarrow 3TiO_2(s) + H_2(g) \qquad (7.7)$$
$$(\Delta G^{\ominus}(298\ K) = -111.6\ kJ/mol,$$
$$\Delta H^{\ominus} = -86.8\ kJ/mol, \quad \Delta S^{\ominus} = 83.2\ J/(mol \cdot K))$$

同时,大孔内有 Ti—OH 和 $SiO_2$ 胶体生成,这与 Liu 和 Xie 得到的结果不同。大孔内的 $Ti_3O_7$ 氧化层也是造成这一结果的主要原因。由以上讨论可知,$Ti_3O_7$ 的稳定性造成了大孔内氧化能力的降低。因此,在大孔内沉积的元素由于氧化能力的降低,不能像平坦区域涂层一样以非晶形式固溶到涂层中。由于氧化不完全,其以 Ti—OH 和 $SiO_2$ 胶体形式沉积在大孔内涂层的表面。

## 7.6　涂层表面多孔结构调控前后的性能及其影响机制

### 7.6.1　涂层表面多孔结构调控前后的力学能力

（1）涂层的结合强度。

图 7.40 所示为 MAO-N、MAO-2T 和 MAO-3T 表面涂层的结合强度。经计算可知，各步处理后涂层的结合强度从（20.1±3.1）MPa 增加到（28.2±3.4）MPa。说明试样表面的亚毫米大孔结构有利于提高涂层与树脂胶的结合强度。

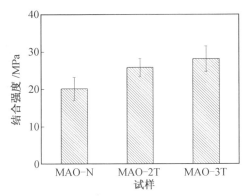

图 7.40　MAO-N、MAO-2T 和 MAO-3T 表面涂层的结合强度

（2）涂层的断口形貌。

图 7.41 所示为 MAO-N、MAO-2T 和 MAO-3T 表面涂层拉断后的断口形貌。MAO-2T 表面的 MAO 涂层几乎被完全从基底表面剥离，因而其所测得的结合强度可认为是膜基结合强度。但对于 MAO-N 和 MAO-3T，仅有部分涂层从基底表面剥离。因而，其结合强度为涂层从试样表面的破坏强度，理想无缺陷涂层的膜基结合强度应大于测试所得到的结合强度。此外，在 MAO-2T 和 MAO-3T 的大孔区域可以检测到残留的树脂胶（$x(C)=83.3\%$ 和 $x(O)=17.1\%$），说明 MAO-2T 和 MAO-3T 表面的大孔区域可以与多树脂胶起到三向固定作用，从而增大结合强度。这也是表面 MAO 涂层不完整的 MAO-2T 较 MAO-N 具有更高结合强度的原因。

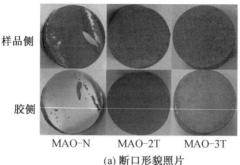

样品侧

胶侧

MAO-N        MAO-2T        MAO-3T

(a) 断口形貌照片

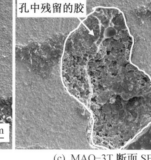

(b) MAO-2T 断面 SEM 形貌        (c) MAO-3T 断面 SEM 形貌

图 7.41　MAO-N、MAO-2T 和 MAO-3T 表面涂层拉断后的断口形貌

### 7.6.2　多步微弧氧化处理涂层表面亚毫米大孔对力学性能的影响机制

多步微弧氧化处理后,试样表面生成了亚毫米大孔结构。与树脂胶黏结后的拉伸力学实验结果表明,亚毫米大孔的存在可以对嵌入孔中的树脂胶起到啮合作用,从而显著提升涂层的结合强度。这与所使用树脂胶的强度和 MAO 涂层本征的结合紧密相关。由于嵌入大孔中的树脂胶与试样形成了复合结构,所以其力学性能符合复合材料的力学预期算法。因为树脂胶的强度(70 MPa)远高于 MAO 涂层,所以表面涂层并不完整的 MAO-2T 所测得的结合强度高于 MAO-N,而表面具有大孔结构且涂层相对完整的 MAO-3T 呈现更为优异的结合强度。

本章研究了多步处理 MAO 涂层种植体和水汽处理 MAO 涂层种植体植入兔胫骨后的生物学性能。采用 X 射线影像、Micro-CT、组织切片染色观察、生物力学测试、组织学统计分析、SEM、EDS 等测试方法,对种植体表面结构和表面元素化合态对兔体内的生物相容性、骨整合能力和新骨再生能力的影响进行了系统评价。

### 7.6.3　多步微弧氧化处理涂层的磷灰石诱导能力

**1. SBF 浸泡后涂层表面形貌**

图 7.42 所示为 SBF 浸泡不同时间后 MAO-N、MAO-2T 和 MAO-3T 的 SEM 形貌。SBF 浸泡 14 d 后,MAO-N 和 MAO-2T 表面均未观察到磷灰石沉积(图 7.42(a)和(b))。而 MAO-3T 表面在 MAO 涂层覆盖的大孔区域内可观察到纳米网状多孔结构沉积层,且该沉积层主要由 Ca($x$(Ca)= 23.9%)、P($x$(P)= 12.8%)和 O($x$(O)= 74.3%)元素组成(图 7.42(c))。以上结果表明 MAO-3T 表面的磷灰石诱导能力远优于 MAO-N 和 MAO-2T。SBF 浸泡 21 d 后,MAO-N 表面仍无明显变化,但在 MAO-2T 的大孔区域内可观察到沉积物形核(图 7.42(k)),同时,MAO-3T 的大孔区域几乎被由 Ca、P 和 O 元素组成的沉积物填满(图 7.42(c))。当 SBF 浸泡时间延长至 28 d 时,各步处理后的试样表面均能观察到由 Ca、P 和 O 元素组成的沉积物。然而,MAO-3T 表面完全被所诱导的沉积物覆盖(图 7.42(j))。因此,较 MAO-N 和 MAO-2T、MAO-3T 呈现出更为优异的磷灰石诱导能力。

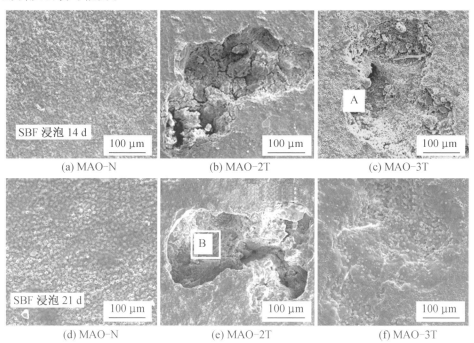

图 7.42　SBF 浸泡不同时间后 MAO-N、MAO-2T 和 MAO-3T 的 SEM 形貌

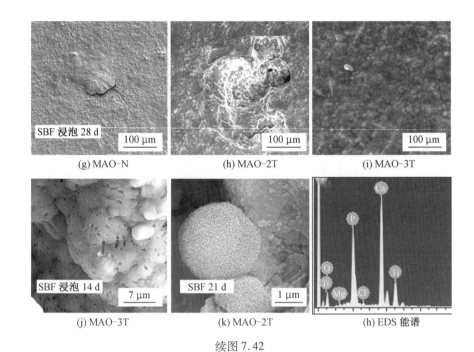

(g) MAO–N     (h) MAO–2T     (i) MAO–3T

(j) MAO–3T     (k) MAO–2T     (h) EDS 能谱

续图 7.42

**2. SBF 浸泡后涂层表面物相组成**

图 7.43 所示为 MAO-3T 在 SBF 中浸泡 28 d 后的 XRD 谱图。从图中可观察到磷灰石位于 26.3°和 32.7°的衍射特征峰，从而可以确定试样表面具有纳米网状多孔结构的沉积物为磷灰石，这与其主要由 Ca、P 和 O 元素组成的 EDS 结果一致。

**3. 磷灰石涂层红外光谱**

图 7.44 所示为 MAO-3T 在 SBF 中浸泡 28 d 后表面沉积物的 FT-IR 谱图。从图中可以观察到 OH 官能团位于 1 671 cm$^{-1}$ 和 3 470 cm$^{-1}$ 的特征吸收峰，$PO_4^{3-}$ 官能团位于 1 033 cm$^{-1}$、602 cm$^{-1}$ 和 766 cm$^{-1}$ 的特征吸收峰，$CO_3^{2-}$ 官能团位于 1 462 cm$^{-1}$、1 421 cm$^{-1}$ 和 872 cm$^{-1}$ 的特征吸收峰。除此以外，因 $PO_4^{3-}$ 官能团位于 1 033 cm$^{-1}$ 特征峰的不对称性，可以确定沉积物中可能还含有特征峰位于 1 099 cm$^{-1}$ 和 976 cm$^{-1}$ 的 $HPO_4^{2-}$ 官能团。由此可以确定，在 MAO-3T 表面沉积物为含碳酸根结构的羟基磷灰石。

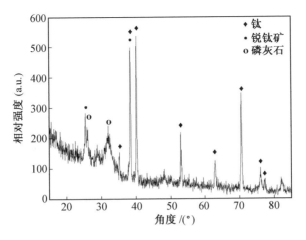

图 7.43　MAO-3T 在 SBF 中浸泡 28 d 后的 XRD 谱图

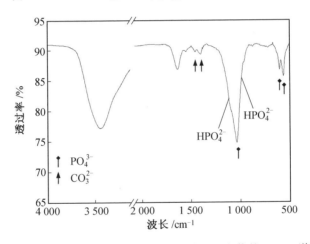

图 7.44　MAO-3T 在 SBF 中浸泡 28 d 后表面沉积物的 FT-IR 谱图

### 7.6.4　多步微弧氧化处理涂层表面亚毫米大孔结构对磷灰石形成的影响机制

　　SBF 浸泡结果表明,MAO-N、MAO-2T 和 MAO-3T 表面均可诱导磷灰石生成,但 MAO-3T 诱导磷灰石生成所需时间远短于 MAO-N 和 MAO-2T。根据已有结果,MAO-3T 优异的磷灰石诱导能力是由亚毫米大孔,确切的说是大孔内所生成 MAO 涂层中 Ti 和 Si 元素的化合态(Ti—OH 和 Si—OH)所决定的。

　　SBF 浸泡结果表明,无亚毫米大孔形貌特征的 MAO-N 在浸泡 28 d 后仍可诱导磷灰石生成,这是由涂层含 Ca、P、Si 和 Na 元素所决定的。根据 Song 等报道的结果,含 Ca 和 P 元素的微弧氧化涂层在 SBF 浸泡过程中可能发生水解,与 $Ca^{2+}$、$OH^-$ 和 $HPO_4^{2-}$ 反应,在涂层表面生成 Ti—OH。同时,已有研究表明,含 Ca、P 和 Si 元素的微弧氧化涂层经 SBF 浸泡后其表面可能生成硅酸凝胶层,其可能的反应公式为

$$Si(OSi)_3ONa + H_2O \longrightarrow Si(OSi)_3OH + Na^+ + OH^- \qquad (2.8)$$

所生成的 Ti—OH 和 Si—OH 可提高涂层表面局部区域的磷灰石过饱和度,从而促进磷灰石形核。一旦磷灰石核心形成,就会从 SBF 中获得 $Ca^{2+}$、磷酸根离子和碳酸根离子进行自组装生长,但 Ti—OH 和 Si—OH 的形成过程需要消耗很长的时间。因此,MAO-N 表面可诱导生成磷灰石,但所需时间较长。

对于 MAO-2T 来说,亚毫米腐蚀大孔增大了试样的比表面积,对应于单位体积 SBF 可提供更多的 Ti—OH 和 Si—OH。这将会进一步增大局部区域的磷灰石过饱和度,从而促进在腐蚀大孔表面磷灰石形核。因此,MAO-2T 的大孔区域表面较 MAO-N 表面诱导磷灰石生成所需的时间更短。

与 MAO-2T 类似,MAO-3T 表面的大孔也具有类似功能。然而,MAO-3T 表面大孔区域能在短时间内诱导磷灰石生成,这是由 MAO-3T 大孔区域内所含有的官能团决定的。根据 XPS 和 FT-IR 结果,三步微弧氧化处理后 MAO-3T 的大孔区域表面生成了 Ti—OH 和硅酸溶胶。与之前讨论结果类似,因生成的 Ti—OH 和 Si—OH 有效提高了局部区域的磷灰石过饱和度,从而大幅缩短了磷灰石形核所需的时间。因此,在 SBF 浸泡 14 d 后,即可在 MAO-3T 的大孔区域表面观察到纳米网状多孔结构的磷灰石生成。

综上所述,虽然亚毫米大孔可提高试样的比表面积,促进磷灰石生成,但 MAO-3T 大孔内所生成的 Ti—OH 和 Si—OH 官能团才是显著增强磷灰石诱导能力的决定性因素。

# 7.7 多步微弧氧化处理构建毫米/微米复合多孔表面结构种植体的动物学行为

## 7.7.1 种植体植入前的表面形貌及成分

图 7.45 所示为 Ti 种植体、N-MAO、M-MAO 和 M-MAO-H 的宏观形貌照片。Ti 种植体和 N-MAO 表面均匀且光滑,而 M-MAO 和 M-MAO-H 表面极为粗糙,具有大量亚毫米大孔。

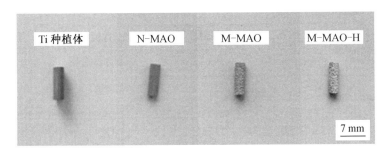

图 7.45　Ti 种植体、N-MAO、M-MAO 和 M-MAO-H 的宏观形貌照片

图 7.46 所示为 Ti 种植体、N-MAO、M-MAO 和 M-MAO-H 表面 SEM 形貌照片。Ti 种植体表面有大量制样划痕存在,N-MAO、M-MAO 和 M-MAO-H 表面均被微观多孔结构的 MAO 涂层覆盖。同时,M-MAO 和 M-MAO-H 表面还可观察到尺寸为 0.2~0.7 mm 的大孔。此外,M-MAO 大孔内 MAO 涂层表面较为光滑,而 M-MAO-H 大孔内的 MAO 涂层表面具有纳米橘皮状结构,可能是大孔表面胶体层在热处理过程中脱羟基造成的。

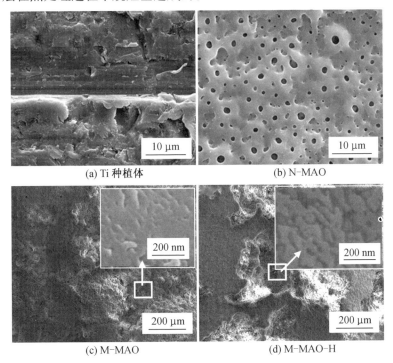

图 7.46　Ti 种植体、N-MAO、M-MAO 和 M-MAO-H 表面 SEM 形貌照片

图 7.47 所示为 N–MAO、M–MAO 和 M–MAO–H 不同特征区域的拉曼谱图。与平板试样结果类似(图 7.32),M–MAO 大孔区域由锐钛矿和 $Ti_3O_7$ 两相组成,其他区域 MAO 涂层所含晶相均为锐钛矿。

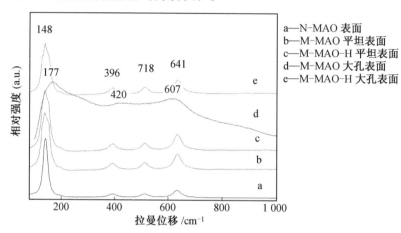

a—N–MAO 表面
b—M–MAO 平坦表面
c—M–MAO–H 平坦表面
d—M–MAO 大孔表面
e—M–MAO–H 大孔表面

图 7.47　N–MAO、M–MAO 和 M–MAO–H 不同特征区域的拉曼谱图

### 7.7.2　种植体在兔胫骨内的 X 射线影像

图 7.48 所示为术后 6 周和 12 周时 Ti 种植体、N–MAO、M–MAO 和 M–MAO–H 在兔胫骨内的 X 射线影像。种植体植入兔胫骨 6 周和 12 周后,其所测得 X 射线影像中均无阴影出现,说明种植体在植入周期内在兔体内无排斥现象出现。

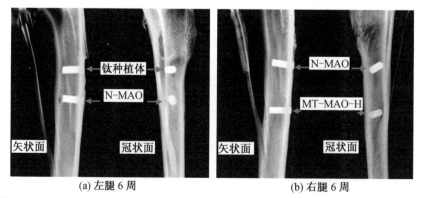

(a) 左腿 6 周　　　　　　　　　　　(b) 右腿 6 周

图 7.48　术后 6 周和 12 周时 Ti 种植体、N–MAO、M–MAO 和 M–MAO–H 在兔胫骨内的 X 射线影像

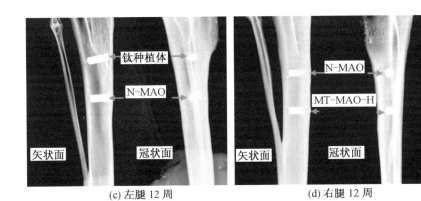

(c) 左腿 12 周　　　　　　　　　(d) 右腿 12 周

续图 7.48

### 7.7.3　种植体在兔胫骨内的 Micro-CT

Ti 种植体、N-MAO、M-MAO 和 M-MAO-H 植入兔胫骨 12 周后,基于 Micro-CT 的组织学形貌及其组织学统计分析结果表明,具有不同表面多孔结构(大孔)和元素化合态(大孔内—OH)的种植体,与周围骨组织的结合情况具有显著差异。术后 12 周时 Ti 种植体、N-MAO、M-MAO 和 M-MAO-H 的 Micro-CT 分析如图 7.49 所示。从 Micro-CT 截面侧视图可知,Ti 种植体周围皮质骨结构非常疏松,N-MAO、M-MAO 和 M-MAO-H 周围皮质骨结构则较为疏松。在皮质骨与骨髓腔的过渡区域也可从 Micro-CT 截面俯视图观察到类似的结果。过渡区域所诱导生成的生物组织在 Ti 种植体周围呈非连续性点状接触,而在 N-MAO、M-MAO 和 M-MAO-H 周围呈部分连续性接触。对于种植体周围感兴趣区域(ROI)的统计学分析结果表明,N-MAO 周围生物组织生成量最高,Ti 种植体和 M-MAO 次之,而 M-MAO-H 周围生物组织生成量最少($P<0.05$)。而 Ti 种植体和 N-MAO 周围生物组织的骨组织总表面积/骨组织体积(BTSA/BTV)也较高($P<0.05$),表现出疏松结构特征。相对的,M-MAO 和 M-MAO-H 周围生物组织的 BTSA/BTV 也较高($P<0.05$),原因是种植体表面大孔增大了生物组织的接触表面积。因此,M-MAO 和 M-MAO-H 周围生物组织结构较为致密。

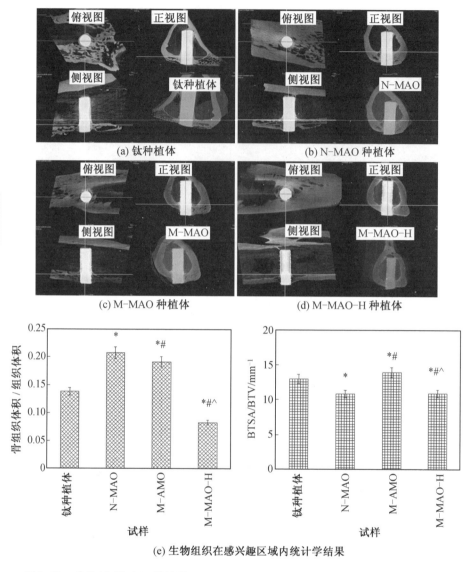

(a) 钛种植体

(b) N-MAO 种植体

(c) M-MAO 种植体

(d) M-MAO-H 种植体

(e) 生物组织在感兴趣区域内统计学结果

图 7.49　术后 12 周时 Ti 种植体、N-MAO、M-MAO 和 M-MAO-H 的 Micro-CT 分析

### 7.7.4　组织学切片观察

图 7.50 所示为术后 12 周时 Ti 种植体、N-MAO、M-MAO 和 M-MAO-H 的硬组织切片 VG 染色分析。术后 12 周，骨组织均以种植体为中心进行了重构（图 7.50(a)、(b)），且 VG 染色结果表明，N-MAO、M-MAO 和 M-MAO-H 周围骨组

织生成量远高于 Ti 种植体。局部放大组织学分析结果表明,Ti 种植体周围的骨组织几乎完全被软组织隔开,未能形成骨–种植体的直接结合(图 7.50(c)、(d))。与之相比,N–MAO、M–MAO 和 M–MAO–H 周围骨组织部分被软组织隔开,而且可在部分区域观察到直接的骨–种植体结合(图 7.50(e)、(f))。此外,M–MAO 和 M–MAO–H 在大孔内均有骨组织生成,且 M–MAO 大孔内可观察到骨与种植体的直接连接,但 M–MAO–H 大孔内骨组织与种植体则被软组织隔开。

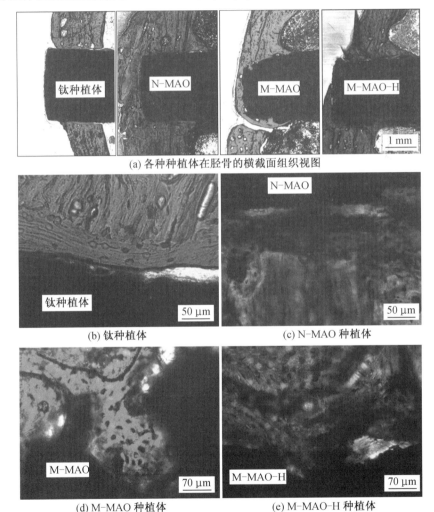

(a) 各种种植体在胫骨的横截面组织视图

(b) 钛种植体　　　　　　　　(c) N-MAO 种植体

(d) M-MAO 种植体　　　　　　(e) M-MAO-H 种植体

图 7.50　术后 12 周时 Ti 种植体、N–MAO、M–MAO 和 M–MAO–H 的硬组织切片 VG 染色分析

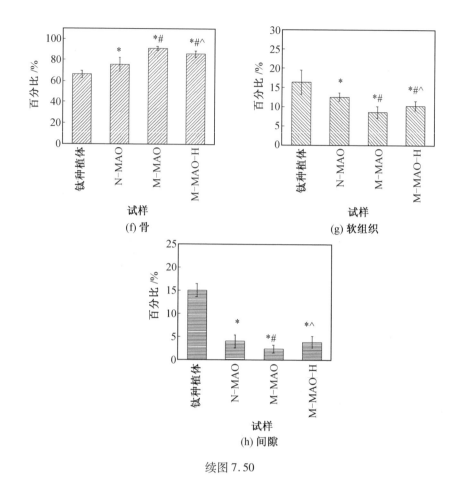

续图 7.50

图 7.50(f)~(h)为种植体周围感兴趣区域(IZ,距种植体表面 700 μm 的 VG 染色的皮质骨区域)的组织学统计分析结果。在 IZ 内,具有 MAO 涂层的种植体周围骨组织所占的面积比例高于 Ti 种植体($P<0.05$)。相对的,其周围软组织和间隙所占面积比例则低于 Ti 种植体($P<0.05$)。在具有不同特征的表面改性种植体中,N-MAO 和 M-MAO-H 周围的骨组织比例较低,而 M-MAO 周围的骨组织比例最高,达到 87.2%($P<0.05$)。此外,M-MAO 和 M-MAO-H 周围间隙比例基本没有差异($P=0.08$)。该组织学统计学分析结果与组织学形貌结果相一致。

图 7.51 所示为 M-MAO 和 M-MAO-H 硬组织切片双荧光标记(术后 6 周和 12 周)染色分析。红色箭头所标示的绿色荧光线对应于术后第 41 天(6 周)时形成的成骨细胞,而黄色箭头所标示的绿色荧光线则对应于术后第 82 天(12 周)时

形成的成骨细胞。显然,在术后 6 周时,虽然在 M-MAO 周围(包括大孔内)可以观察到连续性的骨-种植体直接结合,但近半的界面仍然被软组织所隔开。与之相比,M-MAO-H 在 6 周时的骨整合能力很差,绝大多数界面都被软组织和间隙非连续性隔开,呈波浪状分布。术后 12 周,M-MAO 和 M-MAO-H 都几乎与周围骨组织形成骨性结合,但 M-MAO-H 在大孔局部区域软组织残留较多。

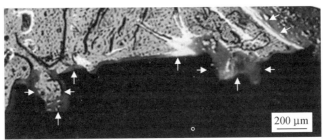

(a) M-MAO

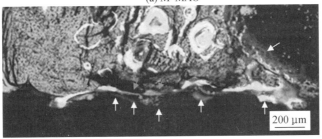

(b) M-MAO-H

图 7.51　M-MAO 和 M-MAO-H 硬组织切片双荧光标记(术后 6 周和 12 周)染色分析

## 7.7.5　种植体与兔胫骨的力学行为

图 7.52 所示为术后 6 周和 12 周时 Ti 种植体、N-MAO、M-MAO 和 M-MAO-H 的力学性能,结果表明表面大孔结构决定了植入微弧氧化钛种植体拔出力的大小。术后 6 周时(图 7.52(a)),Ti 种植体的拔出力仅为 8 N,而 N-MAO 的拔出力则增大了 6 倍多,为 76 N($P<0.05$)。M-MAO 和 M-MAO-H 的拔出力出现显著性增强($P<0.05$),分别为 169 N 和 167 N($P=0.08$)。显然,M-MAO-H 的破坏位移比 M-MAO 长,这可能是因为 M-MAO 周围骨组织较为疏松。图 7.52(c)表明,术后 12 周种植体的拔出力大小仍保留着显著差异,但其变化趋势则发生明显变化。从 6 周到 12 周,Ti 种植体的拔出力大小没有明显变化,但其他种植体的拔出力均显著提高($P<0.05$)。该结果表明,随时间延长,种植体表面多孔结构和官能团均可促进骨整合,但非宏观光滑种植体的拔出力则由表

面大孔结构所决定。

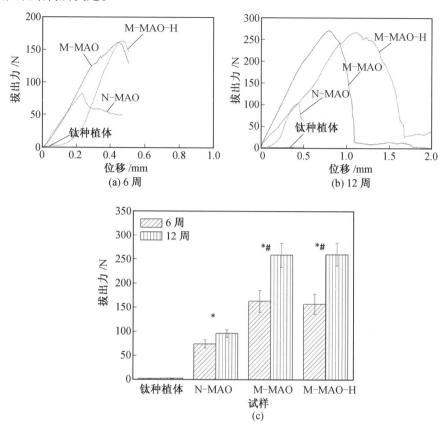

图7.52 术后6周和12周时 Ti 种植物、N−MAO、M−MAO 和 M−MAO−H 的力学性能

## 7.7.6 种植体取出后表面形貌

图7.53 所示为术后 12 周时拔出的 Ti 种植体、N−MAO、M−MAO 和 M−MAO−H的表面 SEM 形貌。Ti 种植体表面完全被软组织囊胚包裹。N−MAO 表面局部区域有生物组织残留，而大部分区域仍然可以观察到 MAO 涂层独特的微观多孔结构。显然，M−MAO 和 M−MAO−H 两种种植体在皮质骨结合区域的大孔内均有大量生物组织残留。结合 EDS 分析结果，该残留生物组织为呈块状的矿化骨（$x(\text{Ca}) = 9.2\%$ 和 $x(\text{P}) = 7.7\%$）。同时，种植体表面未观察到 MAO 涂层剥落，说明骨组织的断裂均发生在骨组织一侧，大孔对长入的骨组织起到了啮合作用。因此，M−MAO 和 M−MAO−H 术后承载能力得到显著提升，且无明显差异。此外，在骨髓腔区域，M−MAO 和 M−MAO−H 表面也被大量生物组织所覆

盖,EDS 结果表明该区域大孔内有少量矿化骨生成,说明微弧氧化涂层覆盖的大孔结构有利于诱导成骨细胞增殖分化,生成新骨组织。

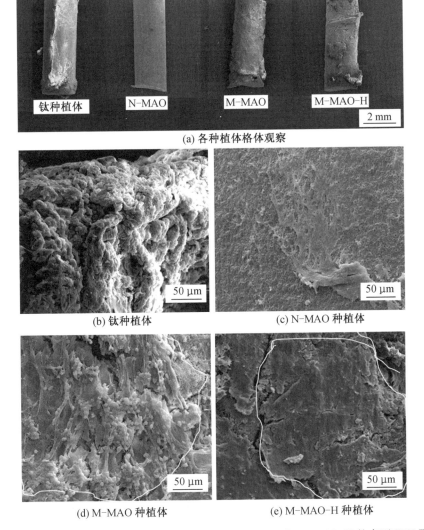

图 7.53　术后 12 周时拔出的 Ti 种植体、N–MAO、M–MAO 和 M–MAO–H 的表面 SEM 形貌

### 7.7.7　表面大孔结构和元素化合态的影响机制

种植体植入兔子胫骨后,动物机体的自修复作用会对受损部位进行重构。与宏观表面光滑的 Ti 种植体和 N–MAO 不同,M–MAO 和 M–MAO–H 表面粗糙,

具有亚毫米大孔结构,可为新生成骨组织的生长提供充足空间。即使种植体与骨组织的结合界面情况较差,只要在大孔区域内有矿化骨组织生成,就能起到啮合固定承载作用。术后 12 周时,在切应力的作用下,虽然 M–MAO–H 在大孔内骨–种植体结合界面被软组织隔开,但因张入大孔的骨组织已矿化,可以起到力学承载作用,所以其拔出力大小与孔内界面结合情况较好的 M–MAO 相当。

显然,起到啮合固定作用的骨组织在大孔内的生长和矿化不受种植体表面结构所影响(图 7.54)。但在种植体大孔内结合界面处,其组织的重构依旧由种植体表面的微纳米结构和元素化合态所决定。因 M–MAO 大孔内除了 MAO 涂层所特有的微观多孔结构外,还具有 OH 官能团,有利于大孔内类骨磷灰石的沉积,从而加速大孔内骨组织的矿化,表现出优异的骨–种植体结合界面。而 M–MAO–H 大孔的 MAO 涂层虽然也具有微观多孔结构,但热处理使表面胶体层失去 OH 官能团,同时也促进纳米橘皮状表面结构的形成。因此,大孔表面的纳米橘皮表面可刺激成骨细胞表面受体,促进其分化增殖,故在 M–MAO–H 大孔内骨–种植体结合界面处有大量软组织生成。但因类骨磷灰石诱导能力较弱,在频繁应力作用下易导致破骨细胞对周围组织进行重吸收,造成大孔内骨组织矿化缓慢。

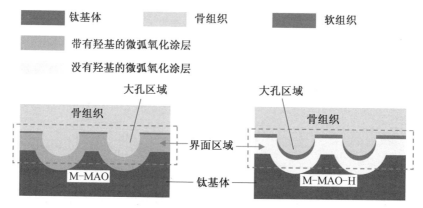

图 7.54　大孔结构表面种植体与骨组织结合示意图

综上所述,骨组织在重构过程中会张入种植体表面大孔,起到啮合作用,提升兔胫骨内种植体的拔出力,但大孔内骨组织与种植体的结合情况则由涂层表面微纳米结构和元素化合态所决定,OH 官能团较纳米橘皮结构更有利于骨组织的矿化和骨组织与种植体的整合。

## 7.8　本章小结

（1）以 EDTA－2Na、Ca（CH$_3$COO）$_2$·H$_2$O、Ca（H$_2$PO$_4$）$_2$·H$_2$O、Na$_2$SiO$_3$·9H$_2$O、NaNO$_3$ 和 NaOH 的水溶液为二步微弧氧化电解液对试样进行处理,可在 MAO 涂层表面构建亚毫米大孔结构。二步微弧氧化过程中,氧化和腐蚀同时存在。放电等离子体可激活 NO$_3^-$ 的腐蚀性,在放电局部区域与涂层和钛基底发生腐蚀反应,生成被致密的 Ti$_3$O$_5$ 氧化层覆盖的亚毫米大孔。

（2）通过改变二步微弧氧化电解液中的 NaOH 质量浓度,可以调控试样表面的亚毫米大孔的尺寸和结构。增大 NaOH 质量浓度可同时促进二步微弧氧化过程中的腐蚀和氧化反应的进行,但更有利于氧化作用。随着 NaOH 质量浓度增大,大孔孔径减小,大孔密度升高,大孔内氧化层增厚并引入微量的 Ca、P、Si 和 Na 元素。

（3）以 EDTA－2Na、Ca（CH$_3$COO）$_2$·H$_2$O、Ca（H$_2$PO$_4$）$_2$·H$_2$O、Na$_2$SiO$_3$·9H$_2$O 和 NaOH 的水溶液为三步微弧氧化电解液对试样进行处理,能够在钛表面形成完整且具有亚毫米和微米双级孔隙结构的 MAO 涂层。由于大孔内 Ti$_3$O$_5$ 的氧化需要消耗更多的能量,所生成 MAO 涂层的微孔孔径较小。同时,因大孔区域氧化能力的减弱,涂层表面生成了 Ti—OH 和 Si—OH 官能团。

（4）含 Ca、P、Si 和 Na 的 MAO 涂层可由离子交换作用在试样表面形成 Si—OH 官能团,从而诱导磷灰石形核,但磷灰石形成所需时间较长。二步微弧氧化处理后,试样表面的大孔区域的比表面积增大,有利于 Si—OH 密度的增大,故该区域的磷灰石诱导能力优于平坦区域的 MAO 涂层。三步微弧氧化处理后,大孔区域涂层表面生成了 Ti—OH 和 Si—OH 官能团,显著增强了试样的磷灰石诱导能力。

（5）种植体植入兔胫骨 12 周后,钛种植体表面被软组织包覆,周围皮质骨组织结构疏松,在骨－种植体结合界面可观察到明显间隙,兔胫骨内种植体拔出力微小,在服役初期无法达到骨整合效果;N－MAO 周围皮质骨结构较为疏松,骨－种植体结合界面被软组织隔开,呈软组织结合特征,兔胫骨内种植体拔出力显著增大。因此,表面微观多孔结构的 MAO 涂层可在服役初期可起到促进骨整合的作用,但效果较差。

（6）多步微弧氧化处理后,种植体表面生成了具有亚毫米大孔结构的 MAO 涂层。植入兔胫骨后,M－MAO 和 M－MAO－H 表现出的骨－种植体界面情况与 N－MAO 类似。然而,大孔结构可诱导新骨组织长入,与骨组织起到啮合作用,显著增强了兔胫骨内种植体的拔出力。

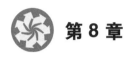

## 第8章

# 含钙、磷微弧氧化涂层化学处理
# 调控结构及生物学响应机制

　　为提升微弧氧化涂层的生物活性,基于骨矿物的最基本组分羟基磷灰石(HA),本章通过调控水热处理工艺,在含钙、磷的微弧氧化涂层表面生成具有不同结构的 HA,深入分析和探讨了水热处理和水汽处理后涂层结构的演变机理,阐明了其生物学响应机制。为赋予微弧氧化涂层抗菌性能,基于壳聚糖的广谱抗菌作用,结合光固化技术在水热处理后的微弧氧化涂层表面区域化接枝负载壳聚糖水凝胶,分析和探讨了戊二醛接枝工艺对涂层表面化学官能团的影响,阐明了其生物功能化机制。

## 8.1　水热处理中 NaOH 浓度对 MAO 涂层
## 组织结构的影响

### 8.1.1　涂层表面物相组成

　　图 8.1 所示为 MAO-N 在不同浓度 NaOH 溶液中水热处理前后的 XRD 谱图。水热处理后试样表面涂层高度晶化,且晶化物相由溶液中 NaOH 浓度决定。在未经水热处理的 MAO 试样(MAO-N)中可以检测到锐钛矿位于 25.7°、38.2°

和 48.3°的衍射特征峰。当水热处理溶液中 NaOH 浓度在 0 ~ 0.01 mol/L 之间变化时,随着 NaOH 浓度的增大,所制备试样的 XRD 谱图中锐钛矿的特征峰强度得到明显增强,说明此时晶化物相为锐钛矿。而当 NaOH 浓度在 0.1 ~ 1 mol/L 之间变化时,随着 NaOH 浓度的增大,锐钛矿的衍射特征峰迅速消失,取而代之的是 $H_2Ti_5O_{11} \cdot H_2O$ 的衍射特征峰。此外,当 NaOH 浓度在 0.001 ~ 0.1 mol/L 之间变化时,其 XRD 谱图中可检测到 HA 的特征峰。然而,当 NaOH 浓度为 1.0 mol/L 时,HA 的特征峰消失,表面仅由 $H_2Ti_5O_{11} \cdot H_2O$ 组成。

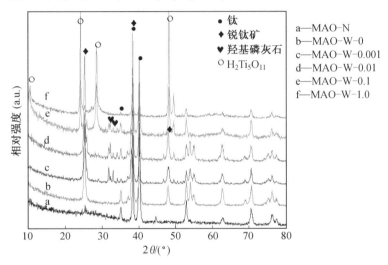

图 8.1 MAO-N 在不同浓度 NaOH 溶液中水热处理前后的 XRD 谱图
注:W 表示水热处理;0 ~ 1.0 表示 NaOH 浓度。

### 8.1.2 涂层表面形貌

图 8.2 所示为 MAO-N 在不同浓度 NaOH 溶液中水热处理前后的表面 SEM 形貌,结果表明水热处理后涂层表面的纳米结构变化由 NaOH 浓度所决定。当水溶液中 NaOH 浓度为 0 ~ 0.001 mol/L 时,试样表面依然保持微弧氧化涂层的微观多孔结构,但在涂层表面可以观察到新生成的纳米点。当 NaOH 浓度增大到 0.01 mol/L 时,微弧氧化涂层的微观多孔结构消失,取而代之的是大量随机分布的纳米线和柱状晶。当 NaOH 浓度进一步提升至 0.1 mol/L 时,试样表面生成了密集排布的纳米棒,但在纳米棒层中有随机沉积的柱状晶。而 NaOH 浓度为 1.0 mol/L 时,柱状晶消失,整个试样表面由纳米棒覆盖。

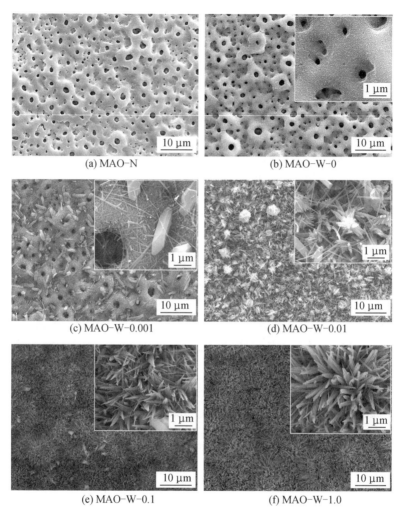

(a) MAO-N

(b) MAO-W-0

(c) MAO-W-0.001

(d) MAO-W-0.01

(e) MAO-W-0.1

(f) MAO-W-1.0

图 8.2　MAO-N 在不同浓度 NaOH 溶液中水热处理前后的表面 SEM 形貌

## 8.1.3　涂层表面成分

图 8.3 所示为 MAO-N 和 MAO-W-0.001 表面的能谱分析。EDS 谱图表明 MAO-N 涂层中含有 Ca、P、Si 和 Na,而在 0.001 mol/L 的 NaOH 溶液中水热处理后,表面由两个典型特征区域组成:微观多孔结构区域和柱状晶。其能谱分析结果如图 8.3(b) 和(c)所示,柱状晶主要由 Ca、P 和 O 组成,而微观多孔区域则主要由 Ti、O、Ca 和 P 组成。然而,Ca 和 P 含量远低于未经处理的 MAO-N 涂层,说

明 Ca、P 和 Si 元素从涂层中溶出。之后,溶出的 Ca 和 P 发生反应,生长为柱状晶,并随机沉积在涂层表面。结合 XRD 分析结果,该柱状晶应为 HA。

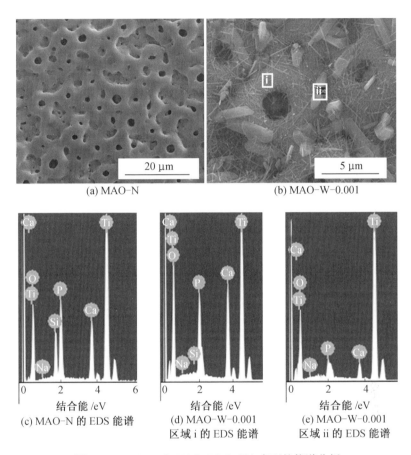

(a) MAO-N　　　　　　　　　　　　(b) MAO-W-0.001

(c) MAO-N 的 EDS 能谱　　(d) MAO-W-0.001　　(e) MAO-W-0.001
　　　　　　　　　　　　区域 i 的 EDS 能谱　　区域 ii 的 EDS 能谱

图 8.3　MAO-N 和 MAO-W-0.001 表面的能谱分析

## 8.2　水汽处理后涂层的组织结构

### 8.2.1　涂层表面物相组成

图 8.4 所示为 MAO-N 经不同浓度 NaOH 溶液水汽处理前后的 XRD 谱图。MAO-N 涂层主要由非晶相组成,并含有少量的锐钛矿第二相。然而,水汽处理

后,锐钛矿相位于 25.7°和 38.2°的特征峰强度得到显著增强。这表明在水汽处理过程中,非晶相涂层发生了晶化。同时,在 NaOH 浓度超过 0.01 mol/L 的溶液中水汽处理后,XRD 谱图中可观察到 HA 位于 31.8°、32.9°和 34.0°的衍射特征峰,说明有 HA 生成。此外,在 MAO-G-1 的 XRD 谱图中还观察到 14.1°、16.4°、28.6°、30.0°和 32.3°衍射特征峰,说明试样表面有 $(NaOH)_2(H_2O)_7$ 沉积。

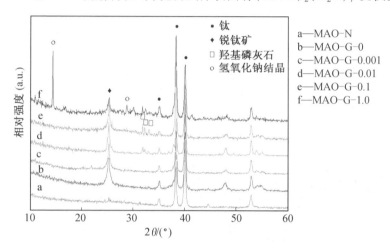

图 8.4　MAO-N 经不同浓度 NaOH 溶液水汽处理前后的 XRD 谱图

注:G 表示水汽处理;0～1.0 表示 NaOH 浓度。

### 8.2.2　涂层表面形貌

图 8.5 所示为 MAO-N 经不同浓度 NaOH 溶液水汽处理前后的表面 SEM 形貌。水汽处理后涂层表面仍然保留微观多孔结构,但表面有柱状晶和纳米点生成,且随溶液中 NaOH 浓度的增大,柱状晶和纳米线的数量不断增多,但其长径比也随之减小。显然,经纯水水汽处理后的 MAO 涂层(MAO-G-O)表面的裂纹得到部分愈合(图 8.5(a)和(b)),而采用 NaOH 溶液水汽处理的 MAO 涂层表面裂纹完全消失(图 8.5(c)～(f))。说明采用 NaOH 溶液进行水汽处理可以促进纳米点的生长,有助于涂层的致密化。此外,MAO-G-1.0 表面被大量沉积物覆盖,结合 XRD 结果可知该沉积物为 $(NaOH)_2(H_2O)_7$(图 8.5(f))。

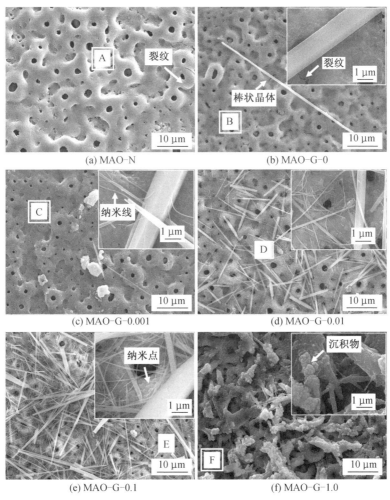

图 8.5　MAO-N 经不同浓度 NaOH 溶液水汽处理前后的 SEM 形貌

## 8.2.3　涂层表面成分

图 8.6 所示为 MAO-N 经不同浓度 NaOH 溶液水汽处理前后表面无柱状晶区域的元素含量(对应于图 8.5 中 A、B、C、D、E 和 F 区域)。显然,所有涂层均由 Ti、O、Ca、P、Si 和 Na 元素组成。当 NaOH 浓度在 0 ~ 0.1 mol/L 之间变化时,随着 NaOH 浓度的增大,涂层表面 Ti 含量略减少,O 含量略增大,其他元素(Ca、P、Si 和 Na)含量基本保持不变。O 含量的增大可能是由处理过程中 OH⁻ 对涂层的腐蚀攻击作用造成的。但当溶液中 NaOH 质量浓度增大到 1.0 mol/L 时,涂层表面 Ca、P、Si 和 Ti 含量急剧降低,而 Na 和 O 含量快速增加,这可能是$(NaOH)_2$

$(H_2O)_7$ 在 MAO-G-1.0 表面大量结晶造成的。

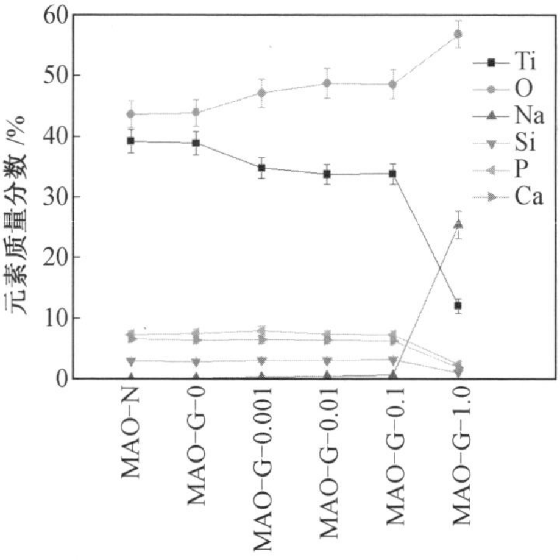


图 8.6　MAO-N 经不同浓度 NaOH 溶液水汽处理前后表面无柱状晶区域的元素含量(对应于图 8.5 中 A、B、C、D、E 和 F 区域)

### 8.2.4　涂层表面元素分布

图 8.7 所示为 MAO-G-0.1 表面的 SEM 形貌及元素面分布。结果表明试样表面生成的柱状晶主要由 Ca、P 和 O 组成,这与 HA 的元素组分相一致。同时,在微观多孔结构的涂层表面也可观察到 Ca、P 和 Si 元素的均匀分布。

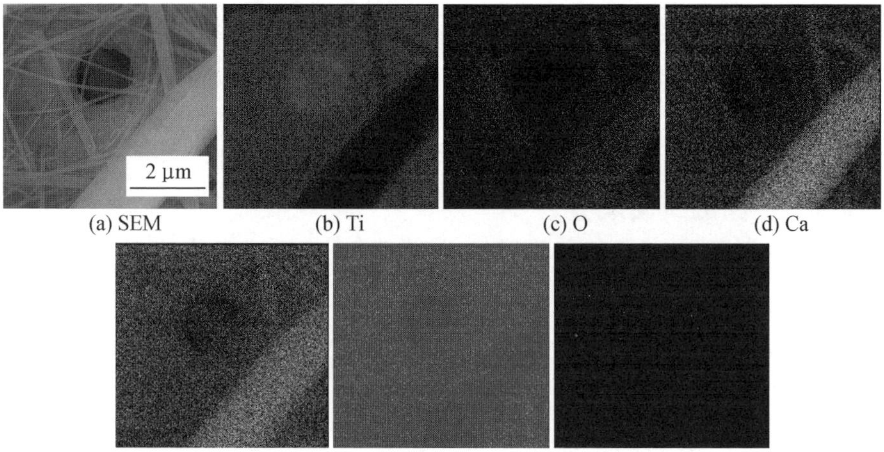


(a) SEM　(b) Ti　(c) O　(d) Ca

(e) P　(f) Si　(g) Na

图 8.7　MAO-G-0.1 表面的 SEM 形貌及元素面分布

## 8.2.5  涂层截面特征

图 8.8 所示为 MAO-N 经不同浓度 NaOH 溶液水汽处理后的截面形貌。随溶液中 NaOH 浓度的增大,涂层的厚度由(4.1±0.3) μm 减小至(1.8±0.2) μm。同时,随着 NaOH 浓度的增大,涂层中空穴体积不断减小。虽然涂层仍然保持着表面多孔结构,但水汽处理使 MAO 涂层致密化。

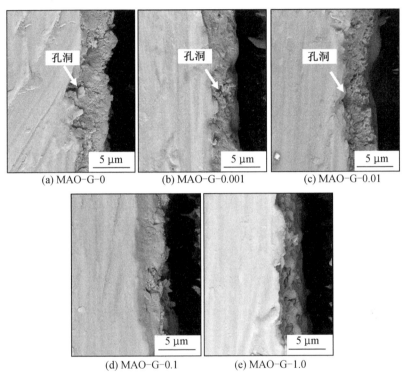

图 8.8  MAO-N 经不同浓度 NaOH 溶液水汽处理后的截面形貌

## 8.2.6  涂层表面元素化学态

MAO-G-0.1 表面刻蚀 60 s 后的高分辨 XPS 谱图如图 8.9 所示。Ca 2p 位于 347.5 eV 的 Ca $2p_{3/2}$ 和位于 351 eV 的 Ca $2p_{1/2}$ 特征峰表明,Ca 元素是以 $Ca^{2+}$ 的形式存在于试样表面。P 2p 位于 133.4 eV 的特征峰表明所检测到的 P 元素为 $PO_4^{3-}$ 中的 P。结合能位于 102.5 eV 的 Si 元素则对应于 $Si^{4+}$。双峰结构的 Ti 谱线(458.5 eV 的 Ti $2p_{3/2}$ 和 463.2 eV 的 Ti $2p_{1/2}$)则对应于 $Ti^{4+}$。根据已有文献,O 1s 的谱图可以分为 3 个特征峰:结合能位于 530.1 eV 的特征峰对应于 $TiO_2$ 中

的 O,结合能位于 531.3 eV 的特征峰对应于低价钛氧化物中的 O,而结合能位于 533.7 eV的特征峰则对应于 OH 官能团中的 O。

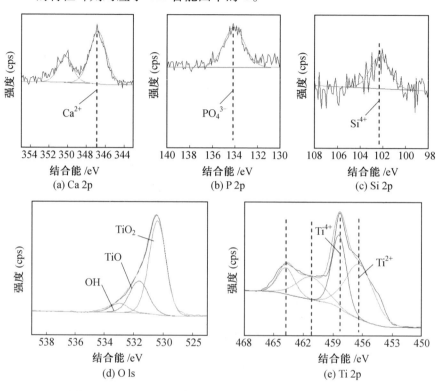

图 8.9   MAO-G-0.1 表面刻蚀 60 s 后的高分辨 XPS 谱图

## 8.2.7   透射电子显微结构

为确定试样表面纳米线的物相,采用粉末收集法制备了 MAO-G-0.1 的 TEM 试样。MAO-G-0.1 表面纳米线的 TEM 形貌、HRTEM 形貌、FFT 转换后的选区衍射花样及能谱分析如图 8.10 所示。由图可见,纳米线的直径为 15 ~ 30 nm(图 8.10(a)),其主要由 Ca、P 和 O 三种元素组成(图 8.10(e))。对于图 8.10(b)中白框区域的 SAED 和正负 FFT 转换后的 HRTEM 形貌分析结果如图 8.10(c)和(d)所示。SEAD 中相互垂直且晶面间距为 0.812 nm 和0.344 nm 的两组晶面与 HA 的(002)和(100)晶面完美匹配。同时,根据衍射标定结果可知纳米线沿 HA 的[001]方向生长。因此,可以确认 MAO-G-0.1 表面生成的纳米线为 HA。

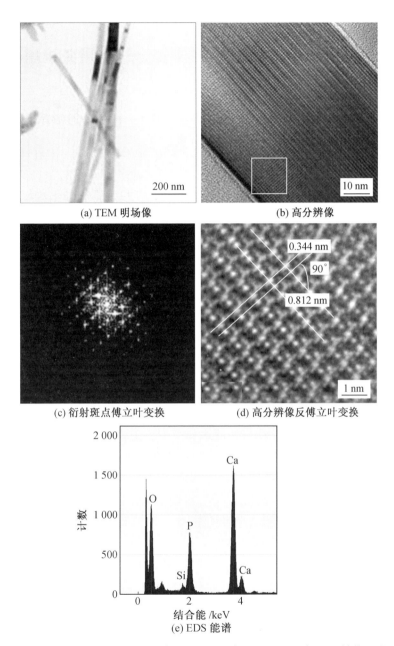

(a) TEM 明场像

(b) 高分辨像

(c) 衍射斑点傅立叶变换

(d) 高分辨像反傅立叶变换

(e) EDS 能谱

图 8.10　MAO-G-0.1 表面纳米线的 TEM 形貌、HRTEM 形貌、FFT 转换后的选区衍射花样及能谱分析

# 8.3  涂层表面微米/纳米复合结构演变机理

## 8.3.1  水热处理过程中 $H_2Ti_5O_{11} \cdot H_2O$ 纳米棒的形成过程

众所周知,水热处理和化学表面处理是增强钛表面生物活性的有效处理方法,这是因为通过水热处理可以在试样表面引入大量的具有生物活性的 OH 官能团。而通过表面化学处理,可以在试样表面生成有利于细胞黏附和增殖的纳米结构。为了结合两种处理方法的优点,本书实验采用不同浓度 NaOH 溶液进行水热处理,以控制 $OH^-$ 的腐蚀作用,得到具有纳米结构并带有 OH 官能团的涂层。

Kim 的研究表明,$OH^-$ 对钛表面具有腐蚀作用。Ti 在 10 mol/L 的 NaOH 溶液中进行 400 ℃ 热处理 1 h 后,表面会生成 $Na_2Ti_5O_{11}$ 纳米结构涂层。$Na_2Ti_5O_{11}$ 的化学式与本实验所生成的 $H_2Ti_5O_{11} \cdot H_2O$ 类似,可能是水热过程中所生成的水合氧化钛层中的 Ti—OH 与 NaOH 发生中和反应所生成的。然而,水热处理是一个极其复杂的过程,会受到诸多因素的影响,如 pH、温度、时间等。尤其是对于 MAO 涂层来说,水热反应还涉及其他两个因素:涂层中所含元素的迁移和 $OH^-$ 对涂层的腐蚀。

目前,对于水热处理 MAO 涂层的研究重点主要集中在如何在涂层表面生成 HA 晶体。因而,为避免 $OH^-$ 对涂层的腐蚀,溶液的 pH 主要控制在 7~11,而温度则控制在 60~150 ℃,从而使 $OH^-$ 主要参与 $Ca^{2+}$ 和 $PO_4^{3-}$ 的反应,生成 HA 晶体。因此,由于缺少具有腐蚀性的 $OH^-$,在较低浓度 NaOH 溶液处理后,试样表面依然保持 MAO 涂层特有的微观多孔结构。

$$10Ca^{2+} + 6PO_4^{3-} + 2OH^- \longrightarrow Ca_{10}(PO_4)_6(OH)_2 \qquad (8.1)$$

通过与 Kim 等报道结果进行对比,可以发现本实验与其工作的主要差别有两点:水热溶液的 NaOH 浓度和进行处理的原料(本实验采用含 Ca、P、Si 和 Na 的 MAO 涂层),所以,反应机理也必然存在差异。通过对水热处理现象的总结,$H_2Ti_5O_{11} \cdot H_2O$ 的形成过程可以分为 4 个步骤(图 8.11):①涂层中元素的迁移和溶出;②非晶涂层中锐钛矿的结晶;③$OH^-$ 腐蚀作用下生成水合钛氧层;④高温高压下 $H_2Ti_5O_{11} \cdot H_2O$ 的晶化。

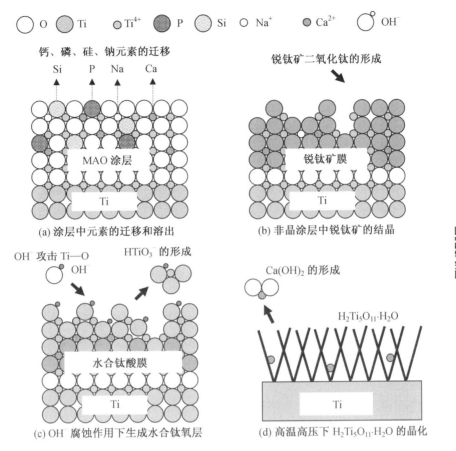

图 8.11　水热处理过程中 MAO 涂层表面结构演变过程示意图

与普通水热处理相似,MAO－W－1.0 涂层中的 Ca、P 和 Si 元素大量溶出。因此,涂层中元素的迁移溶出同样适用于高质量浓度 NaOH 的水热反应条件。同时,由于处理时所使用 NaOH 溶液浓度高达 1 mol/L,所以 $OH^-$ 对涂层的腐蚀作用也是不可忽视的。随水热处理时间的延长,XRD 谱图中锐钛矿的特征峰先出现后消失,因此水热处理初期涂层内生成的锐钛矿相应当视为中间相。

P 和 Si 元素从 MAO 涂层中溶出,可能导致 $SiO_3^{2-}$ 和 $PO_4^{3-}$ 在水热溶液中生成。在这种情况下,由于酸根官能团酸性的差异,水热溶液中的 $Na^+$ 更容易与溶出的 $SiO_3^{2-}$ 和 $PO_4^{3-}$ 结合,而非与通过 $OH^-$ 腐蚀作用所生成的 $HTiO_3^-$ 进行结合。因此,所生成的 $HTiO_3^-$ 可以与 $TiO_2$ 结合生成水合氧化钛层(图 8.11(c))。其可能的反应为

$$TiO_2 + OH^- \longrightarrow HTiO_3^- \qquad (8.2)$$

与 P 和 Si 元素不同,因 Ca 在 MAO 涂层中是以 Ca—Ti—O 的形式存在,所以 $Ca^{2+}$ 在水热处理过程中的迁移速率非常缓慢。但是,$Ca^{2+}$ 可以与 $OH^-$ 发生反应,生成不溶物 $Ca(OH)_2$,所以对 $OH^-$ 的腐蚀过程起到抑制作用。因此,Ca 元素对于 $H_2Ti_5O_{11} \cdot H_2O$ 的生成过程具有重要意义。溶液和涂层中 Ca 元素含量随反应时间延长持续减少,该现象也进一步支撑了 $Ca(OH)_2$ 沉淀生成的观点。因此,在高温高压条件下,呈弱酸性的 $H_2Ti_5O_{11} \cdot H_2O$ 可以在试样表面结晶,并生长为密集排布的纳米棒结构(图 8.11(d))。其可能的反应为

$$4HTiO_3^- + TiO_2 + 2Ca^{2+} + 2H_2O \longrightarrow H_2Ti_5O_{11} \cdot H_2O + 2Ca(OH)_2 \qquad (8.3)$$

## 8.3.2 水热处理过程中 $H_2Ti_5O_{11} \cdot H_2O$ 的结构演变机理

Yang 等制备了纯 $H_2Ti_5O_{11} \cdot H_2O$ 晶体,其通过水热处理由 $TiF_4$ 反应生成的氧化物得到。然而,所制备的产物为纳米结构粉末,无法在医用种植体领域进行应用。水热处理后 MAO 涂层的表面结构受到涂层中所含元素种类的影响。含有 Ca 和 P 的 MAO 涂层表面会生成大量的纳米片状物,而含有 Si 和 Ca 的 MAO 涂层表面则会生成纳米柱状晶。因此,对含 Ca、P、Si 和 Na 的 MAO 涂层进行水热处理,构建密集排布的 $H_2Ti_5O_{11} \cdot H_2O$ 纳米棒结构表面。

本实验所制备的 $H_2Ti_5O_{11} \cdot H_2O$ 纳米棒的生长方向与 Yang 等报道的 $H_2Ti_5O_{11} \cdot H_2O$ 纳米线的生长方向截然不同。在 Yang 等的报道中,$H_2Ti_5O_{11} \cdot H_2O$ 纳米线因结构的各向异性,沿着[001]方向定向生长;而本实验中 $H_2Ti_5O_{11} \cdot H_2O$ 纳米棒则是沿[010]方向生长。这可能是由于所使用原料不同。

在对含 Ca、P、Si 和 Na 的非晶 MAO 涂层进行较高浓度 NaOH 溶液(1.0 mol/L)的水热处理时,锐钛矿先生成后消失。因此,锐钛矿可能是水热反应过程中的中间相,且为 $H_2Ti_5O_{11} \cdot H_2O$ 晶相转变的基础相。这与 Yang 等的分析结果一致。因此,锐钛矿向 $H_2Ti_5O_{11} \cdot H_2O$ 的物相转变是由 $OH^-$ 的腐蚀作用激活的。因纳米锐钛矿粉(Yang 等的研究)与本实验中新形成的锐钛矿涂层存在显著的尺寸差异,体积应变能成为本实验中 $H_2Ti_5O_{11} \cdot H_2O$ 晶体生长的主导因素。

为讨论在物相转变过程中体积应变能的变化,对锐钛矿和 $H_2Ti_5O_{11} \cdot H_2O$ 的惯用晶胞进行了深入分析(图 8.12)。这两种物相均以 $TiO_6$ 八面体结构作为基本组成单元,不同之处在于 $H_2Ti_5O_{11} \cdot H_2O$ 的原子结构中存在 Ti—OH 和物理结合水(未在图 8.12 标出)。通过晶格常数对比可以发现,锐钛矿的(010)面的面间距与 $H_2Ti_5O_{11} \cdot H_2O$(001)面的面间距相等。对其原子排布进行进一步的分

析可以发现,锐钛矿在(010)晶面上沿[100]方向与 $H_2Ti_5O_{11} \cdot H_2O$ 在(002)晶面上沿[010]方向的原子排布位置完全一致。因此,沿该方向进行物相转变所需消耗的应变能最小。所以,一旦有 $H_2Ti_5O_{11} \cdot H_2O$ 基于锐钛矿形核,其将沿[010]方向快速生长。该结论与图 8.12(e)~(g)中采用超晶胞模拟晶体生长的结果一致。此外,TEM 分析结果表明 $H_2Ti_5O_{11} \cdot H_2O$ 沿着[010]方向生长,也进一步验证了以上的观点(图 8.10)。

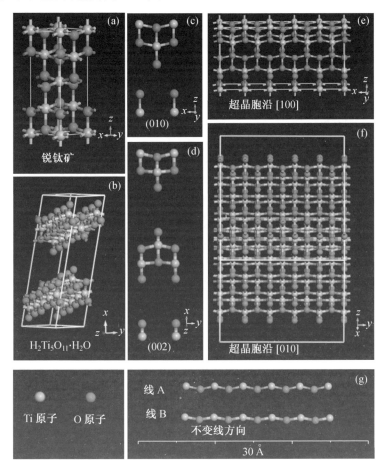

图 8.12　锐钛矿和 $H_2Ti_5O_{11} \cdot H_2O$ 原子结构示意图

基于以上讨论可知,$H_2Ti_5O_{11} \cdot H_2O$ 的各向异性造成了其在固相转变过程中的细长状纳米棒结构。在水热处理过程中,$OH^-$ 的腐蚀作用是纳米棒形成的决定性因素,它不仅导致了涂层中元素的溶出(Ca、P、Si 和 Ti),还使纳米棒和基底之间的界面处形成了一层水合氧化钛层。该层为固态相变过程中纳米棒的生长提供了基本原料($TiO_6$ 八面体),使其以 $H_2Ti_5O_{11} \cdot H_2O$ 为模板进行自组装。同时,溶解的 Ti 元素也参与了相变过程,为 Ti—OH 和结合水的形成提供了原料 $HTiO_3^-$,其可能的反应如公式(8.3)所示。因此,纳米棒的生长是基于固态相变向 Ti 基底方向进行的,可与基底保持连接。同时,因相变沿[010]方向的应变能最低,所以 $H_2Ti_5O_{11} \cdot H_2O$ 沿该方向生长,呈纳米棒状结构。

### 8.3.3 NaOH 浓度对水汽处理 MAO 涂层结构的影响

为了理解水汽处理环境,水热反应釜可以被认为是一个体积恒定的封闭系统。在容积为 50 mL 的水热反应釜中仅添加了 10 mL 的 NaOH 溶液,当温度为 200 ℃时生成饱和蒸汽压需要消耗的溶液体积为 5 mL,即反应釜内溶液体积是过量的,故水在 200 ℃时的饱和蒸汽压可以近似认为是反应釜内的压力,约为 15.6 MPa。在加热过程中,反应釜内压力的急剧上升导致蒸汽物质的量增大。在水分子大量蒸发的过程中,一些 NaOH 也随之进入蒸汽。在 MAO-G-1.0 表面沉积的 $(NaOH)_2(H_2O)_7$ 支持了以上的论点。根据 NaOH 溶液凝固相图(图 8.13)可知,$(NaOH)_2(H_2O)_7$ 是质量分数为 45% ~50% 的 NaOH 溶液在干燥过程中结晶形成的。因此,在水汽处理过程中 NaOH 可能溶于水蒸气,适量的 NaOH 会与 MAO 涂层发生反应,而过量的 NaOH 则会在涂层表面生成 $(NaOH)_2(H_2O)_7$ 沉积物。

水汽处理后可在 MAO 涂层表面生成 HA 晶体和纳米线,而生成 HA 的量与溶液中 NaOH 浓度密切相关。为明确 HA 生成量随 NaOH 浓度变化的原因,水热处理 MAO 涂层后表面生成 HA 的过程可作为重要参考依据。已有研究表明,水热处理过程中 MAO 涂层表面 HA 的生成受到两个重要因素的直接影响:HA 的形核和 Ca、P 从涂层内部向表面的迁移。在水汽处理过程中,试样被悬挂在反应釜中,保证其不与溶液直接接触,所以含有 NaOH 的水蒸气取代水溶液,成为 Ca 和 P 元素通过放电孔道从涂层内部向表面扩散的介质。由于水蒸气较水溶液表现出较低的扩散系数,所以在水汽处理过程中 Ca 和 P 元素的迁移受到传输介质的限制。与此同时,随着水汽处理溶液中 NaOH 浓度的增大,水蒸气中可与 Ca 和 P 反应的 OH⁻ 浓度增加,进而导致 MAO 涂层表面 HA 形核位点增多。因此,在 NaOH 溶度增大的情况下,HA 晶体的生长受到 Ca 和 P 离子紧缺的限制,呈现 HA 的生成量增大,但长径比减小的趋势。此外,OH⁻ 对涂层具有腐蚀攻击作用,所以水汽处理后 MAO 涂层表面有 Ti—OH 生成。当水蒸气中 NaOH 浓度超过反应所需的极限,将会吸附在试样表面,最后在干燥过程中以 $(NaOH)_2(H_2O)_7$ 的形式在试样表面结晶。

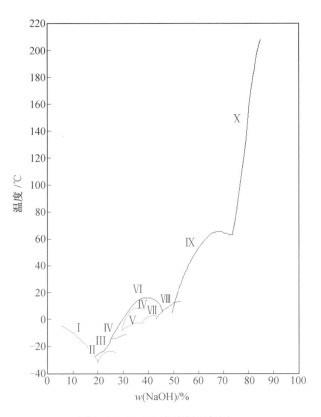

图 8.13 NaOH 溶液凝固相图

另一方面,随着 NaOH 浓度的增大,水汽处理后试样表面生成的锐钛矿纳米点的尺寸随之增大,这与涂层中元素含量的变化紧密相关。MAO 涂层的 TEM 分析结果表明,涂层中含有 Ca、P、Si 和 Na,但涂层主要由非晶相组成。根据 Zhang 等的研究结果,非晶相中含有的其他元素会导致点阵结构失配,从而抑制重结晶。在水汽处理过程中,由于 HA 生成量随 NaOH 浓度增大而增多,涂层中对锐钛矿结晶起到阻碍作用的 Ca 和 P 元素的含量减少。因此,NaOH 浓度的增大对涂层中锐钛矿的结晶起到了促进作用,呈现出更大的纳米点尺寸。同时,增大的锐钛矿纳米点体积也填充了 MAO 涂层中本征存在的微孔结构和表面裂纹,使涂层表现出更为致密的结构。因此,MAO 涂层经过水汽碱液处理后,由于纳米点的生长作用,涂层表面的裂纹基本全部消失。

# 8.4 水汽处理涂层的性能

## 8.4.1 水汽处理涂层的力学性能

**1.涂层表面硬度及弹性模量**

图 8.14 所示为 MAO-N 和不同浓度 NaOH 溶液水汽处理后试样表面涂层的硬度和弹性模量。结果表明,水汽处理后,涂层的硬度和弹性模量与未经处理的 MAO 涂层类似,其数值基本保持不变。但 MAO-G-1.0 表面由于大量 $(NaOH)_2(H_2O)_7$ 的沉积,所测得的硬度和弹性模量显著下降。

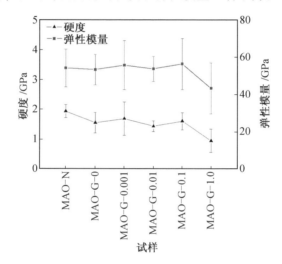

图 8.14 MAO-N 和不同浓度 NaOH 溶液水汽处理后试样表面涂层的硬度和弹性模量

**2.涂层的结合强度**

图 8.15 所示为 MAO-N 和不同浓度 NaOH 溶液水汽处理试样表面涂层的结合强度。水汽处理时溶液中 NaOH 浓度的变化会显著影响涂层的结合强度。纯水水汽处理后涂层的结合强度为(19.8±2.8) MPa,与未经处理的 MAO 涂层的结合强度相当。而随着 NaOH 浓度的增大(0~0.1 mol/L),涂层的结合强度稳定增大到(43.8±1.1) MPa。当 NaOH 浓度进一步增大到 1.0 mol/L 时,涂层的结合强度下降至(26.5±4.5) MPa。

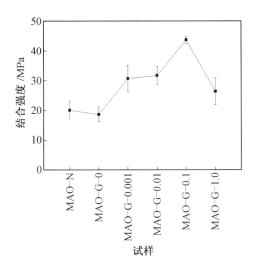

图 8.15　MAO-N 和不同浓度 NaOH 溶液水汽处理试样表面涂层的结合强度

### 3. 涂层的断口形貌

图 8.16 所示为结合强度测试后 MAO-N 和不同浓度 NaOH 溶液水汽处理试样的断口形貌。NaOH 水汽处理后,涂层几乎完全与钛基底剥离,因而所测得的涂层结合强度可认为是膜基结合强度。对于 MAO-N 和 MAO-G-0,其表面涂层仅部分与钛基底剥离。因而,它们的涂层结合强度为涂层的破坏强度,而这两种涂层(无内部缺陷和表面裂纹)理想的膜基结合强度应高于所测得的数值。此外,MAO-N 在钛基底一侧的 SEM 断口形貌表明,MAO 涂层与钛基底的界面呈现由纳米片状物堆积构成的纳米多孔结构。而对于 MAO-G-0,水汽处理后涂层与基底的纳米多孔结构界面处生成了大量的纳米点。EDS 能谱分析表明,该纳米点由 Ti($x = 30.7\%$)、O($x = 62.6\%$)、Ca($x = 1.5\%$)、P($x = 4.5\%$)和 Si($x = 0.5\%$)元素组成。对于具有优异涂层结合强度的 MAO-G-0.1,其基底一侧的 SEM 断口形貌表明,涂层与基底的界面具有最为致密的结构。较大尺寸的纳米点将原 MAO 涂层界面的纳米孔完全填满,且 EDS 能谱分析表明该纳米点仅由 Ti($x = 34.2\%$)和 O($x = 65.8\%$)元素组成。结合 XRD 结果可以确定,水汽处理过程后涂层中所生成的纳米点为锐钛矿(图 8.16)。

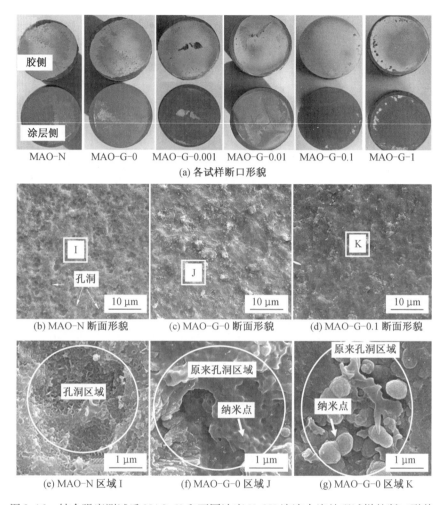

图 8.16　结合强度测试后 MAO-N 和不同浓度 NaOH 溶液水汽处理试样的断口形貌

## 8.4.2　水汽处理中 NaOH 浓度对力学性能的影响机制

　　经 NaOH 水汽处理的涂层保持了 MAO 涂层的硬度和弹性模量,且表现出更为优异的结合强度。这是由水汽处理过程中,NaOH 浓度对 MAO 涂层结构的调节作用决定的。基于水汽处理对 MAO 涂层结构的影响可知,溶液中 NaOH 浓度的增大可促进纳米点的生长。而纳米点尺寸的增长,将促使 MAO 涂层内部缺陷的愈合(纳米多孔结构和表面裂纹)。从而表现出更为致密的结构,进而强化涂层与钛基底的界面结合状况。因此,水汽处理后涂层的力学性能较 MAO 涂层得到显著提升。然而,NaOH 对涂层的腐蚀攻击作用也是不可忽视的。蒸气中过量的 NaOH 对涂层的腐蚀作用导致了涂层表面 Ti—OH(水合钛氧化物层)的生成,进而造成涂层力学性能的下降。因此,MAO-G-1.0 虽然具有最为致密的结构,但无论是结合强度、硬度还是弹性模量都呈现下降趋势。

### 8.4.3　水汽处理涂层的磷灰石诱导能力

#### 1. SBF 浸泡后涂层的表面形貌

图 8.17 所示为 SBF 浸泡后 MAO-N 和不同浓度 NaOH 溶液水汽处理试样的表面 SEM 形貌。SBF 浸泡 7 d 后,MAO-N 表面无显著变化,仍然保持着 MAO 涂层特有的微观多孔表面结构。然而,因 HA 晶体的溶解,水汽处理后试样表面被一层溶胶-凝胶膜所覆盖。尤其对于 MAO-G-0.1,虽然表面沉积的棒状晶体消失,但可观察到新的纳米网状多孔结构沉积物形核。而对于 MAO-G-1.0,因表面沉积物$(NaOH)_2(H_2O)_7$在 SBF 浸泡初期的溶解,表面呈现微观多孔结构和大量棒状晶。SBF 浸泡 14 d 后,MAO-N 和 MAO-G-0 的部分表面被溶胶-凝胶层覆盖,而在 MAO-G-0.001、MAO-G-0.01、MAO-G-0.1 和 MAO-G-1.0 表面均可观察到主要由 Ca、P 和 O 元素组成的纳米网状多孔结构沉积层。

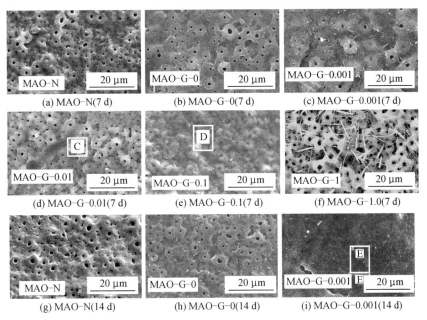

(a) MAO-N(7 d)　　(b) MAO-G-0(7 d)　　(c) MAO-G-0.001(7 d)

(d) MAO-G-0.01(7 d)　　(e) MAO-G-0.1(7 d)　　(f) MAO-G-1.0(7 d)

(g) MAO-N(14 d)　　(h) MAO-G-0(14 d)　　(i) MAO-G-0.001(14 d)

图 8.17　SBF 浸泡后 MAO-N 和不同浓度 NaOH 溶液水汽处理试样的表面 SEM 形貌

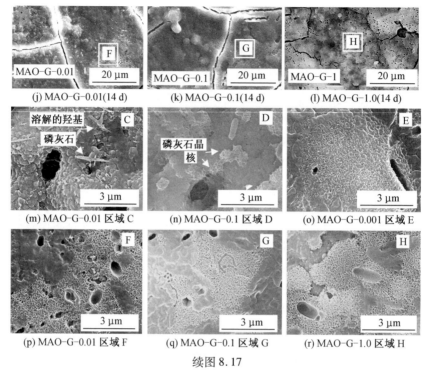

(j) MAO-G-0.01(14 d)　　(k) MAO-G-0.1(14 d)　　(l) MAO-G-1.0(14 d)

(m) MAO-G-0.01 区域 C　　(n) MAO-G-0.1 区域 D　　(o) MAO-G-0.001 区域 E

(p) MAO-G-0.01 区域 F　　(q) MAO-G-0.1 区域 G　　(r) MAO-G-1.0 区域 H

续图 8.17

**2. SBF 浸泡后涂层表面的物相组成**

图 8.18 所示为 SBF 浸泡 14 d 后 MAO-N 和不同浓度 NaOH 溶液水汽处理试样的 XRD 谱图。SBF 浸泡 14 d 后,MAO-G-0.01、MAO-G-0.1 和 MAO-G-1.0 的 XRD 谱图中均可观察到磷灰石位于 25.9° 和 32.3° 的衍射峰。同时,MAO-G-1.0 的 XRD 谱图中,$(NaOH)_2(H_2O)_7$ 的衍射峰消失。此外,磷灰石的衍射峰强度随 NaOH 浓度的增大先增强后减弱,且 MAO-G-0.1 所对应的磷灰石衍射峰强度最高。该结果说明试样表面沉积的 $(NaOH)_2(H_2O)_7$ 会削弱磷灰石诱导能力,而 MAO-G-0.1 具有最为优异的磷灰石诱导能力,此结论与 SEM 观察结果一致。结合 EDS 和 SEM 形貌结果可以确定,试样表面所沉积的纳米网状多孔结构沉积层即为诱导生成的磷灰石。

**3. 磷灰石涂层红外光谱**

图 8.19 所示为 SBF 浸泡 14 d 前后 MAO-G-0.1 表面的 FT-IR 谱图。如图 8.19(a)所示,MAO-G-0.1 表面具有 OH 和 $PO_4^{3-}$ 官能团,这与 SEM 形貌和 XRD 谱图中所观察到的 HA 晶体生成结果一致(图 8.4 和图 8.5)。此外,在 MAO-G-0.1 表面的 FT-IR 谱图中还可以观察到 Ti—OH 官能团位于 3 700 $cm^{-1}$ 的特征吸

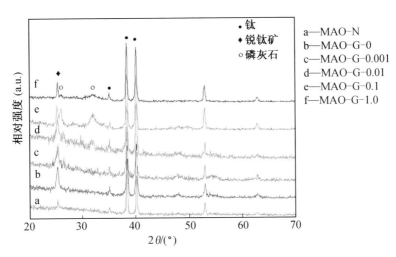

图 8.18　SBF 浸泡 14 d 后 MAO-N 和不同浓度 NaOH 溶液水汽处理试样的 XRD 谱图

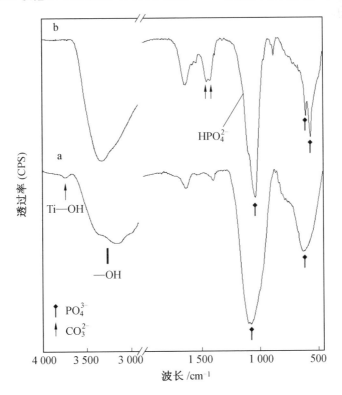

图 8.19　SBF 浸泡 14 d 前后 MAO-G-0.1 表面的 FT-IR 谱图

收峰,这可能是由 NaOH 对非晶涂层的腐蚀作用造成的。SBF 浸泡 14 d 后,可以从 FT-IR 谱图中观察到 $CO_3^{2-}$ 位于 1 462 cm$^{-1}$、1 421 cm$^{-1}$ 和 872 cm$^{-1}$ 的特征吸收峰,以及 OH 官能团位于 1 651 cm$^{-1}$ 和 3 470 cm$^{-1}$ 的特征吸收峰,但 Ti—OH 官能团的特征吸收峰消失。由此可以确定,SBF 浸泡后 MAO-G-0.1 表面生成的沉积物为含碳酸根结构的羟基磷灰石。

### 8.4.4　水汽处理中 NaOH 浓度对磷灰石形成的影响机制

根据已有研究,水汽处理后含 Ca 和 P 元素的微弧氧化钛试样所具有的优异磷灰石诱导能力是由其表面所生成的 HA 和 Ti—OH 决定的。在本实验中,因含 NaOH 的饱和蒸汽对涂层的腐蚀作用,在涂层的表面生成了 HA 和 Ti—OH。

同时,因水汽处理后涂层中仍然含有 Si 元素,经 SBF 浸泡后其表面可能生成硅酸凝胶层,其可能的反应如公式(8.1)所示。因此,所生成的硅酸凝胶层可对磷灰石的形核起到促进作用。

涂层表面的 Ti—OH 和在 SBF 浸泡过程中通过离子交换作用所生成的 Si—OH 可以与 Ca$^{2+}$ 结合,并吸引 SBF 中的磷酸根和碳酸根离子,从而促进磷灰石形核。然而,在 SBF 浸泡过程中,碳酸化磷灰石较其他种类磷灰石表现出更小的临界形核半径和更快的形核速率,是通常诱导生成的稳定磷灰石相。因此,水汽处理所生成的 HA 晶体部分溶入 SBF 中,为碳酸化磷灰石的形核和生长提供 Ca$^{2+}$ 和磷酸根离子。一旦碳酸化磷灰石核心生成,其将会从 SBF 中获得生长所需的 Ca$^{2+}$、磷酸根离子和碳酸根离子进行自组装生长。又因水汽处理过程中 NaOH 可促进 HA 和 Ti—OH 在涂层表面的生成,所以较高浓度 NaOH 水汽处理的涂层更有利于碳酸化磷灰石在其表面形核生长,故表现出更为优异的磷灰石诱导能力。然而,当 NaOH 浓度过高时,由于 $(NaOH)_2(H_2O)_7$ 沉积物需要先溶解,该过程会导致试样在 SBF 浸泡初期磷灰石诱导能力的弱化。

## 8.5　水汽处理 MAO 涂层构建微米/纳米复合表面结构种植体的动物学行为

### 8.5.1　种植体植入前的表面形貌及成分

图 8.20 所示为 Ti 种植体、N-MAO(样品形状为棒状)、ST-MAO(MAO 经水汽处理)和 ST-MAO-H(MAO+ST 处理后热处理)的宏观形貌照片。显然,水汽处理和热处理后,种植体表面仍然保持着宏观光滑特征。

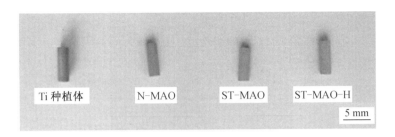

图 8.20　Ti 种植体、N-MAO、ST-MAO 和 ST-MAO-H 的宏观形貌照片

图 8.21 所示为 Ti 种植体、N-MAO、ST-MAO 和 ST-MAO-H 的 SEM 形貌照片。Ti 种植体表面有明显划痕。同时,虽然对微弧氧化钛种植体进行了其他后处理,但 N-MAO、ST-MAO 和 ST-MAO-H 表面均具有微观多孔表面结构特征。不同之处在于 ST-MAO 多孔结构表面有大量纳米点生成,并可观察到纳米线状物沉积。热处理后,ST-MAO-H 表面的纳米线消失,但表面的纳米点尺寸增大。该现象表明,热处理有利于纳米点的生长,但对纳米线会起到破坏作用。

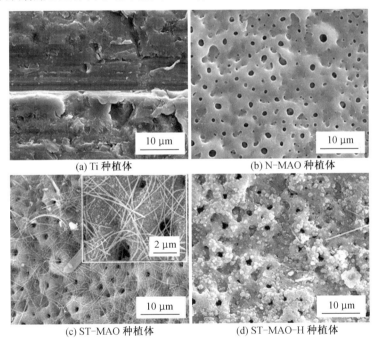

图 8.21　Ti 种植体、N-MAO、ST-MAO 和 ST-MAO-H 的 SEM 形貌照片

图 8.22 所示为 Ti 种植体、N-MAO、ST-MAO 和 ST-MAO-H 的 XRD 谱图。N-MAO 表面涂层主要由非晶相组成,并含有少量的锐钛矿第二相。水汽处理

后,从 ST-MAO 的 XRD 谱图中可以观察到 HA 相位于 31.8°、32.9°和 34.9°的特征峰,且锐钛矿位于 25.7° 和 38.2°特征峰的强度得到显著增强。而热处理后,HA 的衍射特征峰消失,但锐钛矿的特征峰强度得到进一步增强。结合 SEM 形貌分析结果,可知纳米点为锐钛矿,而纳米线为 HA。该结论与水汽处理微弧氧化钛板的分析结果一致。

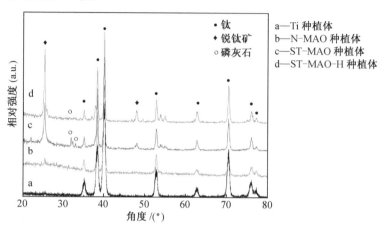

图 8.22  Ti 种植体、N-MAO、ST-MAO 和 ST-MAO-H 的 XRD 谱图

图 8.23 所示为 N-MAO、ST-MAO 和 ST-MAO-H 表面 O 1s 的高分辨率 XPS 谱图。对于 N-MAO,其 O 1s 峰可拟合为结合能位于 530.1 eV 和 531.8 eV 的两个特征峰,分别对应于 $TiO_2$ 中的 O 和低价氧化物中的 O(如 TiO)。而水汽处理后试样表面所测得的 O 1s 峰可拟合为 3 个特征峰。除与 N-MAO 相对应的两个特征峰外,结合能位于 532.8 eV 的第 3 个特征峰对应于羟基中的 O。然而,对水汽处理进行热处理后,试样表面所测得的 O 1s 谱仅由一个对称特征峰构成,对应于 $TiO_2$ 中的 O。

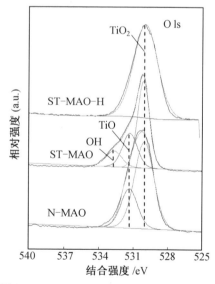

图 8.23  N-MAO、ST-MAO 和 ST-MAO-H 表面 O 1s 的高分辨率 XPS 谱图

## 8.5.2  种植体在兔胫骨内的 X 射线影像

图 8.24 所示为术后 6 周和 12 周时 Ti 种植体、N-MAO、ST-MAO 和 ST-MAO-H 在兔胫骨内的 X 射线影像。种植体植入兔胫骨 6 周和 12 周后,其所测得 X 射线影像中均无阴影出现,说明种植体在植入周期内在兔体内无排斥现象出现。

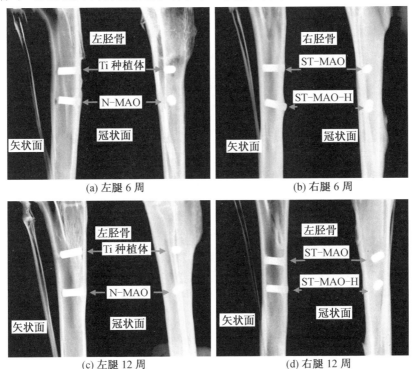

(a) 左腿 6 周        (b) 右腿 6 周

(c) 左腿 12 周        (d) 右腿 12 周

图 8.24  术后 6 周和 12 周时 Ti 种植体、N-MAO、ST-MAO 和 ST-MAO-H 在兔胫骨内的 X 射线影像

## 8.5.3  种植体在兔胫骨内的 Micro-CT

Ti 种植体、N-MAO、ST-MAO 和 ST-MAO-H 植入兔胫骨 12 周后,基于 Micro-CT 的组织学形貌及统计分析(图 8.25)结果表明,不同表面微纳结构和元素化合态的种植体与周围骨组织的结合情况具有显著差异。典型的 Micro-CT 截面三视图如图 8.25 所示。由 Micro-CT 截面侧视图可知,Ti 种植体和 N-MAO 周围皮质骨结构疏松,而 ST-MAO 和 ST-MAO-H 周围皮质骨结构则较为致密。在皮质骨与骨髓腔的过渡区域也可从 Micro-CT 截面俯视图观察到类似的结果。过渡区域所诱导生成的生物组织在 Ti 种植体周围呈非连续性点状接触,而在 N-MAO 周围呈部分连续性接触。对于 ST-MAO 和 ST-MAO-H,种植体在过渡区域

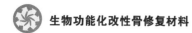 

与生物组织紧密结合,呈连续性环状接触。对于种植体周围感兴趣区域的统计学分析结果表明,Ti 种植体和 N-MAO 周围的生物组织生成量高于 ST-MAO 和 ST-MAO-H($P<0.05$)。然而 Ti 种植体和 N-MAO 周围生物组织的 BTSA/BTV 也较高($P<0.05$),表现出疏松结构特征。相对的,虽然 ST-MAO 和 ST-MAO-H 周围生物组织生成量较少($P<0.05$),但表现出致密结构特征。

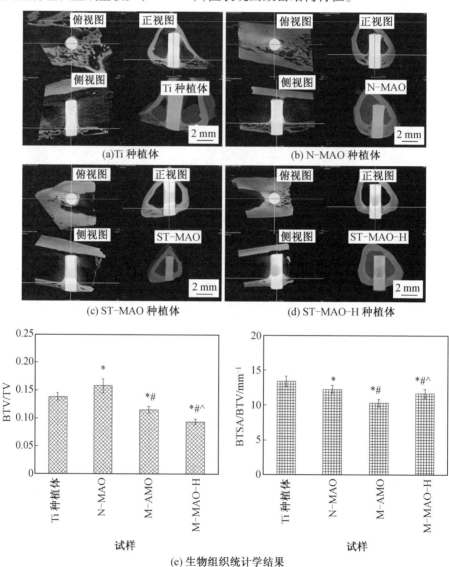

(a)Ti 种植体

(b) N-MAO 种植体

(c) ST-MAO 种植体

(d) ST-MAO-H 种植体

(e) 生物组织统计学结果

图8.25　术后 12 周时 Ti 种植体、N-MAO、ST-MAO 和 ST-MAO-H 的 Micro-CT 分析

### 8.5.4　组织学切片观察

图 8.26 所示为术后 12 周时 Ti 种植体、N-MAO、ST-MAO 和 ST-MAO-H 的硬组织切片 VG 染色分析。ST-MAO 和 ST-MAO-H 周围骨组织生成量远高于 Ti 种植体和 N-MAO。局部放大组织学分析结果表明,Ti 种植体周围的骨组织基本被软组织隔开,未能与种植体形成直接结合(图 8.26(b))。与之相比,N-MAO 周围骨组织部分被软组织隔开,但在其他部分可以观察到直接的骨-种植体结合(图 8.26(c))。在 ST-MAO 周围,皮质骨与种植体表现出完美的直接结合(图 8.26(d))。虽然 ST-MAO-H 与 ST-MAO 类似,骨组织与种植体也表现出非常好的整合情况,但在局部区域还是可以观察到非连续性软组织将骨和种植体隔开(图 8.26(e))。此外,ST-MAO-H 周围的软组织在厚度和数量上都少于 N-MAO 周围的软组织。

如图 8.26(f)~(h)为种植体周围感兴趣区域的组织学统计分析结果。在 IZ 中,经表面改性的种植体周围骨组织所占的面积比例高于 Ti 种植体($P<0.05$);相对的,其周围软组织和间隙所占面积比例低于 Ti 种植体。在表面改性的种植体中,N-MAO 周围的骨组织比例最低,而 ST-MAO 周围的骨组织比例最高,达到 92.1%($P<0.05$)。此外,ST-MAO 和 ST-MAO-H 周围间隙比例基本没有差异($P=0.07$)。该组织学的统计学分析结果与组织学形貌结果一致。

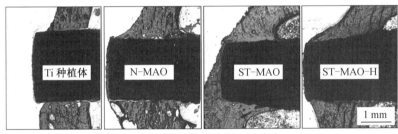

(a) 各种植体硬组织切片照片

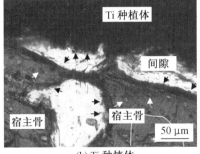

(b) Ti 种植体

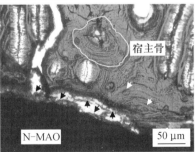

(c) N-MAO 种植体

图 8.26　术后 12 周时 Ti 种植体、N-MAO、ST-MAO 和 ST-MAO-H 的硬组织切片 VG 染色分析

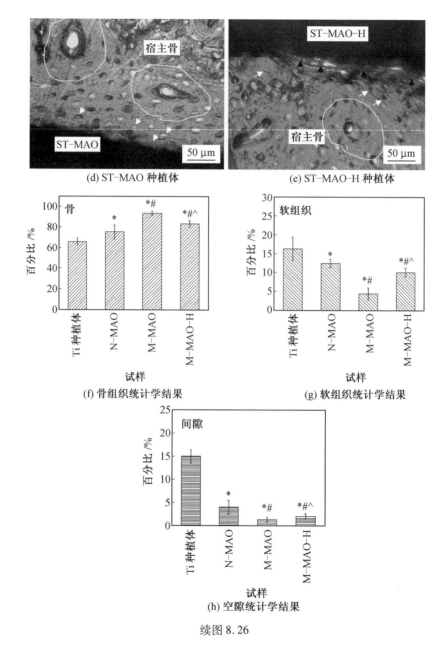

(d) ST-MAO 种植体       (e) ST-MAO-H 种植体

(f) 骨组织统计学结果       (g) 软组织统计学结果

(h) 空隙统计学结果

续图 8.26

为进一步研究恢复过程中骨组织整合能力的变化,对 ST-MAO 和 ST-MAO-H 分别在术后 6 周和 12 周进行双荧光标记。如图 8.27 所示,红色箭头所标示的绿色荧光线对应于术后第 41 天(6 周)时形成的成骨细胞,而黄色箭头所标示的绿色荧光线则对应于术后第 82 天(12 周)时形成的成骨细胞。显然,在术后 6 周时,ST-MAO 和 ST-MAO-H 周围的骨组织都没有完美地与种植体结合在一起。虽然在 ST-MAO 周围可以观察到连续性的骨-种植体直接结合,但近半的界面仍然被软组织所隔开。与之相比,ST-MAO-H 在 6 周时的骨整合能力更差,直接的骨-种植体结合情况很少见,且绝大多数界面被软组织和间隙非连续性隔开,呈波浪状分布。术后 12 周,ST-MAO 和 ST-MAO-H 都与周围骨组织完美结合,呈现骨性结合特征。该结果与 VG 染色组织学分析结果一致。值得注意的是,在皮质骨靠近骨髓腔区域,从 6 周到 12 周 ST-MAO 周围所生成的骨组织量高于 ST-MAO-H,表明 ST-MAO 表面具有更为优异的骨重构能力。

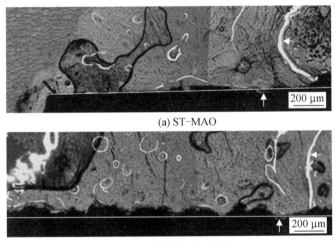

(a) ST-MAO

(b) ST-MAO-H

图 8.27　ST-MAO 和 ST-MAO-H 硬组织切片双荧光标记(术后 6 周和 12 周)染色分析

### 8.5.5　种植体与兔胫骨的力学行为

图 8.28 所示为术后 6 周和 12 周时 Ti 种植体、N-MAO、ST-MAO 和 ST-MAO-H 的力学性能,结果表明种植体表面微纳米结构和元素化合态会对其拔出力造成极大影响。术后 6 周时(图 8.18(a)),Ti 种植体的拔出力仅为 8 N,而 N-MAO 的拔出力则增大了 6 倍多,为 76 N($P<0.05$)。ST-MAO 的拔出力显著性增强,高达 150 N,约为 N-MAO 的 2 倍($P<0.05$),为 Ti 种植体的 20 倍($P<0.05$)。同时,ST-MAO-H 的拔出力较 ST-MAO 有所下降,仅为其大小的 80%(120 N)($P<0.05$)。图 8.28(c)表明,术后 12 周种植体的拔出力仍保留着显著差异,但其变化趋势则发生明显变化。从 6 周到 12 周,Ti 种植体的拔出力没有明显变化,但表

面改性后的种植体的拔出力都显著提高（$P<0.05$）。该结果表明,随恢复时间延长,表面微纳米结构和官能团可促进骨整合,提高兔胫骨内种植体的拔出力。

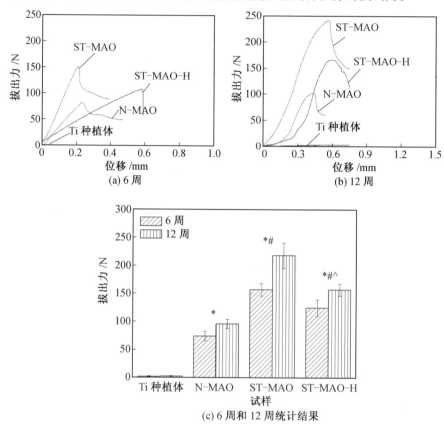

图 8.28　术后 6 周和 12 周时 Ti 种植体、N—MAO、ST—MAO 和 ST—MAO—H 的力学性能

## 8.5.6　种植体取出后表面形貌

图 8.29 所示为术后 12 周时拔出的 ST—MAO 和 ST—MAO—H 的典型 SEM 形貌,可以发现两种种植体表面均有生物组织残留。结合特征 SEM 形貌和 EDS 分析结果,可知在与皮质骨结合区域,种植体表面有矿化骨残留（$x(Ca)=9.2\%$ 和 $x(P)=5.5\%$）。同时,如图 8.29（g）所示,ST—MAO 表面有涂层与骨组织一起从种植体表面剥离（$x(Ti)=88.2\%$ 和 $x(C)=11.8\%$）。该现象表明 ST—MAO 与皮质骨具有完美的骨性结合。与之相比,在皮质骨结合区域,虽然 ST—MAO—H 表面的绝大多数区域都有骨组织剥离或残留特征,但在局部区域可观察到多孔结构且无生物组织残留的涂层（图 8.29（d））,这表明局部区域的软组织结合会导

致种植体的脱出。因此，ST-MAO-H 的拔出力较 ST-MAO 有所降低，而 ST-MAO 的优异生物力学行为则归功于其与骨组织的紧密结合。此外，值得注意的是在皮质骨与骨髓腔的过渡区域，断裂发生在骨组织一侧，可观察到大量生物组织残留(图 8.29(i)和(j))。该现象是由新生成的骨组织尚未矿化($x(\mathrm{Ca})=3.2\%$ 和 $x(\mathrm{P})=1.8\%$)，力学承载能力较弱造成的。

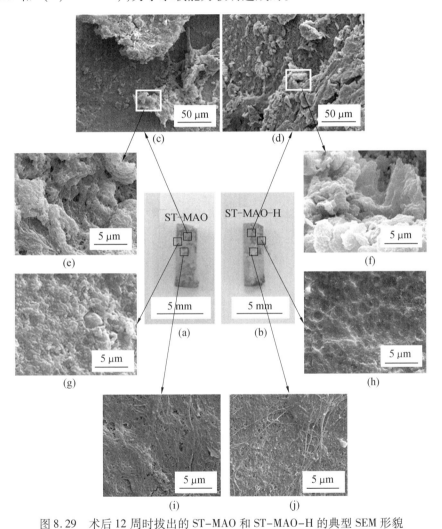

图 8.29　术后 12 周时拔出的 ST-MAO 和 ST-MAO-H 的典型 SEM 形貌

(a)、(b)—ST-MAO/ST-MAO-H 大视图；(c)、(d)—皮质区域种植体表面 SEM 形貌；

(e)、(f)—矿物骨的放大图像；(g)、(h)—拔出和深层的放大图像；

(i)、(j)—ST-MAO/ST-MAO-H 过渡区域种植体表面形貌

## 8.6　种植体与骨组织整合过程

改性后种植体表面的化学成分和结构的变化将直接影响其骨整合能力,主要体现在生物组织生成量和骨–种植体界面结合度两个方面。令人感到意外的是,在感兴趣区域(ROI)采用 Micro–CT 所测得的结果表明,与皮质骨结合较差的种植体在感兴趣区域表现出更高的生物组织生成量。例如,Ti 种植体和 N–MAO 周围区域的生物组织生成量都高于 ST–MAO。这可能是由 Micro–CT 测试时伪影的形成造成的,即在种植体的边界区域,种植体本征高 $H_u$ 值(CT 值)的影响,使与之相邻的局部区域 $H_u$ 值(CT 值)升高,从而导致无法正常通过 $H_u$ 值(CT 值)的大小对相关组织(软组织和骨组织)进行区分。因此,Ti 种植体在过渡区域和骨髓腔区域包覆的大量软组织造成了采用 Micro–CT 测得的生物组织量的增加。而 N–MAO 也因无法分辨出软组织,造成其疏松结构下的生物组织生成量高于 ST–MAO。

对于宏观表面光滑的种植体来说,其生物力学性能直接由周围骨整合情况决定。通常情况下,骨组织与种植体的整合过程可以分为两步:①类骨磷灰石在种植体表面沉积;②新生成的骨胶原与类骨磷灰石层的结合。不同处理工艺所制备种植体的动物学行为对比结果表明,种植体表面的微纳米结构和元素化合态的变化会显著影响骨整合能力。

钛种植体具有较好的生物相容性,在长期恢复后可以与种植区域骨组织形成紧密结合,而不被生物体排斥。这是因为在植入后的长期恢复过程中(12 个月以上),生物体的缓慢腐蚀作用会在钛种植体表面形成钛酸盐层($Na_2TiO_3$),而该腐蚀层可以诱导类骨磷灰石在表面沉积。在短期恢复条件下(12 周),植入的 Ti 种植体与其他文献所报道的生物惰性材料类似,因生物体免疫系统的防护作用,在其表面形成了一个软组织包囊。

结合骨整合机理,通过对 Ti 种植体和 N–MAO 的结构和性能分析,可知其骨整合能力的差异是由种植体表面结构的变化造成的,而非以非晶形式引入涂层的(Ca 和 P)元素组成变化(图 8.14)。这是因为磷灰石诱导能力研究已表明,含 Ca、P、Si 和 Na 的 MAO 涂层的钛试样与纯钛试样都表现为极差的磷灰石诱导能力(图 8.17)。而 MAO 涂层表面的多孔结构则有利于骨蛋白的吸附,进而改善了种植体的骨整合能力。

Gittens 的研究表明,种植体表面纳米结构可以直接刺激细胞表面的受体,在成骨细胞的增殖和组织的重构过程中起到关键性作用。与他们的结果一致,具有纳米点结构的多孔涂层表面(ST–MAO–H)较光滑多孔涂层表面(N–MAO)表现出更好的骨整合能力(图 8.26 和图 8.27)。

此外,涂层表面的化学组成是影响种植体骨整合能力的重要因素。XRD 和 XPS 分析结果表明 ST-MAO 表面有可促进类骨磷灰石形成的 HA 和 Ti—OH 生成。同时,涂层表面纳米线和纳米点结构可以直接刺激成骨细胞膜表面的受体,促进成骨细胞增殖和分化。正是由于 ST-MAO 的官能团和纳米结构同时满足了骨整合机理的两大步骤需求,ST-MAO 表现出最为优异的界面结合效果和生物力学行为(图 8.30)。

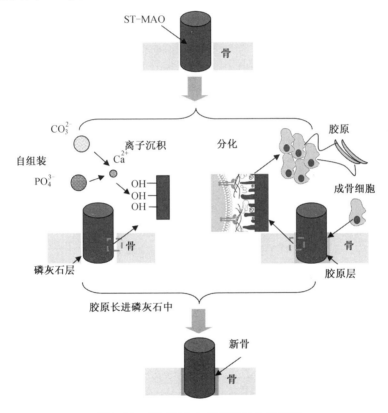

图 8.30　ST-MAO 与骨组织结合示意图

结合目前已有结果,ST-MAO 完美地将纳米结构和化学官能团对骨-种植体整合的促进作用结合在一起,且表现出优异的生物学性能。因此,对 Ti 种植体表面的水汽处理方法可被认为是制备具有优异性能的新一代先进种植体材料的一种有效解决方案。

## 8.7　涂层表面 HA 的纳米棒状结构调控

高温水热处理会强化溶剂的腐蚀性,造成微弧氧化涂层的结构变化。为保持涂层有利于成骨整合的多孔结构,并强化其生物活性,在较低温度下进行水热处理,并研究了涂层中钙、磷含量对水热处理后表面 HA 纳米棒状结构的影响,深入分析和探讨了 HA 纳米棒在微弧氧化涂层表面的溶解再结晶机制。为了在试样表面生成近似人骨的羟基磷灰石纳米棒,以获得良好的生物相容性和力学,对不同工艺制备的微弧氧化试样在 pH=12 的氢氧化钠溶液中进行 120 ℃的水热处理 24 h,根据图 8.31 分析,可发现不同电解液浓度下在 25°~40°之间以及 50°附近有明显的特征衍射峰,说明有 HA 生成,而其他物相组成没有明显的变化。

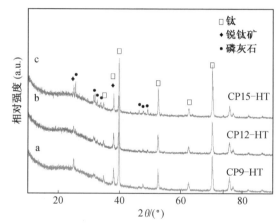

图 8.31　水热处理后不同工艺 CP-MAO 试样的 XRD 谱图
注:CP 表示钙磷比;HT 表示水热处理。

通过分析水热处理后 CP-MAO 的 SEM 形貌(图 8.32)可以得出结论:CP9、CP12、CP15 生成的羟基磷灰石纳米棒由稀疏到均匀再到密集;CP12 所制备的微弧氧化试样经过水热处理后表面生长的纳米棒粗细、大小均匀且棒间距适中。

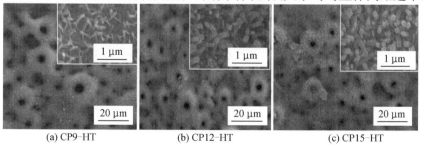

(a) CP9-HT　　　　(b) CP12-HT　　　　(c) CP15-HT
图 8.32　水热处理后 CP-MAO 的 SEM 形貌

图 8.33 所示为 CP12-HT 表面涂层的断口 SEM 形貌。通过 SEM 图可以发现,无论是涂层表面还是涂层的内孔区域,均有纳米棒生长且棒的长度基本相同,其长径比为 10～15。

为确定试样表面纳米棒的物相,采用粉末收集法制备了 CP12-HT 的 TEM 试样。MAO 表面纳米棒的 TEM、HRTEM 形貌如图 8.34 所示。纳米棒的直径约为 30 nm。HRTEM 形貌分析结果表明,图中相互垂直且晶面间距为 0.812 nm 和 0.344 nm 的两组晶面与 HA 的(002)和(100)晶面完美匹配。同时,根据衍射标定结果可知纳米棒沿 HA

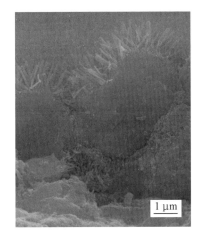

图 8.33　CP12-HT 表面涂层的断口 SEM 形貌

的[001]方向生长。与文献中报道的水热处理生成的 HA 会沿[001]方向定向生长相一致。因此,可以确认 CP12-HT 表面生成的纳米棒为 HA。

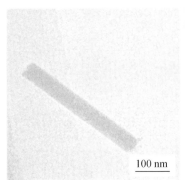

(a) TEM 明场像

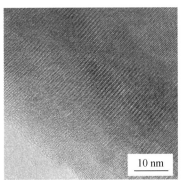

(b) 高分辨像

图 8.34　MAO 表面纳米棒的 TEM、HRTEM 形貌

目前,对于水热处理 MAO 涂层的工作重心主要集中在如何在涂层表面生成 HA 晶体。因而,为避免 $OH^-$ 对涂层的腐蚀,溶液的 pH 主要控制在 7～11,而温度则控制在 60～150 ℃,从而使 $OH^-$ 主要参与 $Ca^{2+}$ 和 $PO_4^{3-}$ 的反应,生成 HA 晶体。因此,由于缺少具有腐蚀性的 $OH^-$,在较低浓度 NaOH 下处理后,试样表面依然保持着 MAO 涂层特有的微观多孔结构。其可能发生的反应为

$$10Ca^{2+} + 6PO_4^{3-} + 2OH^- \longrightarrow Ca_{10}(PO_4)_6(OH)_2 \qquad (8.4)$$

采用微弧氧化方法在钛表面制备含 Ca、P 的氧化层,研究了微弧氧化电解液中 Ca、P 含量对水热处理制备 HA 纳米棒结构的影响,在一定范围内,电解液浓度的增加并不会改变涂层的微孔结构,而有利于 HA 纳米棒的致密化。其生长机制在于:水热过程中,Ca、P 从涂层中迁移溶出,致使局部 Ca、P 离子浓度趋于饱和,Ca、P 离子与羟基结合在涂层表面形成羟基磷灰石形核核心(图 8.35)。而随 Ca、P 局部浓度的增加,所形成的形核核心位点增多。之后随水热处理时间的延长,羟基磷灰石持续沿着 c 轴生长,最终在多孔氧化钛涂层表面形成具有不同密度的均匀分布的羟基磷灰石纳米棒。

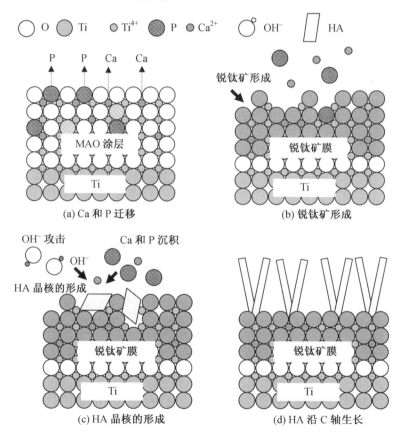

图 8.35 水热处理过程中 MAO 涂层表面 HA 生长结构演变过程示意图

## 8.8　涂层表面壳聚糖水凝胶负载及药物控释

为赋予涂层抗菌性能,在水热处理后的微弧氧化表面进行壳聚糖水凝胶(CS)的区域化负载,并研究选区光固化形成过程及其与微弧氧化涂层的界面结合特征,同时研究了水凝胶载药微弧氧化钛样品的药物控释能力。

### 8.8.1　涂层表面化学接枝处理

为了使涂层表面与光固化壳聚糖水凝胶形成化学键和进行表面化学接枝修饰处理,将水热处理后的试样浸泡在质量分数为 10% 的硅烷化溶液中 24 h 后取出烘干 3 h,再将试样浸泡在质量分数为 5% 的戊二醛(GA)溶液中。通过分析化学接枝修饰处理后 CP12–HT 的 SEM 形貌(图 8.36)可以发现,表面化学接枝修饰处理对表面的羟基磷灰石纳米棒的微观形貌基本没有影响。

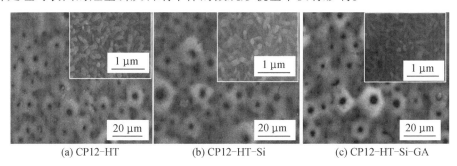

(a) CP12–HT　　　　　(b) CP12–HT–Si　　　　　(c) CP12–HT–Si–GA

图 8.36　化学接枝修饰处理后 CP12–HT 的 SEM 形貌

能谱分析结果表明,经过表面化学接枝修饰处理后涂层表面的化学成分发生明显变化(图 8.37)。未进行化学接枝修饰处理试样不含 Si 元素,且 C 元素含量较低。而经过硅烷化处理后,涂层表面 Si 含量显著升高,进一步的戊二醛处理后,Si 元素含量略有降低但 C 元素含量进一步提升,表明戊二醛可能已与硅烷形成化学接枝。

为进一步确认表面化学接枝修饰处理后试样表面的化学官能团变化情况,对不同处理阶段的试样进行了 XPS 光谱分析(图 8.38)。显然,化学接枝修饰处理将改变涂层表面的元素化合态,经过硅烷化处理的试样涂层表面新生成了 $C-SiO_3$ 键,表明硅烷已与涂层稳定结合;经戊二醛表面化学接枝修饰处理的试样涂层中生成了 $C=O$ 键,说明化学接枝修饰过程中的中间体戊二醛已与硅氧键形成有效连接。

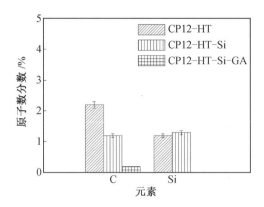

图 8.37　表面化学接枝修饰前后试样的元素含量变化

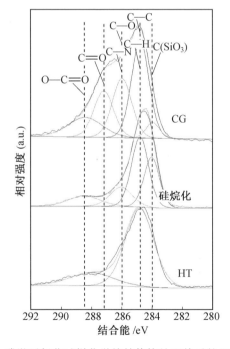

图 8.38　水热处理含钙、磷微弧氧化试样化学接枝修饰处理前后的 XPS 高分辨 C 元素谱图

## 8.8.2　壳聚糖水凝胶的合成及物化性能

图 8.39 所示为化学接枝修饰后壳聚糖冻干试样的照片及 SEM 形貌,其微观形貌为疏松孔状结构。图 8.40(a)、(b)所示为紫外光固化后壳聚糖水凝胶的照片,显然采用化学接枝修饰的壳聚糖可以溶于去离子水,且可光引发聚合为水凝

胶,其光固化后的溶胀比呈现出对 pH 敏感特征,在酸性条件下壳聚糖水凝胶的溶胀比急剧增大,随时间延长出现降解现象(图 8.40(c)),而壳聚糖大分子及其释放的药物均有望增强试样表面的抑菌能力。

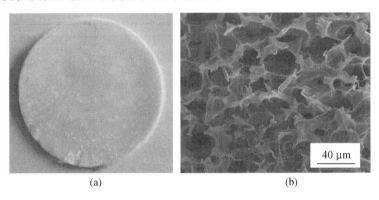

图 8.39　化学接枝修饰后壳聚糖冻干试样的照片及 SEM 形貌

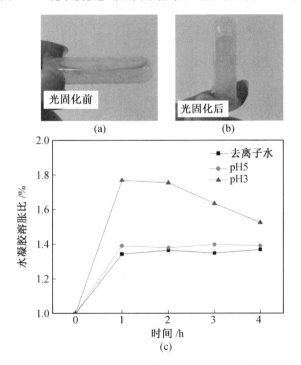

图 8.40　不同 pH 溶液中光固化壳聚糖水凝胶溶胀比随时间的变化曲线

### 8.8.3　壳聚糖水凝胶在涂层表面的区域化负载

以聚二甲基硅氧烷(PDMS)模板为基底,通过转模法可以将液态的化学改性修饰水壳聚糖水溶胶图案化上载到经过表面化学接枝修饰处理的试样表面。如图 8.41 所示,无水凝胶区域涂层仍然保持着良好的纳米结构表面特征,而负载区域则由胶状物质包覆,胶状物与表面结合紧密,且胶状物的结构特征可以通过调节 PDMS 模板的结构进行调控。

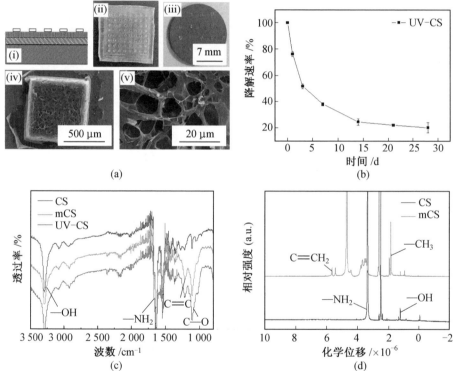

图 8.41　改性涂层表面区域化光固化壳聚糖水凝胶负载特征及其结构性能分析
CS—壳聚糖水凝胶;mCS—改性壳聚糖水凝胶;UV-CS—UV 交联壳聚糖水凝胶

当壳聚糖水凝胶区域化负载的微弧氧化改性钛种植体植入体内后,由于水凝胶的降解特性,水溶性的壳聚糖将快速溶解进入植入微环境中。壳聚糖水凝胶的降解不但可以赋予种植体抗菌能力,在降解完成后还能使具有优异生物活性的水热涂层重新暴露,促进该区域的成骨修复。由图 8.41(b)可知,壳聚糖水凝胶在初始浸泡阶段即快速降解,符合生物活性与抗菌一体化设计需要。

为确保表面改性层与壳聚糖水凝胶的化学接枝作用,需要对改性壳聚糖及其水凝胶的化学结构进行表征。由图 8.41(c)可知,改性后壳聚糖的 C═C 和 C—O 特征峰得到明显增强,表明有利于光固化的甲基丙烯酸酐被成功接枝于壳聚糖分子链上。核磁谱分析得到了同样的结果,位于 $1.9 \times 10^{-6}$ 和 $5.5 \times 10^{-6}$ 的特征峰对应于甲基丙烯酸酐的甲基质子峰和烯烃质子峰。进一步确认壳聚糖的改性成功使其具备了光固化能力和水溶性。

### 8.8.4　改性表面的润湿性能

图 8.42 所示为表面化学接枝修饰及壳聚糖水凝胶负载前后涂层表面的润湿角。分析可知,水热处理后润湿性最好,表现为超亲水特征。而随着化学接枝修饰的进行,涂层表面的—OH 被不断消耗,亲水性出现下降趋势,但变化并不显著,仍然表现为亲水表面特征。而壳聚糖水凝胶区域负载后,试样的亲水性并没有出现明显变化,这是由于涂层表面特征仍然由未负载区域所决定。

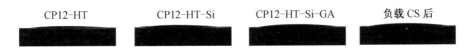

图 8.42　表面化学接枝修饰及壳聚糖水凝胶负载前后涂层表面的润湿角

### 8.8.5　改性表面的磷灰石诱导能力

图 8.43 所示为不同戊二醛处理工艺的化学接枝修饰试样于 SBF 浸泡 1 d 后的 SEM 形貌。已有研究表明,纯钛和 MAO 试样的磷灰石诱导能力非常差,而水热处理后的含钙、磷微弧氧化涂层仅 1 d 时间就可诱导生成大量磷灰石,说明涂层生物活性优异。表面化学接枝修饰会显著影响涂层表面磷灰石的诱导能力。硅烷化处理后,浸泡 1 d 即可生成大量磷灰石,说明此过程对涂层生物活性无影响,这主要是由硅羟基具有良好的生物活性所造成的。而戊二醛处理后,涂层磷灰石诱导能力明显减弱,这是由涂层表面硅羟基与戊二醛化学接枝,使具有生物活性的官能团数量减少造成的。对戊二醛处理工艺进行调控,可知经过质量分数为 5% 的戊二醛溶液浸泡 3.5 h 不但可以对涂层表面进行有效化学接枝修饰,还可以使改性涂层保持优异的磷灰石诱导能力。

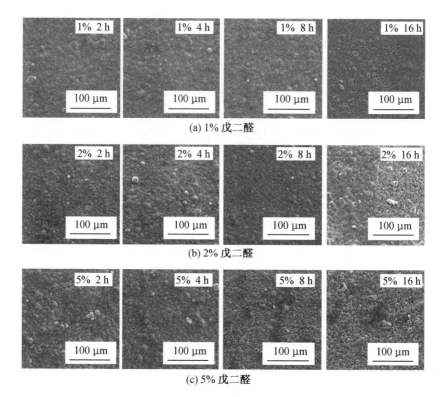

图 8.43 不同戊二醛处理工艺的化学接枝试样于 SBF 中浸泡 1 d 后的 SEM 形貌

众所周知,微弧氧化涂层不具备抗菌能力,而经过水热处理的 Ca、P 系微弧氧化涂层更因其生物活性的增强会促进细菌在其表面增殖。为测试药物含量及水凝胶负载特征对试样表面抗菌能力的影响。采用 $10^5$ CFU 浓度的金黄色葡萄球菌菌悬液浸没试样,并在 37 ℃培养 24 h 之后对试样表面进行死活染色,统计其试样表面接触式抑菌能力。显然,未负载壳聚糖水凝胶的试样无法有效杀灭试样表面的细菌。进行区域化壳聚糖水凝胶负载后,试样表面活细菌数量明显减少。在水凝胶直接负载区域,几乎未观察到活细菌,与微弧氧化试样相比,其对金黄色葡萄球菌和大肠杆菌的抑菌率高达 92% 和 93%;而在未负载区域,表面所观察到的活细菌数量明显少于未负载试样,其对于金黄色葡萄球菌和大肠杆菌的抑菌率分别为 71% 和 67%。说明水溶性壳聚糖水凝胶的负载可以有效抑制细菌在试样表面的生长和增殖,体现出良好的表面抑菌能力。不同表面结构试样表面的细菌死活染色照片及组织学统计分析结果如图 8.44 所示。

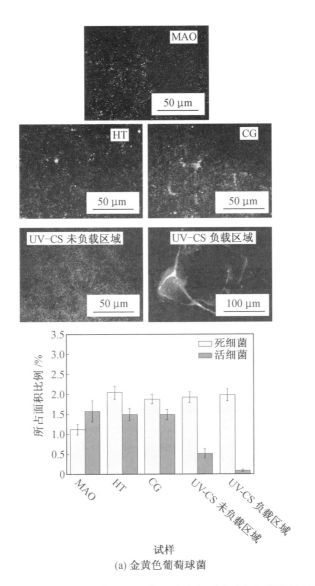

(a) 金黄色葡萄球菌

图 8.44　不同表面结构试样表面的细菌死活染色照片及组织学统计分析结果

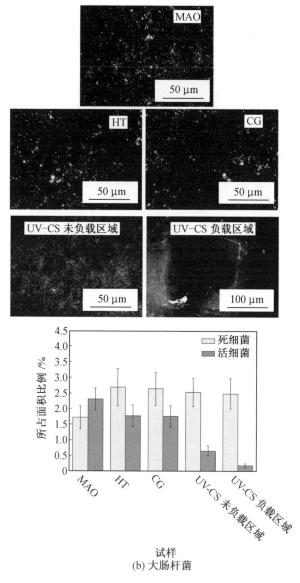

(b) 大肠杆菌

续图 8.44

虽然区域化负载的壳聚糖水凝胶赋予了改性涂层抑菌能力。但是,抗菌能力强化可能引入生物毒性,造成涂层生物活性的降低。为系统研究表面特征对成骨行为的影响,在试样表面种植人间充质干细胞,观察其表面黏附、增殖、分化行为(图 8.45)。显然,经过 1 d 培养后,水热处理后微弧氧化涂层的细胞活性得到明显增强,但由于化学接枝修饰处理改变,涂层表面官能团的组成、细胞培养初期的细胞活性略有下降,但仍明显优于未经过表面改性的微弧氧化涂层。对其表面活细胞数量进行统计,对于未负载壳聚糖水凝胶的试样,其活细胞数量与细胞活力测试结果一致,但对于区域化负载壳聚糖水凝胶试样,其活细胞统计结果表现出明显差异。在壳聚糖水凝胶未负载区域,试样表面活细胞数量与水热处理试样一致,体现出优异的生物活性;而在壳聚糖水凝胶负载区域,仅仅很少的活细胞被观察到,而随着培养时间的延长,水凝胶表面的活细胞数量明显增多。这一现象主要与壳聚糖水凝胶的降解能力密切相关,如图 8.45(b)所示,水凝胶在细胞培养初期将快速降解溶解进入液态培养基,这将造成壳聚糖水凝胶表面在细胞培养初期极不稳定,很容易使黏附在其表面的细胞重新脱附进入液态培养基。而随着培养时间的延长,壳聚糖水凝胶的降解速率明显下降,使残余水凝胶表面变得更加稳定,有利于细胞在其表面黏附和增殖。因此,区域化壳聚糖水凝胶的负载不但可以赋予涂层抗菌能力,还可以使未负载区域保持良好的生物活性。

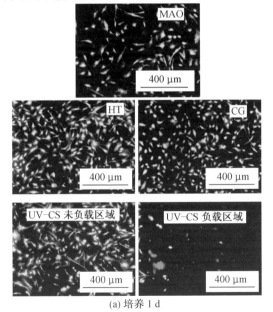

(a) 培养 1 d

图 8.45　不同表面结构试样表面的人间充质干细胞死活染色照
片、细胞活力及组织学统计分析结果

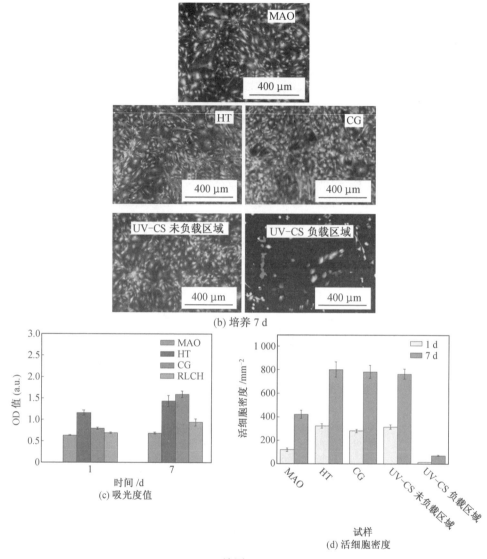

(b) 培养 7 d

(c) 吸光度值

(d) 活细胞密度

续图 8.45

## 8.9 本章小结

(1)水汽处理过程中,MAO 涂层中的 Ca、P、Si 和 Na 元素发生溶解,非晶涂层表面生成大量纳米结构晶体。在较低浓度 NaOH 处理下,溶出的 Ca 和 P 会与

$OH^-$发生反应生成 HA 柱状晶沉积在涂层表面,同时微孔结构涂层表面生成锐钛矿纳米点。随着 NaOH 浓度的增大,涂层中的锐钛矿会与 $OH^-$ 反应,造成表面多孔结构消失,生成 $H_2Ti_5O_{11} \cdot H_2O$ 纳米棒状阵列。

(2)采用 1 mol/L 的 NaOH 溶液对 MAO 涂层进行水热处理,涂层表面仅生成 $H_2Ti_5O_{11} \cdot H_2O$ 纳米棒状阵列。该纳米阵列的形成是由涂层中所含元素的迁移、溶液中 $OH^-$ 对锐钛矿的腐蚀和水合氧化钛层的结晶共同作用的结果。因为锐钛矿向 $H_2Ti_5O_{11} \cdot H_2O$ 进行固相转变过程中,沿[010]方向的体积应变能最小,所以 $H_2Ti_5O_{11} \cdot H_2O$ 沿该方向优先生长,呈纳米棒状结构。

(3)水汽处理过程中,MAO 涂层中的 Ca、P、Si 和 Na 元素会随蒸汽溶出,在涂层表面生成 HA 晶体。同时,涂层表面析出大量锐钛矿纳米点,随 NaOH 沿该方向优先生长,呈纳米棒状结构。随着 NaOH 浓度增大,涂层表面纳米点体积增大,HA 生成量增多但长径比减小。水蒸气中的 NaOH 会与涂层发生反应,在表面生成 Ti—OH 官能团。因长大的纳米点修复了涂层表面的裂纹和内部的缺陷,可促进涂层结构的致密化。

(4)水汽处理后试样在 SBF 浸泡过程中,涂层表面的 HA 晶体部分溶入 SBF 中,为 Ti—OH 和 Si—OH 诱导磷灰石提供 $Ca^{2+}$ 和磷酸根离子,进而加速磷灰石的生成速率,使涂层的磷灰石诱导能力得到明显增强。

(5)水汽处理后的微弧氧化钛种植体表面生成纳米拓扑结构和 OH 官能团,可通过后续热处理去除涂层表面的 OH 官能团。植入兔胫骨 12 周后,ST–MAO 周围生成了致密的新骨组织,其兔胫骨内种植体的拔出力得到显著增强,表现出优异的骨整合能力。微米/纳米复合拓扑结构表面可强化成骨细胞的增殖作用,促使软组织生长。表面的 OH 官能团可加速类骨质的矿化,促进骨组织矿化。OH 官能团对骨整合能力的促进作用优于表面纳米拓扑结构。

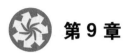

第9章

# 微弧氧化涂层表面
# 异质结构构建及生物学响应机制

为从电刺激角度强化涂层的生物功能性,本章基于异质结的内建电场构建表面电性可控的 $TiO_2$–$SnO_2$ 电响应型涂层。通过调控水热处理工艺,在微弧氧化涂层表面生成具有不同结构的 $SnO_2$ 纳米结构,深入分析和探讨水热处理后涂层结构的演变机理,阐明其生物学响应机制;为赋予微弧氧化涂层抗菌性能,基于 $RuO_2$ 赝电容特性,在钛种植体表面制备多级结构 $TiO_2$–$SnO_2$–$RuO_2$ 电学响应型涂层,分析和探讨外加电场对其生物活性和抗菌能力的影响,阐明其生物功能化机制。

## 9.1　基于 $TiO_2$–$SnO_2$ 异质结的微弧氧化
## 涂层表面结构调控

图 9.1 所示为不同微弧氧化电压下水热反应 24 h 后 MAO 系试样的 XRD 谱图。观察该 XRD 谱图可知在水热反应 24 h 后,不论是 250 V、350 V 还是 450 V 微弧氧化电压的试样都能观察到明显的二氧化锡衍射峰,且随着微弧氧化电压的升高,二氧化锡衍射峰的高度也不断增大,据此推断三种微弧氧化电压下的试样在水热 24 h 后都能够在试样表面生成二氧化锡,而更高的微弧氧化电压更有利于二氧化锡的生成。除此之外,在 450 V 微弧氧化电压的试样中,仍能找到金

红石相与锐钛矿相的衍射峰,但相较于未进行水热处理的试样而言,这两种衍射峰的高度明显变小。

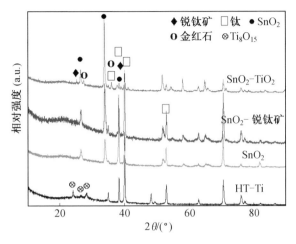

图 9.1　不同微弧氧化电压下水热反应 24 h 后 MAO 系试样的 XRD 谱图

图 9.2 所示为不同微弧氧化电压下水热反应后 MAO 系涂层的 SEM 形貌。经过 24 h 的水热处理后,无法在 Ti 试样表面生成纳米棒,但可在微弧氧化钛基体上生成纳米棒状的二氧化锡,这些二氧化锡纳米棒在试样表面均匀而紧密地分布。对比可知,当微弧氧化电压由 250 V 变化至 350 V、450 V 时,二氧化锡纳米棒的直径也不断增大,其直径的平均值约为 170 nm、200 nm、240 nm。结合图 9.1 的 XRD 谱图进行分析可知,更高的微弧氧化电压更有利于二氧化锡纳米棒在微弧氧化涂层基体上的生长。

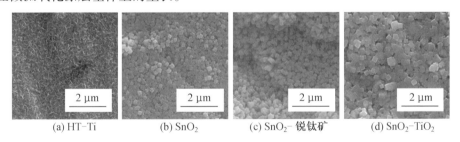

(a) HT–Ti　　　(b) $SnO_2$　　　(c) $SnO_2$–锐钛矿　　　(d) $SnO_2$–$TiO_2$

图 9.2　不同微弧氧化电压下水热反应后 MAO 系涂层的 SEM 形貌

图 9.3 所示为水热处理前后 $SnO_2$–$TiO_2$ 试样截面的 SEM 照片。由 SEM 照片可以看出二氧化锡纳米棒在微弧氧化钛基体上呈簇状分布,纳米棒之间的间距很小且分布均匀。该图中二氧化锡纳米棒的直径约为 150 nm。

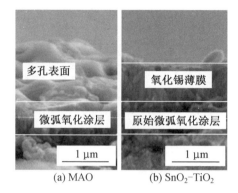

|            |                |
| :--------: | :------------: |
| 多孔表面    | 氧化锡薄膜       |
| 微弧氧化涂层 | 原始微弧氧化涂层  |
| 1 μm       | 1 μm           |
| (a) MAO    | (b) SnO$_2$–TiO$_2$ |

图 9.3　水热处理前后 SnO$_2$–TiO$_2$ 试样截面的 SEM 照片

图 9.4 所示为 SnO$_2$–TiO$_2$ 表面纳米棒的 TEM 照片。通过 TEM 照片可知,所制得的二氧化锡纳米棒的直径约为 150 nm,长度为 300 ~ 400 nm。通过 TEM 分析结果,判断该纳米棒为二氧化锡纳米棒,这一结果与图 9.1 的 SnO$_2$–TiO$_2$ 试样的 XRD 物相分析结果一致。

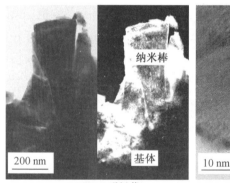
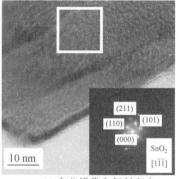

(a) TEM 明场像　　　　　　　　(b) 高分辨像和衍射斑点

图 9.4　SnO$_2$–TiO$_2$ 表面纳米棒的 TEM 照片

此外,通过调节水热过程中溶液的浓度和添加助剂同样可以控制 SnO$_2$ 核心的生长,从而达到对其所生成纳米棒结构的调控。如图 9.5 所示,改变水热溶液中乙醇和氯化锌的体积比可以促进 SnO$_2$ 在溶液中形核,从而降低其在微弧氧化涂层表面形核的概率,相同工艺处理后,涂层表面纳米棒的间距增大。

基于以上研究可知,SnO$_2$ 纳米棒可以在微弧氧化涂层表面形核生长,这主要是由 TiO$_2$ 和 SnO$_2$ 的晶体共格结构所决定的,同时惯习生长关系更有利于纳米棒与涂层之间的结合。水热处理过程中 SnO$_2$ 在 MAO 涂层表面结构生长过程示意图如图 9.6 所示。首先,溶液中的 Sn$^{4+}$ 与 OH$^-$ 反应生成 Sn(OH)$_4$,然后由于高温

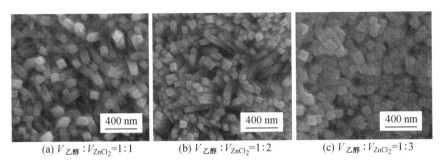

(a) $V_{乙醇}:V_{ZnCl_2}=1:1$　　(b) $V_{乙醇}:V_{ZnCl_2}=1:2$　　(c) $V_{乙醇}:V_{ZnCl_2}=1:3$

图 9.5　$SnO_2$ 纳米棒结构调控 SEM 形貌

条件 $Sn(OH)_4$ 脱水在微弧氧化涂层表面形核生成 $SnO_2$ 核心,由于水热溶液中 $Sn^{4+}$ 浓度过量和惯习生长关系,涂层表面出现大量形核,并随着时间的延长快速生长为致密堆垛的 $SnO_2$ 纳米棒。而通过控制 $SnO_2$ 在水热溶液及微弧氧化涂层表面的形核速率,可对纳米棒的生长结构进行调控,改变其长度和密度。

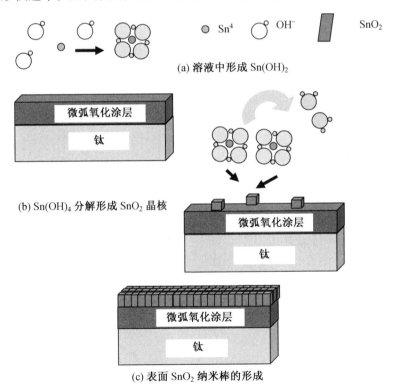

(a) 溶液中形成 $Sn(OH)_2$

(b) $Sn(OH)_4$ 分解形成 $SnO_2$ 晶核

(c) 表面 $SnO_2$ 纳米棒的形成

图 9.6　水热处理过程中 $SnO_2$ 在 MAO 涂层表面结构生长过程示意图

## 9.2　TiO$_2$–SnO$_2$ 异质结涂层体外性能

图 9.7 所示为 SnO$_2$–TiO$_2$ 系涂层不同表面特征试样的划痕分析测试结果。对比不同微弧氧化电压下试样及水热处理前后试样的划痕分析测试结果可发现声信号位置基本相同,水热后的试样摩擦力曲线较未经水热处理的试样摩擦力曲线更为平滑,因此水热处理生成的 SnO$_2$ 纳米棒膜层对涂层表面的力学性能无明显影响。

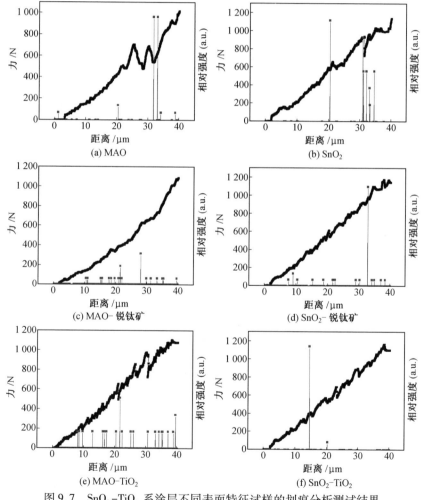

图 9.7　SnO$_2$–TiO$_2$ 系涂层不同表面特征试样的划痕分析测试结果

图 9.8 所示为 $SnO_2$-$TiO_2$ 系涂层不同表面特征试样的润湿角。微弧氧化处理后的试样润湿角测试结果无明显差异,通常被认定为疏水表面。而经过水热处理后,$SnO_2$-Non 和 $SnO_2$-锐钛矿依旧保持着疏水表面特征,但 $SnO_2$-$TiO_2$ 的润湿角减小到 $9.8°\pm1.2°$,呈现出非常优异的亲水特征。

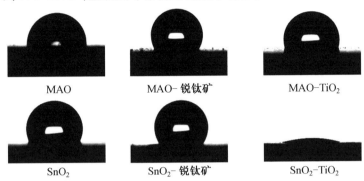

| MAO | MAO-锐钛矿 | MAO-$TiO_2$ |
|---|---|---|
| $SnO_2$ | $SnO_2$-锐钛矿 | $SnO_2$-$TiO_2$ |

图 9.8　$SnO_2$-$TiO_2$ 系涂层不同表面特征试样的润湿角

$SnO_2$ 被认为是生物惰性材料而被用于生物传感器和抑菌领域,至今仍无关于其在模拟体液中可诱导磷灰石显示生物活性的报道。而涂层的生物活性除了与其表面元素成分相关外,还与其物理性质有密切联系。$SnO_2$-$TiO_2$ 系涂层在 $1.5\times SBF$ 浸泡 7 d 后的磷灰石诱导能力分析如图 9.9 所示,$SnO_2$-$TiO_2$ 表面被沉积物完全覆盖,其放大形貌表明沉积层具有网状结构,结合 XRD 和 FT-IR 结果进行分析,可以确认其表面生成的是含有碳酸根的磷灰石。而其他试样表面无任何变化,仍然保持原有形貌特征。由此可知,不同于传统 $SnO_2$ 表面,$SnO_2$-$TiO_2$ 表面因其异质结所形成的内建电场可使涂层获得因电场刺激而引起的生物活性,从而诱导磷灰石在表面沉积。

人间充质干细胞接种在各试样表面培养 7 d 后的实验结果如下:

图 9.10(a)所示为 MTT 法检测试样表面的细胞活性结果,各试样上的细胞相对活性与各自对应的 OD 值呈正相关。结果显示,Ti 的 OD 值最低,MAO-$TiO_2$、$TiO_2$-$SnO_2$、试样 OD 值均高于 Ti 试样,表明经微弧氧化、水热处理后 Ti 表面形成的涂层均无细胞毒性,且具有生物活性。

图 9.10(c)~(e)依次为 Ti、MAO-$TiO_2$、$TiO_2$-$SnO_2$ 试样鬼比环肽染色细胞骨架实验结果图,细胞核为蓝色,对图中细胞数量面密度进行统计学测算,得到各试样表面定殖细胞数量面密度如图 9.10(b)所示,结果表明细胞数量面密度由小到大排序为 Ti、MAO-$TiO_2$、$TiO_2$-$SnO_2$,可见 $TiO_2$-$SnO_2$ 复合涂层的构建有利于细胞增殖。明显可见图 9.10(e)较(c)和(d)中细胞向四周铺展更加完全,具有更加良好的骨架构造。说明 $TiO_2$-$SnO_2$ 试样上细胞肌动蛋白的组装情况良好。

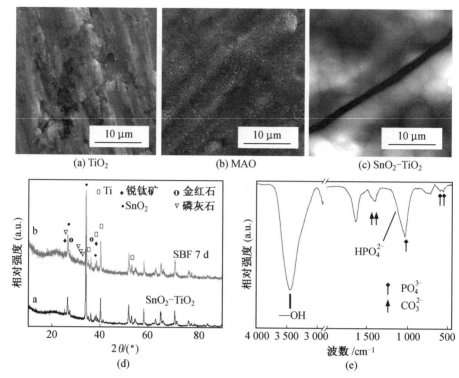

(a) TiO₂　　　(b) MAO　　　(c) SnO₂-TiO₂

(d)　　　　　(e)

图 9.9　SnO₂-TiO₂ 系涂层在 1.5×SBF 浸泡 7 d 后的磷灰石诱导能力分析

综上,由 MTT 法检测细胞活性实验结果、细胞数量面密度统计学测算结果、鬼比环肽染色细胞骨架实验结果知,TiO₂-SnO₂ 试样细胞肌动蛋白的组装、黏附和增殖情况良好,有充分理由推测该涂层更有利于使种植体与骨界面处有更多细胞定殖,从而使种植体与骨的结合更加牢固。

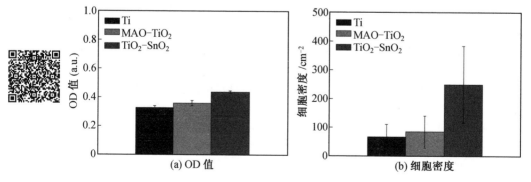

(a) OD 值　　　　　(b) 细胞密度

图 9.10　SnO₂-TiO₂ 系涂层种植人间充质干细胞 7 d 后的实验结果

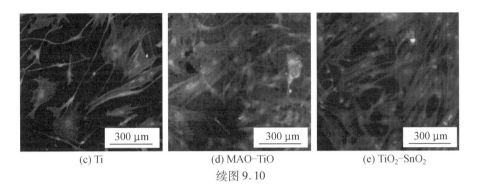

(c) Ti　　　　　　(d) MAO–TiO　　　　　(e) TiO₂–SnO₂

续图 9.10

## 9.3　TiO₂–SnO₂ 异质结构涂层表面的生物学响应机制

为保证试样微弧腐蚀大孔区域和平坦区域结构的一致性,在进行微弧腐蚀处理后对钛试样进行酸蚀处理以去除氧化层。如图 9.11 所示,R–Ti(粗糙 Ti 表面酸蚀处理)表面的腐蚀大孔区域和平坦区域均为酸蚀特征,无氧化物膜层残留。因此后续微弧氧化处理和水热处理后可以在种植体表面得到形貌均匀的 TiO₂ 多孔涂层

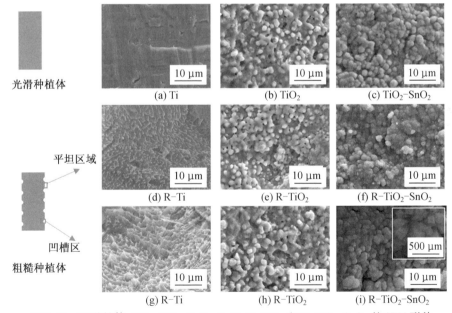

图 9.11　Ti 种植体、TiO₂、TiO₂–SnO₂、R–Ti、R–TiO₂ 和 R–TiO₂–SnO₂ 的 SEM 形貌

Ti—未处理;TiO₂—微弧氧化;TiO₂–SnO₂—微弧氧化+水热处理;R–Ti—酸蚀处理;

R–TiO₂—微弧氧化;R–TiO₂–SnO₂—微弧氧化+水热处理

和 $SnO_2$ 纳米棒膜层。

对于异质结,物相的晶化程度对其性能影响显著。因此,采用 XRD 对无腐蚀大孔试样的物相进行确认,而对于具有腐蚀大孔的种植体则采用拉曼光谱对不同区域进行分析(图9.12)。显然微弧氧化处理后,在 $TiO_2$ 表面生成了锐钛矿和金红石相 $TiO_2$,而水热处理后 $SnO_2$ 的特征峰在 XRD 光谱中被发现。拉曼分析结果表明,具有腐蚀大孔试样表面不同特征区域的物相组成与无腐蚀大孔试样一致。

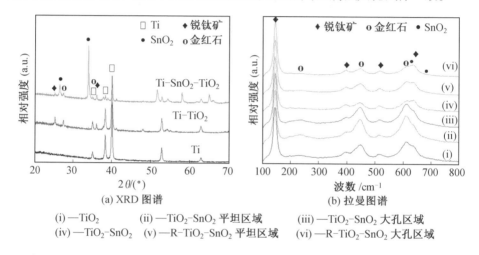

(a) XRD 图谱      (b) 拉曼图谱

(i) —$TiO_2$      (ii) —$TiO_2$–$SnO_2$ 平坦区域      (iii) —$TiO_2$–$SnO_2$ 大孔区域

(iv) —$TiO_2$–$SnO_2$      (v) —R-$TiO_2$–$SnO_2$ 平坦区域      (vi) —R-$TiO_2$–$SnO_2$ 大孔区域

图 9.12   Ti 种植体、$TiO_2$、$TiO_2$–$SnO_2$、R-Ti、R-$TiO_2$ 和 R-$TiO_2$–$SnO_2$ 的物相组成分析

通常,骨骼被认为是一种动态的活组织在其一生中不断被改造。对于种植体周围感兴趣区域(ROI)进行重构分析,以评估骨骼在不同类型钛种植体周围的重塑情况。根据 3D 重构截面图可知生物组织沿着种植体表面向骨髓空腔生长。同时,生物组织种植体光滑组和粗糙组种植体的骨-种植体界面显示出相似的接触特征。Ti 和 R-Ti 为间接接触,$TiO_2$ 和 R-$TiO_2$ 为部分直接接触,而 $TiO_2$–$SnO_2$ 和 R-$TiO_2$–$SnO_2$ 为直接接触,即纯钛种植体表面被软组织包覆与骨组织隔离,而微弧氧化涂层表面与骨组织形成部分骨性结合,但仍有软组织存在,而 $SnO_2$ 表面与骨组织形成了完美的结合特征。

因为伪影的存在,在种植体周围的软组织和矿化骨组织很难被 Micro-CT 区分(图9.13)。VG 染色后的硬组织切片被用于进行组织形态计量学分析(图9.14)。显然,在骨组织空洞区域可以清晰地观察到破骨细胞和成骨细胞。作为骨重构的功能单位,BMUs 状态的变化将直接影响种植体周围骨组织的重构。而观察到的 BMUs 空腔尺寸变化,则主要由两个因素所决定,即涂层的生物活性和种植体表面腐蚀大孔的结构。

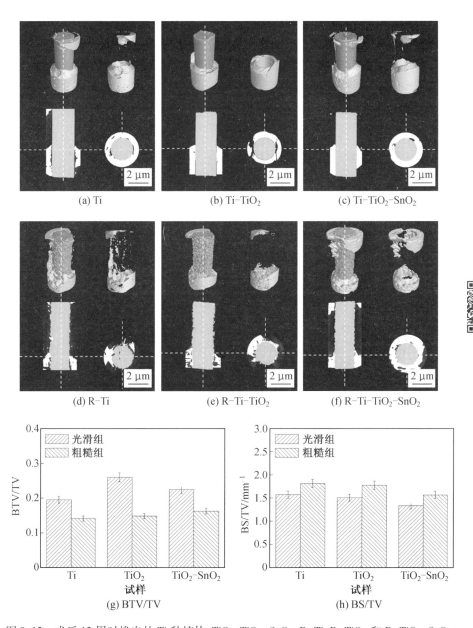

图 9.13　术后 12 周时拔出的 Ti 种植体、$TiO_2$、$TiO_2$-$SnO_2$、R-Ti、R-$TiO_2$ 和 R-$TiO_2$-$SnO_2$ 的 Micro-CT 分析

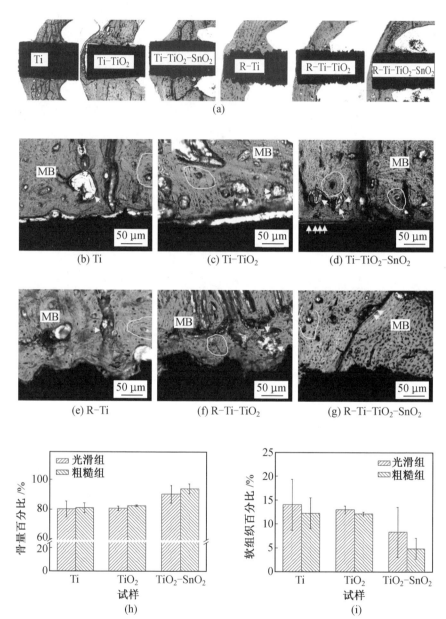

图 9.14　术后 12 周时拔出的 Ti 种植体、$TiO_2$、$TiO_2$-$SnO_2$、R-Ti、R-$TiO_2$ 和 R-$TiO_2$-$SnO_2$ 的硬组织切片 VG 染色分析

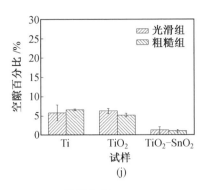

续图 9.14

对于光滑种植体来说,BMUs 的表达主要取决于涂层的生物活性。Ti 种植体无生物活性,所以在空腔中主要观察到破骨细胞对骨组织的重吸收。而对于 $TiO_2$,微弧氧化涂层的多孔结构可以促使成骨细胞的表达,并在一定程度上促进骨组织矿化,因此仅在种植体-骨组织界面处观察到部分直接性接触。而对于 $TiO_2$-$SnO_2$ 来说,其电活性可大幅强化周围组织中磷灰石的沉积和胶原的产生,表现出优异的成骨矿化现象。

对于具有微弧腐蚀大孔的粗糙种植体,其骨整合能力相较于光滑表面种植体得到显著增强。这是由表面结构对促进成骨修复细胞和蛋白质的吸附作用差异造成的。大孔的存在有利于细胞和蛋白质的吸附,进而促进该区域骨组织的重构矿化。结合表面电活性涂层的影响,R-$TiO_2$-$SnO_2$ 还会促进 $Ca^{2+}$ 和 $Mg^{2+}$ 在该区域的沉积,进而表现出极其优异的骨整合能力。

为评估种植体与骨组织的结合,术后 12 周对其进行拔出力测试实验(图 9.15)。如预期,电活性涂层和表面腐蚀大孔均使种植体的拔出力得到了显著提升。对于光滑表面种植体,电活性涂层使拔出力较纯钛种植体提升了 5 倍以上($P<0.05$)。而对于粗糙表面种植体,其拔出力远高于所对应的光滑表面种植体。

为了确认种植体的拔出失效模式,对拔出后的种植体表面形貌和元素成分进行分析(图 9.16)。显然,粗糙表面种植体有大量啮合的生物组织残留,而光滑表面种植体仅有少量生物组织残留。通过能谱分析,可以发现残留生物组织表面有含 Ca 和 P 的球片状矿化物残留;在具有电活性的 $TiO_2$-$SnO_2$ 表面观察到了矿化的骨组织和大量残留的矿化物;R-$TiO_2$-$SnO_2$ 的大孔区域已被矿化骨组织所填满,进一步证明了电活性涂层可以在骨组织重构过程中,吸引 $Ca^{2+}$ 和 $Mg^{2+}$ 沉积以激活信号通路促进成骨表达。

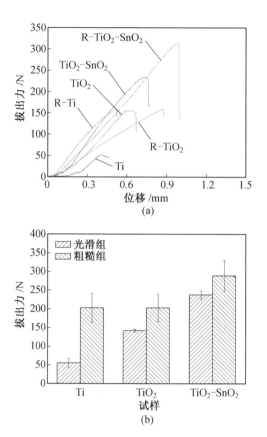

图 9.15　12 周时拔出 Ti 种植体、$TiO_2$、$TiO_2-SnO_2$、R–Ti、$R-TiO_2$ 和 $R-TiO_2-SnO_2$ 的力学性能

对于宏观表面光滑的种植体来说,其生物力学性能直接由周围骨整合情况决定。通常情况下,骨组织与种植体的整合过程可以分为两步:①类骨磷灰石在种植体表面沉积;②新生成的骨胶原与类骨磷灰石层的结合。不同处理工艺所制备种植体的动物学行为对比结果表明,种植体表面的微纳米结构刺激和内建电场刺激的变化会显著影响骨整合能力。

结合骨整合机理,通过对 Ti 种植体和 MAO 结构及性能的分析,可知其骨整合能力的差异是由种植体表面结构变化造成的,这是因为磷灰石诱导能力研究已表明具有单独 MAO 涂层的钛试样与纯钛试样一样,都表现为极差的磷灰石诱导能力。而 $SnO_2-TiO_2$ 涂层对 $Ca^{2+}$ 和 $Mg^{2+}$ 的吸引作用,使其磷灰石诱导能力得到显著提升,进而改善了种植体的骨整合能力,如图 9.17 所示。

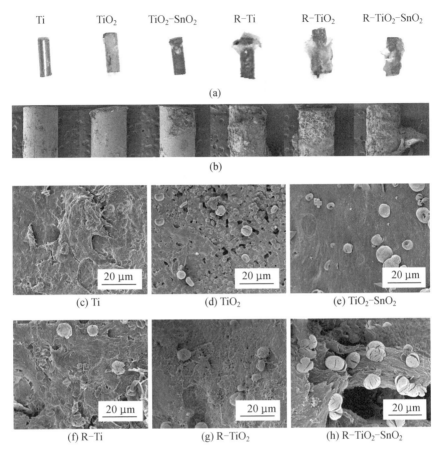

图 9.16 12 周时拔出 Ti、TiO$_2$、TiO$_2$-SnO$_2$、R-Ti、R-TiO$_2$ 和 R-TiO$_2$-SnO$_2$ 表面 SEM 形貌

同时,种植体表面纳米结构可以直接刺激细胞表面的受体,在成骨细胞的增殖和组织的重构过程中起到关键性作用。具有纳米棒状结构的多孔涂层表面(TiO$_2$-SnO$_2$)较光滑多孔涂层表面(TiO$_2$)表现出更好的骨整合能力(图 9.13 和图 9.14)。

结合目前已有结果,TiO$_2$-SnO$_2$ 完美地将纳米结构和内建电场刺激对骨-种植体整合的促进作用结合到一起,且表现出优异的生物学性能。由此可知,通过水热处理在钛表面制备 SnO$_2$-TiO$_2$ 涂层是一种钛表面微弧氧化涂层呈优异抑菌能力和骨整合能力的构建方案。

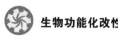 

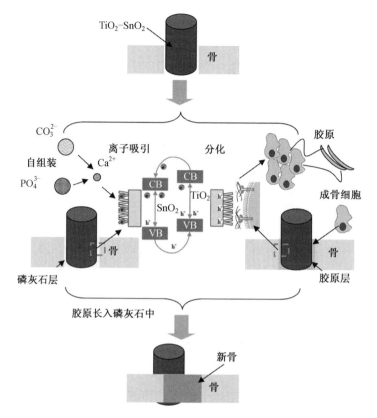

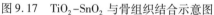

图 9.17　$TiO_2$–$SnO_2$ 与骨组织结合示意图

## 9.4　基于 $TiO_2$–$SnO_2$–$RuO_2$ 异质结的微弧氧化涂层表面结构调控

　　针对普通微弧氧化涂层不具备抗菌能力的不足,为基于电刺激赋予微弧氧化涂层可控抗菌能力并协同强化其生物活性,本节研究了微弧氧化钛表面 $SnO_2$–$RuO_2$ 复合涂层的表面形貌、截面形貌、物相、元素化合态等组织结构特征,并对复合涂层的形成机理及电化学性能进行讨论。

### 9.4.1　$TiO_2$–$SnO_2$–$RuO_2$ 复合涂层表面形貌分析

　　图 9.18 所示为不同表面结构试样的 SEM 形貌。Ti 试样(图 9.18(a))表面光滑,可见因机械加工产生的划痕。微弧氧化后(图 9.18(b)),钛表面沉积微米

级孔状结构,大部分孔径较为相似且分布较均匀。水热处理后(图9.18(c)),试样表面发现由形状规则的微米级立方体棒所组成的纳米花状丛簇结构,该结构尺寸相近且排列密集;浸渍煅烧处理后(图9.18(d)~(h)),有纳米级细小晶粒沉积在立方体棒结构表面或间隙,分布密集且较均匀。

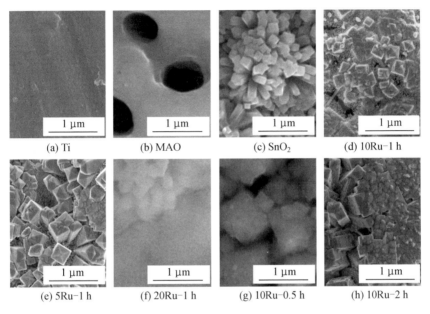

图9.18 不同表面结构试样的 SEM 形貌

分析不同浸渍煅烧工艺涂层表面 SEM 图,随前驱体 $Ru^{3+}$ 质量浓度增加,$RuO_2$ 沉积量增加,同时沉积层增厚;5Ru-1 h 试样(图9.18(e))表面所沉积纳米颗粒量较少,纳米晶粒均匀分布在纳米棒丛簇间隙,大量裸露的 $SnO_2$ 纳米丛簇表面清晰可辨;不改变浸渍煅烧处理时间,当前驱体 $Ru^{3+}$ 质量浓度增加至10 mg/mL(图9.18(d)),试样表面纳米颗粒沉积量明显增加,纳米颗粒均匀分布在纳米棒丛簇的表面及间隙,试样表面仍可见部分裸露的 $SnO_2$ 丛簇;当前驱体 $Ru^{3+}$ 质量浓度继续增加至 20 mg/mL(图9.18(f)),其 SEM 图像中所沉积纳米颗粒层基本已完全包覆 $SnO_2$ 纳米丛簇结构,由于 20Ru-1 h 表面纳米颗粒层过厚,部分位置沉积层出现裂纹。

当固定前驱体 $Ru^{3+}$ 质量浓度为 10 mg/mL,改变浸渍煅烧处理时间,由于浸渍煅烧处理时间过短,10Ru-0.5 h 试样表面所沉积纳米颗粒极少;10Ru-1 h 试样表面纳米颗粒沉积量明显增加,纳米晶粒均匀分布在纳米棒丛簇的表面及间隙,且二者结合紧密;当处理时间增加至 2 h,由于处理时间过长,纳米颗粒已经

大量固溶到 $SnO_2$ 纳米棒丛簇结构中,其表面基本不可见纳米颗粒沉积层。

### 9.4.2 $TiO_2$–$SnO_2$–$RuO_2$ 复合涂层物相分析

图 9.19 所示为不同表面结构试样的 XRD 谱图,微弧氧化后,所得涂层成分为锐钛矿相 $TiO_2$ 与金红石相 $TiO_2$(图 9.19(b));水热处理后,生成四方晶系 $SnO_2$(图 9.19(a));浸渍煅烧处理后,生成钌氧化物,经判定其物相可能为 $RuO_2$(图 9.19(b))。微弧氧化钛表面 $SnO_2$–$RuO_2$ 复合涂层中存在锐钛矿相 $TiO_2$、金红石相 $TiO_2$、四方晶系 $SnO_2$ 与 $RuO_2$。

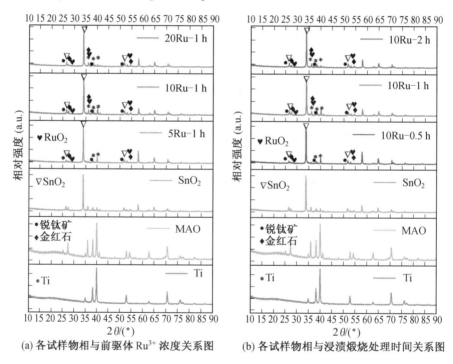

(a) 各试样物相与前驱体 $Ru^{3+}$ 浓度关系图　　(b) 各试样物相与浸渍煅烧处理时间关系图

图 9.19　不同表面结构试样的 XRD 谱图

固定浸渍煅烧处理时间,改变前驱体浓度,可见 5Ru–1 h 试样中特征峰强度弱于 10Ru–1 h 试样与 20Ru–1 h 试样,而 10Ru–1 h 与 20Ru–1 h 试样相比,特征峰强度无明显差异;固定前驱体浓度,改变浸渍煅烧处理时间,可见 10Ru–0.5 h 试样特征峰强度明显弱于 10Ru–1 h、10Ru–2 h 试样,10Ru–1 h、10Ru–2 h 试样特征峰强度无明显差异。

### 9.4.3　$TiO_2$–$SnO_2$–$RuO_2$ 复合涂层表面元素分布

由明场下 $TiO_2$–$SnO_2$–$RuO_2$ 试样表面粉体的 TEM 形貌(图 9.20(a))与相应位置暗场下 TEM 形貌(图 9.20(b))可以看出,$TiO_2$–$SnO_2$–$RuO_2$ 试样表面粉体呈现纳米棒状结构。对 $TiO_2$–$SnO_2$–$RuO_2$ 试样高分辨图(图 9.20(c))白色框区域进行傅里叶转换,结果如图 9.20(e)所示,其晶面间距为 0.148 4 nm、0.177 4 nm、0.169 8 nm,分别对应于 $SnO_2$ 晶体的 $(3\bar{1}0)$、$(211)$、$(\bar{1}21)$ 晶面。$(3\bar{1}0)$ 与 $(211)$ 两晶面夹角为 54.66°,与其理论值 53.9° 接近,因此,由已有结果可知,涂层纳米棒状结构中 Sn 元素的存在形式为四方晶型 $SnO_2$。根据图 9.20(c)白色方框区域涂层的 EDS 谱图(图 9.20(c))可知,涂层主要含有 Sn 和 O 元素,同时含有少量 Ru 和 Ti 元素。

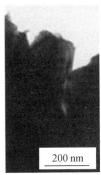 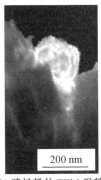 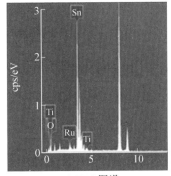

(a) 明场粉体 TEM 形貌　(b) 暗场粉体 TEM 形貌　　　　(c) EDS 图谱

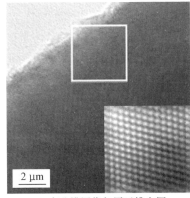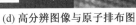 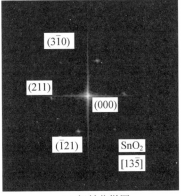

(d) 高分辨图像与原子排布图　　　　(e) 衍射花样图

图 9.20　$TiO_2$–$SnO_2$–$RuO_2$ 试样透射电子显微镜(TEM)测试结果

### 9.4.4 涂层化学态分析结果

图9.21(a)所示为 TiO$_2$-SnO$_2$-RuO$_2$ 试样未带电及带正、负电后 Ru 3d 窄区扫描 XPS 能谱,该谱图是 Ru 3d 化学位移形成的两个双峰和 C 1s 峰共 5 个峰的叠加,高结合能一侧的 Ru 3d 双峰对应 Ru(Ⅳ),而低结合能一侧的双峰对应 Ru(Ⅲ)(图9.21(a))。Ru(Ⅳ)来源于 RuO$_2$,而未带电时存在 Ru(Ⅲ)则主要是因为 RuO$_2$ 纳米颗粒由 RuCl$_3$ 制备,样品中残留 Ru$^{3+}$。带正电后 Ru(Ⅳ)峰明显增强,带负电后 Ru(Ⅲ)峰明显增强。说明带电过程 Ru 发生了氧化还原反应,体现出其作为赝电容材料的潜质。

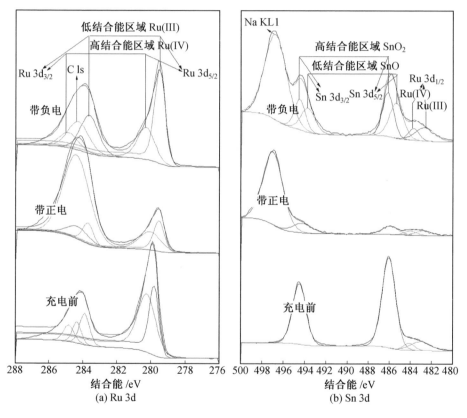

图9.21 TiO$_2$-SnO$_2$-RuO$_2$ 试样 Ru 3d 与 Sn 3d 光电子能谱图

图9.21(b)所示为 TiO$_2$-SnO$_2$-RuO$_2$ 试样带正、负电前后的 Sn 3d 窄区扫描 XPS 能谱,带正、负电后结合能最高的峰是 NaKL1 俄歇杂峰。带正、负电后及未带电时结合能最低的两个峰则是不同价态 Ru 对应的 Ru 3p$_{1/2}$峰。未带电和带正

电后谱图中间的两个峰是 $SnO_2$ 中 $Sn(IV)$ 对应的 Sn 3d 双峰,带负电时较未带电低结合能侧出现另一对 Sn 3d 双峰,根据相关化学位移的数据判断为 SnO 中 $Sn(II)$ 对应的 Sn 3d 双峰。说明带负电后试样 $SnO_2$ 还原为 SnO。

图 9.22(a)所示为 $TiO_2$–$SnO_2$–$RuO_2$ 试样未带电及充正、负电后 Ti 2p 窄区扫描 XPS 能谱,谱图中居中的两个峰是不同价态 Ru 的 $Ru\ 3p_{3/2}$ 峰,两侧的两个峰则是 $TiO_2$ 中 $Ti(IV)$ 对应的 Ti 2p 双峰。未带电及带正、负电后峰的位置和相对强度改变不明显,说明带电未改变 $TiO_2$ 中 Ti 的价态。图 9.22(b)为 $TiO_2$–$SnO_2$–$RuO_2$ 试样带正、负电前后 O 1s 窄区扫描 XPS 能谱,未带电时高结合能一侧为 $OH^-$ 中 O 对应的 O 1s 峰,而低结合能一侧为 $O^{2-}$ 中 O 对应的 O 1s 峰。带正、负电后阳离子化合态变化导致 O 1s 化学位移峰。

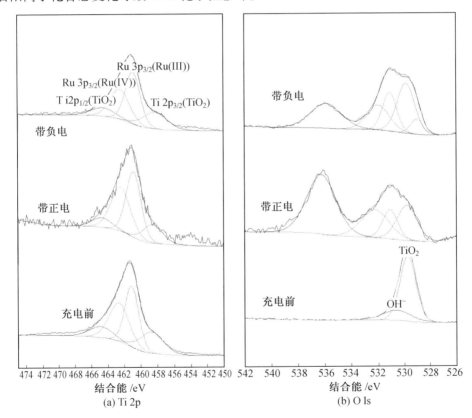

图 9.22　$TiO_2SnO_2$–$RuO_2$ 试样 Ti 2p 与 O 1s 光电子能谱图

综上所述,带电时主要是 Ru、Sn 的价态变化,Ti 的价态变化甚微,在仪器检测限以下。而 Ru、Sn 的价态变化则与亲水性、高比电容性等有因果关系,详见相关章节。上述元素少部分谱线与标准谱线略有差异,可能是由 $SnO$、$SnO_2$、$RuO_2$、$TiO_2$ 接触时产生异质结改变各元素的电离能造成的。

图 9.23 所示为 $TiO_2$-$SnO_2$-$RuO_2$ 试样涂层粉体的元素面分布图,图 9.23(a)为粉体电子图像,白色框外为微弧氧化钛基底,白色框内为 $SnO_2$-$RuO_2$ 复合涂层,由图(a)可看出,$SnO_2$-$RuO_2$ 复合涂层为纳米棒状结构。由图 9.23(b)~(d)可知,微弧氧化钛表面 $SnO_2$-$RuO_2$ 复合涂层中有大量 Sn、Ru、O 元素。由图 9.23(b)和(d)对比可知,Sn 元素分布图中点阵密集近乎成面状分布且分布在纳米棒中部,Ru 元素分布点稀疏松散且主要分布在纳米棒边缘,此结果有力地证明了在 $SnO_2$-$RuO_2$ 复合涂层中,$SnO_2$ 为纳米棒状结构,$RuO_2$ 分散沉积在 $SnO_2$ 纳米棒上。

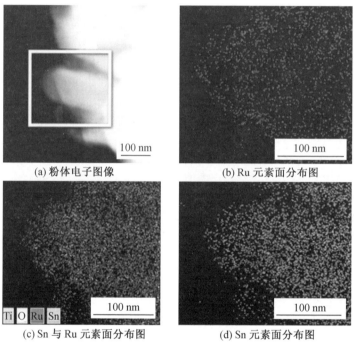

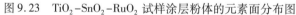

图 9.23　$TiO_2$-$SnO_2$-$RuO_2$ 试样涂层粉体的元素面分布图

## 9.4.5　$TiO_2$-$SnO_2$-$RuO_2$ 复合涂层截面形貌与元素分布

从图 9.23 中可以观察到,$TiO_2$ 层较厚,$SnO_2$ 层较薄且 $SnO_2$ 为棒状结构,极薄的 $RuO_2$ 层密集沉积在 $SnO_2$ 纳米棒表面。$TiO_2$ 和 $SnO_2$ 层结合紧密,$SnO_2$ 与 $RuO_2$ 层结合紧密。

图 9.24 所示为涂层截面元素分布,Ti 主要分布在基底,涂层中 Ti 元素含量较低。Sn 主要分布在 Ti 上部,且分布较为密集。Ru 元素主要分布在涂层最上部,分布较少。截面元素分布结果与截面 SEM 图一致。

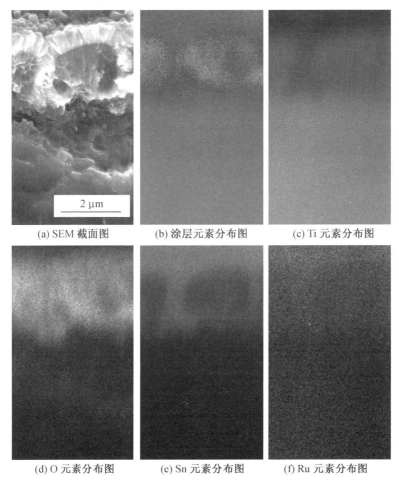

(a) SEM 截面图　　(b) 涂层元素分布图　　(c) Ti 元素分布图

(d) O 元素分布图　　(e) Sn 元素分布图　　(f) Ru 元素分布图

图 9.24　涂层截面元素分布

综上,分析涂层截面可得,$SnO_2$ 棒状结构分布在微弧氧化钛基底表面,$RuO_2$ 均匀地沉积在 $SnO_2$ 棒状结构表面。$TiO_2$ 层与 $SnO_2$ 层、$SnO_2$ 与 $RuO_2$ 层均结合紧密。

## 9.4.6　$TiO_2$-$SnO_2$-$RuO_2$ 复合涂层生长过程

$TiO_2$-$SnO_2$-$RuO_2$ 复合涂层的生长过程为,通过以乙醇、乙二胺二乙酸钠为电解液的微弧氧化生成二氧化钛微米级孔结构,进而通过水热处理生成二氧化钌微米棒状结构,最后通过钌盐热处理使二氧化钌颗粒状纳米结构沉积在二氧化钌纳米棒状结构表面,形成 $TiO_2$–$SnO_2$–$RuO_2$ 复合涂层。

浸渍煅烧处理制备 $RuO_2$ 纳米晶膜机理:本实验中生成的 $RuO_2$ 与四方晶系 $SnO_2$、金红石相 $TiO_2$ 晶格常数匹配,因此,根据单晶外延生长原理,$RuO_2$ 易于沉积在金红石相 $TiO_2$ 和四方晶系 $RuO_2$ 表面。据此,推断 $RuO_2$ 的生成过程分为前驱体的氧化与 $RuO_2$ 晶体形核。$RuO_2$ 晶体的生长示意图如图 9.25 所示

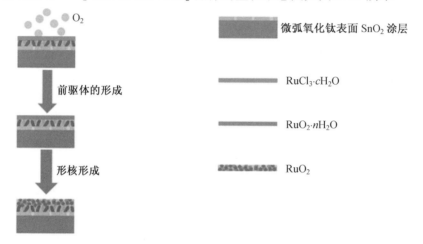

图 9.25　$RuO_2$ 晶体的生长示意图

### 1. 前驱体的氧化与 $RuO_2$ 晶体形核的形成

作为钌活性前驱体,$RuCl_3$ 以离子形态溶解在有机溶剂中,在高温下与空气中的 $O_2$ 反应生成 $RuO_2 \cdot nH_2O$。因为 $RuCl_3$ 溶解度远大于 $RuO_2 \cdot nH_2O$,所以 $RuO_2 \cdot nH_2O$ 吸附在试样与溶液接触的 $SnO_2$ 微米棒层表面。然而,$RuO_2 \cdot nH_2O$ 在400 ℃并不稳定,$RuO_2 \cdot nH_2O$ 容易失去结晶水,部分转化为 $RuO_2$ 晶体,形成 $RuO_2$ 晶体形核;但因热处理时间较短,部分 $RuO_2 \cdot nH_2O$ 仍以带结晶水的形式沉积在表面。

### 2. $RuO_2$ 晶体的非理想形态生长

形核后,晶体开始进一步生长。煅烧环境并非晶体自由生长环境,过高温度与过高浓度破坏了晶体生长速率的各向异性,导致不规则的晶体结构。自由生长状态下应诱导生成宏观形貌规则的 $RuO_2$ 晶体,而 SEM 观察到的 $RuO_2$ 纳米颗粒为不规则立方结构,证明其并未以自由生长模式生长。本实验中,煅烧时间过短,浸渍 $RuCl_3$ 量较少,$RuO_2$ 无法生长为大晶粒,仅以纳米颗粒状沉积在 $SnO_2$ 表面。

# 9.5　TiO₂–SnO₂–RuO₂ 复合涂层的电学性能

### 9.5.1　涂层双电层电容面积计算及伏安电荷标定

双电层电容面积（$C_{dl}$）和电活性位点（$q^*$）是评估涂层电催化活性的重要参数，通过分析循环伏安曲线（CV）计算出 5 种 MAO–SnO₂–RuO₂ 试样（10Ru–0.5 h、10Ru–1 h、10Ru–2 h、5Ru–1 h、20Ru–1 h）的 $C_{dl}$ 和 $q^*$，如图 9.26 所示。

对各个试样不同扫描速度循环伏安曲线进行分析可知，负载 Ru 后的各个试样 $C_{dl}$ 均可达到 1 mF/cm² 以上，证明其均具有较为优异的电催化活性。

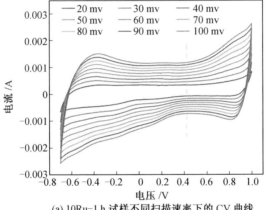

(a) 10Ru–1 h 试样不同扫描速率下的 CV 曲线

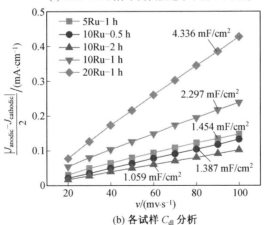

(b) 各试样 $C_{dl}$ 分析

图 9.26　涂层双电层电容面积（$C_{dl}$）分析图

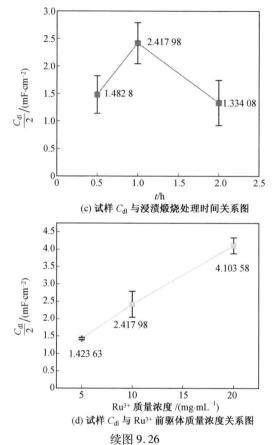

(c) 试样 $C_{dl}$ 与*浸渍煅烧*处理时间关系图

(d) 试样 $C_{dl}$ 与 $Ru^{3+}$ 前驱体质量浓度关系图

续图 9.26

涂层中,$RuO_2$ 的作用是控制氧化还原反应,增加双电层电容面积及提供更多反应电活性位点,阀金属氧化物 $SnO_2$ 的作用是增大比表面积,促进 $RuO_2$ 晶粒均匀分布,同时提升涂层稳定性。因此,随着前驱体 $Ru^{3+}$ 质量浓度的增加,涂层 Ru 负载量增加,双电层电容面积增大(图 9.26(d)),能耗最低的 10Ru-1 h 试样双电层电容面积小于 20Ru-1 h 试样,印证了以上机理。随着浸渍煅烧处理时间的增加,涂层双电层电容面积先减小后增加(图 9.26(c)),10Ru-1 h 试样双电层电容面积大于 10Ru-0.5 h、10Ru-2 h 试样,是因为浸渍煅烧处理时间过短或过长时,涂层表面所沉积的 $RuO_2$ 晶粒数量均较少(图 9.18),只有浸渍煅烧处理时间适中时,涂层表面 $RuO_2$ 晶粒沉积量较大,加之 $SnO_2$ 层对比表面积的增大作用,涂层双电层电容面积较大。

图 9.27(a)、(b)所示为扫描速度和伏安电荷量 $q^*$ 的关系图,对图 9.27(a)进行外延,由其截距可求得各试样总伏安电荷量($q_t^*$);同理,对图 9.27(b)进行处理,可得到各试样外部伏安电荷量($q_o^*$)。

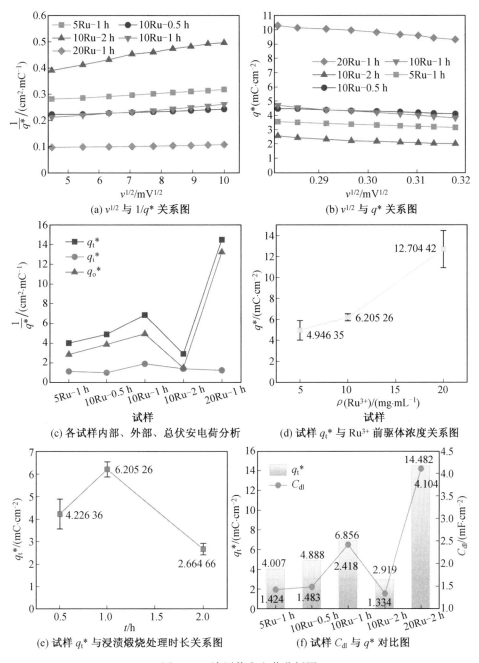

(a) $v^{1/2}$ 与 $1/q^*$ 关系图

(b) $v^{1/2}$ 与 $q^*$ 关系图

(c) 各试样内部、外部、总伏安电荷分析

(d) 试样 $q_t^*$ 与 $Ru^{3+}$ 前驱体浓度关系图

(e) 试样 $q_t^*$ 与浸渍煅烧处理时长关系图

(f) 试样 $C_{dl}$ 与 $q^*$ 对比图

图 9.27　涂层伏安电荷分析图

图 9.27(c)所示为各个试样 $q_t^*$、$q_o^*$、$q_i^*$ 计算结果,由图得各试样 $q_i^*$ 值近似,则其总伏安电荷量主要取决于 $q_o^*$。随 Ru 负载量增加,涂层总伏安电荷数不断增加,电活性位点不断增多(图 9.27(d));随着浸渍煅烧处理时间的增加,涂层总伏安电荷数目先减少后增加(图 9.27(e)),10Ru-1 h 试样总伏安电荷数大于 10Ru-0.5 h、10Ru-2 h 试样,证明其电活性位点数目最多,再次印证了涂层中电活性位点由 Ru 氧化物提供。

### 9.5.2 涂层工作稳定性验证

使涂层在 8 V 恒压下连续工作 36 h,对工作过程电流进行监测记录后画图。如图 9.28 所示,各试样正常工作时电流值较为接近,在 116 ~ 145 mV 范围内。在开始工作 24 h 内,MAO-SnO₂-RuO₂ 试样(10Ru-0.5 h、10Ru-1 h、10Ru-2 h、5Ru-1 h、20Ru-1 h)电流均在小范围内波动,保持稳定态势,证明各试样均较稳定。10Ru-0.5 h 试样工作 29 h 后电流值开始出现明显降低,其他试样则在工作 36 h 内电流值未出现衰减,证明 10Ru-0.5 h 试样电解过程稳定性相对其他试样较差。其原因是 10Ru-0.5 h 试样表面无 RuO₂ 包覆沉积的 SnO₂ 结构丛簇多,RuO₂ 晶粒也未固溶进入 SnO₂ 晶格中,在涂层赝电容反应过程中,暴露的 SnO₂ 被还原为 SnO,SnO₂ 层结构被破坏,导致涂层稳定性降低。而其他试样如 10Ru-1 h、5Ru-1 h、20Ru-1 h 表面 RuO₂ 包覆沉积量相对于 10Ru-0.5 h 较大,10Ru-2 h 试样表面 RuO₂ 已经固溶入进 SnO₂ 晶格中,其表面结构均不易被破坏。

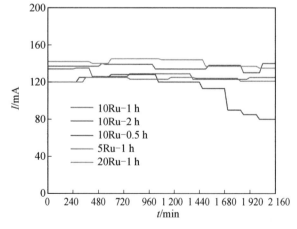

图 9.28　工作过程电流变化图

### 9.5.3　长期工作后 SEM 测试结果

图 9.29 所示为工作 36 h 后试样表面的 SEM 图像。对比长时间连续工作前（图 9.18）后（图 9.29）试样表面 SEM 图像可知，10Ru–0.5 h 试样（图 9.29（e）、（h））表面有涂层点蚀、剥落现象，其余试样表面未见明显变化，证明 10Ru–0.5 h 试样相较于其他种类试样稳定性较差，该实验结果与工作电流监测分析结果一致。

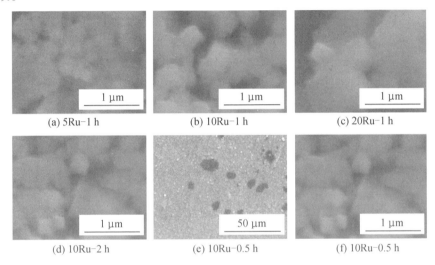

(a) 5Ru–1 h　　　(b) 10Ru–1 h　　　(c) 20Ru–1 h

(d) 10Ru–2 h　　　(e) 10Ru–0.5 h　　　(f) 10Ru–0.5 h

图 9.29　工作 36 h 后试样表面的 SEM 图像

## 9.6　$TiO_2$–$SnO_2$–$RuO_2$ 涂层体外生物功能响应机制

### 9.6.1　$TiO_2$–$SnO_2$–$RuO_2$ 涂层的负电性与亲水性增强机制

由 Ti、$TiO_2$、$TiO_2$–$SnO_2$、$TiO_2$–$SnO_2$–$RuO_2$ 试样润湿角大小测试结果（图 9.30）可以看出，润湿角大小为 Ti>$TiO_2$>$TiO_2$–$SnO_2$>$TiO_2$–$SnO_2$–$RuO_2$。

Ti 表面平均润湿角大小为 $80.60° \pm 2.22°$；$TiO_2$ 试样表面平均润湿角大小为 $83.00° \pm 10.00°$；$TiO_2$–$SnO_2$ 试样表面平均润湿角大小为 $25.37° \pm 1.59°$；$TiO_2$–$SnO_2$–$RuO_2$ 试样表面平均润湿角大小为 $6.83° \pm 0.27°$，即 Ti、$TiO_2$、$TiO_2$–$SnO_2$、$TiO_2$–$SnO_2$–$RuO_2$ 试样平均润湿角大小呈减小趋势，与图 9.30 中呈现的规律相同。

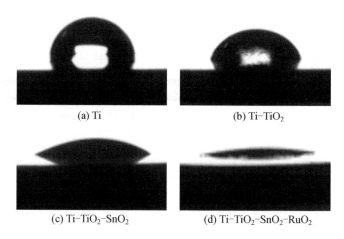

(a) Ti

(b) Ti–TiO₂

(c) Ti–TiO₂–SnO₂

(d) Ti–TiO₂–SnO₂–RuO₂

图 9.30　润湿角测试结果

图 9.31 所示为 $TiO_2$–$SnO_2$–$RuO_2$ 试样表面润湿角测试结果。$TiO_2$–$SnO_2$–$RuO_2$ 未带电试样的平均润湿角最小，为 6.83±0.27°；$TiO_2$–$SnO_2$–$RuO_2$ 带负电后试样的平均润湿角大小为 13.98°±1.14°；带正电 $TiO_2$–$SnO_2$–$RuO_2$ 试样的平均润湿角最大，为 43.58°±2.35°。

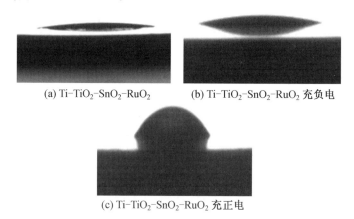

(a) Ti–TiO₂–SnO₂–RuO₂

(b) Ti–TiO₂–SnO₂–RuO₂ 充负电

(c) Ti–TiO₂–SnO₂–RuO₂ 充正电

图 9.31　$TiO_2$–$SnO_2$–$RuO_2$ 试样表面润湿角测试结果

## 1. 负电性增强机制

$TiO_2$–$SnO_2$–$RuO_2$ 负电性表面的实现主要基于两点：一是其具备超级电容性；二是其内部形成内建电场。经测算 $TiO_2$–$SnO_2$–$RuO_2$ 的单位面积电容为 (17.4±0.4) F，分别是 $TiO_2$–$SnO_2$、Ti–$TiO_2$、Ti 单位面积电容的 3.7、4.2、

21.7 倍。$TiO_2$-$SnO_2$-$RuO_2$ 形成高电容的原因在于表面生长了 $RuO_2$ 纳米颗粒，$RuO_2$ 自身作为电容材料具有诸多优良特性，如具有热稳定性、宽电位窗口、高电导率、高质子传导率、高比电容、长使用寿命、高的热稳定性等，且 $RuO_2$ 在 1.2 V 电压窗口内含有 3 个氧化态，能发生高可逆性氧化还原反应，是很好的赝电容材料。$RuO_2$ 纳米颗粒均匀分布在 $SnO_2$ 纳米棒上，提高了涂层比表面积，进而提高了电容容量。

内建电场的形成与异质结有关，异质结是指由两种带隙宽度不同的半导体材料生长在同一块单晶上形成的结。比如，$TiO_2$-$SnO_2$-$RuO_2$ 复合涂层中 $TiO_2$ 以两种晶相存在，分别为 A-$TiO_2$（锐钛矿相 $TiO_2$）与 R-$TiO_2$（金红石相 $TiO_2$），作为两种不同的半导体单晶材料，它们除了分别与 $SnO_2$ 生成异质结外，互相之间也生成了异质结。以 PN 型异质结为例说明内建电场的形成。图 9.32 所示为两种不同半导体材料未形成异质结前的热平衡能带图，其中 $E_g$ 为半导体材料的禁带宽度；$\delta$ 为费米能级 $E_F$ 和价带顶 $E_v$ 的能量差；$W$ 为真空电子能级与费米能级 $E_F$ 的能量差，即电子的功函数；$\chi$ 为真空电子能级与导带底 $E_c$ 的能量差，即电子的亲和能。图中下标 1、2 用于区分两种半导体的相应参数。当两块半导体材料紧密接触形成异质结时，电子将从费米能级位置较高的 N 型半导体流向 P 型半导体，直至两块半导体的费米能级相等时为止，这时两块半导体有统一的费米能级。

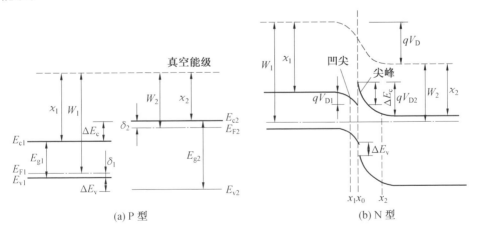

(a) P 型　　　　　　　　(b) N 型

图 9.32　两种不同半导体材料未形成异质结前的热平衡能带图

上述过程中载流子的迁移在两块半导体材料交界面的两边形成了空间电荷区（即势垒区或耗尽层），N 型半导体一侧为正空间电荷区，P 型半导体一侧为负空间电荷区。正、负空间电荷区之间产生内建电场。$SnO_2$、金红石相 $TiO_2$ 和锐钛矿相 $TiO_2$ 均属于 N 型半导体,形成的 NN 型异质结与上述 PN 型异质结的不同之处在于电子迁移会在交界面一侧形成电子积累层。PN 异质结两侧都是耗尽层,但由于 NN 型异质结产生了不均匀的电荷分布,仍形成内建电场。

$A-TiO_2$、$R-TiO_2$、$SnO_2$ 的禁带宽度分别为 3.2 eV、3.0 eV、3.5 eV。David O. Scanlon 等认为,由于 $A-TiO_2$ 电子亲合能高于 $R-TiO_2$,光生电子由后者流向前者。考虑到 $A-TiO_2$ 与 $R-TiO_2$ 接触形成的异质结能带突变形式为跨立型,$R-TiO_2$ 导带底低于 $A-TiO_2$,价带顶高于 $A-TiO_2$,导致电子和空穴均由后者流向前者。两种晶型 $TiO_2$ 与 $SnO_2$ 形成的异质结的能带突变方式为交叉型,形成如图 9.33 所示的载流子迁移状况。

如图 9.34 所示,主要的电子迁移方向从 $A-TiO_2$ 和 $R-TiO_2$ 流向 $SnO_2$,而空穴则由后者流向前者,因此,建立起由 $TiO_2$(锐钛矿型、金红石型)指向 $SnO_2$ 的内建电场。而涂层中 $RuO_2$ 可以与其他材料形成异质结,且 $RuO_2$ 具有类金属性,与 $SnO_2$ 接触时产生的肖特基势垒能够迅速转移半导体上的电子,极高的比电容则保证储存大量电荷,阻止了电子-空穴的复合,辅助形成稳定的内建电场(图 9.33)。

综上所述,通过高电容和内建电场的构建,增强了涂层表面的负电性。

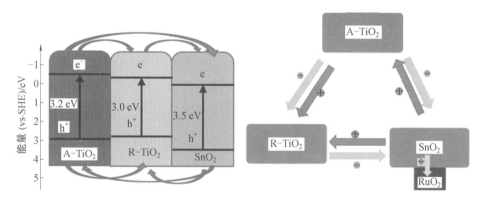

图 9.33　电子及空穴流向图　　　　图 9.34　内建电场示意图

**2. 亲水性增强机制**

Ti 与 $TiO_2$ 所表现出的疏水性可以从润湿能力与材料表面粗糙程度及表面自由能得到解释。现重点解释 $TiO_2-SnO_2$ 等涂层的亲水性。对于 $TiO_2-SnO_2$ 结构,定向排列 $SnO_2$ 纳米棒表面本应具有疏水性,根据 A. Cassie 和 S. Baxter 导出的复合表面接触角公式计算后发现原因在于棒间的气穴(air pocket)阻止了水滴流入棒的间隙而悬停在棒顶端的表面上,形成疏水模型(图9.35)。

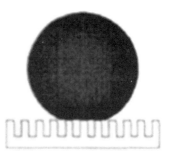

当 $TiO_2$ 表面生成纳米级 $SnO_2$ 棒状结构后,原本疏水性表面转变为亲水性,其可能是纳米级 $SnO_2$ 无法产生上述的"气穴"效应,更主要也更为肯定的原因是 $TiO_2$-$SnO_2$ 形成异质结,在内建电场作用下空穴电子对部分分离,进入 $TiO_2$ 中的空穴会将 $O^{2-}$ 氧化成氧空位,此时空气中的水分子被氧空位吸附

图9.35　疏水性示意图

在 $TiO_2$ 表面形成羟基自由基(—OH),成为化学吸附水,极大地增强了涂层表面的亲水性(图9.36)。

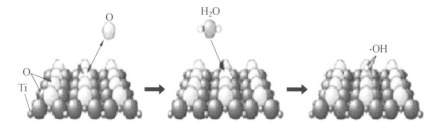

图9.36　二氧化钛中氧空穴的产生与水分子的吸附

而 $TiO_2$-$SnO_2$-$RuO_2$ 涂层亲水性进一步增强,原因在于 $RuO_2$ 部分以 $RuO_2$·$nH_2O$ 形式存在,具有亲水性,而且 $RuO_2$ 可增强 $TiO_2$-$SnO_2$ 空穴-电子对分离率,从而促进氧空位的形成,导致亲水性显著增强。

### 9.6.2　$TiO_2$-$SnO_2$-$RuO_2$ 涂层的体外生物活性及其电响应机制

**1. 模拟体液诱导磷灰石实验结果**

图9.37 所示为 SBF 浸泡7 d 后各试样表面的 SEM 图像,SBF 浸泡7 d 以后,Ti(图9.37(a))试样与 $TiO_2$ 试样(图9.37(b))表面光滑无沉积物;$TiO_2$-$SnO_2$ 试样(图9.37(c))表面有胶体物质生成;$TiO_2$-$SnO_2$-$RuO_2$ 试样(图9.37(d))表面可观察到大量沉积物。

SBF 浸泡7 d 以后,$TiO_2$-$SnO_2$-$RuO_2$ 试样(图9.38(a))表面有沉积物生成;带正电后 $TiO_2$-$SnO_2$-$RuO_2$ 试样(图4.38(b))表面无沉积物生成;带负电后 $TiO_2$-$SnO_2$-$RuO_2$ 试样(图9.38(c))表面沉积物密集。

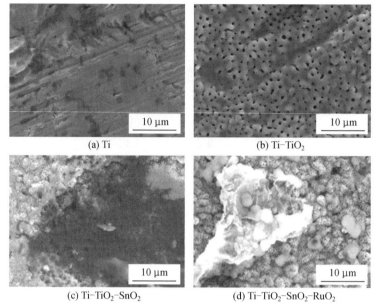

(a) Ti

(b) Ti-TiO$_2$

(c) Ti-TiO$_2$-SnO$_2$

(d) Ti-TiO$_2$-SnO$_2$-RuO$_2$

图 9.37　SBF 浸泡 7 d 后各试样表面的 SEM 图像

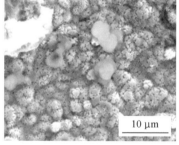

(a) Ti-TiO$_2$-SnO$_2$-RuO$_2$ 未充电试样

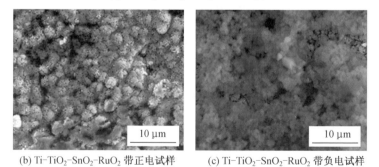

(b) Ti-TiO$_2$-SnO$_2$-RuO$_2$ 带正电试样

(c) Ti-TiO$_2$-SnO$_2$-RuO$_2$ 带负电试样

图 9.38　TiO$_2$-SnO$_2$-RuO$_2$ 未带电及带正负电后试样 SBF 浸泡后表面的 SEM 图像

**2. 模拟体液浸泡后试样 X 射线衍射实验结果分析**

图 9.39 所示为 $TiO_2-SnO_2-RuO_2$ 试样 SBF 浸泡 7 d 和 14 d 后表面的 XRD 谱图。SBF 浸泡 7 d 后,除具有锐钛矿相 $TiO_2$、金红石相 $TiO_2$、$SnO_2$、$RuO_2$ 外,在 26.2°、31.9°、43.6°、46.4° 与 49.6° 处还有较弱的磷灰石特征峰。SBF 浸泡 14 d 后,磷灰石峰明显增强,证明其钙磷化合物诱导量较浸泡 7 d 后诱导量明显增加。因此,可以判断试样表面新出现的沉积物是磷灰石。

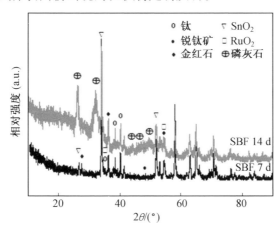

图 9.39　$TiO_2-SnO_2-RuO_2$ 试样 SBF 浸泡 7 d 和 14 d 后表面的 XRD 谱图

**3. 细胞实验结果**

人间充质干细胞接种在各试样表面培养 7 d 后的实验结果如图 9.40 所示。图 9.40(a) 为 MTT 法检测试样表面的细胞活性,与对应的 OD 值呈正相关。Ti 的 OD 值最低,$Ti-TiO_2$、$Ti-TiO_2-SnO_2$、$Ti-TiO_2-SnO_2-RuO_2$ 及 $Ti-TiO_2-SnO_2-RuO_2$ 带正、负电试样 OD 值均高于 Ti 试样,表明经微弧氧化、水热处理、浸渍煅烧处理后 Ti 表面形成的涂层均无细胞毒性,且具有生物活性。图 9.40(c) ~ (h) 依次为 Ti、$Ti-TiO_2$、$Ti-TiO_2-SnO_2$、$Ti-TiO_2-SnO_2-RuO_2$、$Ti-TiO_2-SnO_2-RuO_2$ 带正电、$Ti-TiO_2-SnO_2-RuO_2$ 带负电试样鬼比环肽染色细胞骨架实验结果,细胞核为蓝色,对图 9.40(c) ~ (h) 中细胞数量面密度进行统计,得到各试样表面定殖细胞数量面密度,如图 9.40(b) 所示,细胞数量面密度由小到大排序为 Ti、$Ti-TiO_2$、$Ti-TiO_2-SnO_2$、$Ti-TiO_2-SnO_2-RuO_2$,$Ti-TiO_2-SnO_2-RuO_2$ 试样相对于其他试样细胞数量面密度增加明显,即 $Ti-TiO_2-SnO_2-RuO_2$ 复合涂层的构建有利于细胞增殖。$Ti-TiO_2-SnO_2-RuO_2$ 带正、负电后对应试样表面细胞数量面密度较未带电有所增加,且带负电 $Ti-TiO_2-SnO_2-RuO_2$ 试样表面的细胞数量面密度最大,接近 600 mm$^2$,远大于 Ti 上约 70 mm$^2$ 的细胞数量面密度。说明 Ti-TiO$_2$-SnO$_2$-RuO$_2$ 复合涂层在外加电场带负电后,对细胞产生的电刺激作用能有效促进试样表面细胞的定殖。而图 9.40(c)~(h) 中细胞微丝呈绿色,图 9.40(g)、(h) 较图 9.40(c)~(f) 中细胞向四周铺展更完全,具有更良好的骨架构造。说明 Ti-TiO$_2$-SnO$_2$-RuO$_2$ 带正、负电试样上细胞肌动蛋白的组装情况良好。

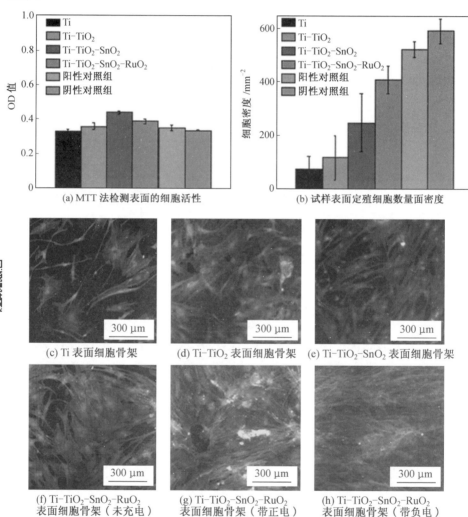

(a) MTT 法检测表面的细胞活性

(b) 试样表面定殖细胞数量面密度

(c) Ti 表面细胞骨架

(d) Ti-TiO$_2$ 表面细胞骨架

(e) Ti-TiO$_2$-SnO$_2$ 表面细胞骨架

(f) Ti-TiO$_2$-SnO$_2$-RuO$_2$ 表面细胞骨架(未充电)

(g) Ti-TiO$_2$-SnO$_2$-RuO$_2$ 表面细胞骨架(带正电)

(h) Ti-TiO$_2$-SnO$_2$-RuO$_2$ 表面细胞骨架(带负电)

图 9.40 人间充质干细胞接种在各试样表面培养 7 d 后的实验结果

综上,由 MTT 法检测细胞活性实验结果、细胞数量面密度统计学测算结果、鬼比环肽染色细胞骨架实验结果可知,带负电 $Ti-TiO_2-SnO_2-RuO_2$ 试样细胞肌动蛋白的组装情况良好,细胞的黏附和增殖情况良好,可以推断该涂层更有利于使种植体与骨界面处有更多细胞定殖,从而使种植体与骨结合更加牢固。

**4. 涂层生物活性增强机制**

植入种植体后与骨的结合过程一般可概括为两个阶段:软骨形成阶段与骨形成阶段。软骨形成开始于间充质干细胞凝聚的过程,表面细胞凝聚是细胞发育过程中经常发生的一个过程,是组织形态发生中选择性基因激活的第一个主要阶段,分散的细胞以较高的细胞密度凝聚,最终分化成软骨。而后,在软骨细胞分化末、骨形成前,碱性磷酸酶(ALP)、骨桥蛋白基因表达,磷酸钙在种植体与骨界面沉积。软骨发育成熟后,软骨内成骨导致骨形成。因此,间充质干细胞的凝聚与种植体表面磷灰石沉积过程是实现种植体与骨组织良好结合的两大关键步骤。

(1)磷灰石诱导机理。

种植体与骨结合的关键步骤是种植体表面形成含碳酸根的磷灰石,因而种植体在模拟体液环境下诱导磷灰石的能力可用于衡量种植体的生物活性。种植体表面磷灰石的生成过程一般被概括为磷灰石形核与自组装生长两步。磷灰石形核时,需先通过异性电荷吸引或相关化学反应诱导 $Ca^{2+}$ 吸附,随后,溶液中磷酸根等阴离子与 $Ca^{2+}$ 发生反应,形成磷灰石沉积在种植体表面。形核后,会自行从溶液中获取用于生长的 $Ca^{2+}$、磷酸根离子、碳酸根离子等,最终生长为磷灰石。

根据磷灰石生长过程推断,带负电的 $TiO_2-SnO_2-RuO_2$ 试样电活性最佳的原因有以下两点:①$TiO_2-SnO_2$ 与 $SnO-SnO_2$ 异质结构形成内建电场,带负电后,其表面富集大量负电荷,在库仑引力作用下,大量 $Ca^{2+}$ 吸附在种植体表面,形成大量形核。②钌盐浸渍煅烧处理过程中,试样表面残余的 Ru—OH 结构可与 $Ca^{2+}$ 结合,并吸引磷酸根、碳酸根离子移至表面与钙离子反应形成形核。而未带电的 $TiO_2-SnO_2-RuO_2$ 试样表面仅存在少量 $Ru—OH^-$ 结构,生物活性较弱,因而 SBF 诱导 7 d 之后其表面形成少量磷灰石。带正电试样因内建电场与表面 Ru—$OH^-$ 结构均被破坏,生物活性被严重削弱,所以,模拟体液浸泡 7 d 后表面基本未形成磷灰石。

(2)涂层诱导细胞增殖的机理。

种植体表面亲水性、拓扑结构、电荷分布情况均对间充质细胞的黏附与定殖有影响。间充质细胞具有增殖分化潜力,根据细胞的流动镶嵌模型,其表面主要成分是磷脂和糖蛋白(图9.41)。在细胞外,磷脂和糖蛋白均为疏水性,易与具有较高表面能的疏水性表面结合导致自身变性,因此,具有较低表面能的亲水性表面更利于细胞黏附。因此,亲水性较好的未带电、带正电、带负电的 $TiO_2-SnO_2-RuO_2$ 试样在细胞实验中细胞数量面密度明显高于其他试样。

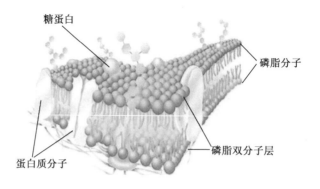

图 9.41　细胞膜流动镶嵌模型图

未带电的 $TiO_2$-$SnO_2$-$RuO_2$ 试样由于内建电场形成负电性表面,有利于诱导细胞表面带异性电荷的物质吸附,也是其表面间充质细胞凝聚数量多的原因之一。促进细胞增殖的低活性氧(ROS)浓度,是可抑菌的高 ROS 浓度。带正电试样表面细胞凝聚数量增多的主要原因是,带正电试样表面可诱导 ROS 生成,此浓度 ROS 对细胞生长有促进作用。所以,虽然带正电导致涂层原有内建电场破坏,带正电试样亲水性小于未带电试样,但是其表面细胞凝聚数量依然多于未带电试样。带负电后试样表面负电性被进一步增强,对异性电荷物质的吸引能力进一步增强;另外,带负电试样表面 ROS 可促进细胞增殖,基于这两种协同强化机制,带负电试样表面细胞凝聚数量最多。

### 9.6.3　$TiO_2$-$SnO_2$-$RuO_2$ 涂层的抗菌能力及其电响应机制

将在金黄色葡萄球菌菌液培养 24 h 后的微小种植体植入家兔股骨干中部 1 周,观察生物体内细菌的增殖情况。图 9.42 所示为 Ti、$TiO_2$、$TiO_2$-$SnO_2$、$TiO_2$-$SnO_2$-$RuO_2$ 及其带正、负电后,经上述处理,取出并在培养基表面滚动后的细菌生长情况。图 9.43 所示为将取出的微小种植体立即置于营养肉汤培养基内培养 24 h 后的营养肉汤。培养基(图 9.42(b)、(c)、(e))表面可见密集排列的菌落,说明 Ti、$TiO_2$ 及未带电的 $TiO_2$-$SnO_2$-$RuO_2$ 种植体表面有大量细菌定植;$TiO_2$-$SnO_2$(图 9.42(d))表面生长菌落较少,但尚有菌落生长,提示其抗菌活性不强;种植体 $TiO_2$-$SnO_2$-$RuO_2$ 在带电后表现出良好的抗菌活性,培养基(图 9.42(f)、(g))表面几乎没有菌落生成。Ti、$TiO_2$ 及未带电的 $TiO_2$-$SnO_2$-$RuO_2$ 微小种植体培养液(图 9.43(b)、(c)、(e))均表现出明显的混浊,提示上述 3 种种植体表面均有大量活细菌附着,并在肉汤培养基中迅速、大量增殖,使肉汤呈现混浊。$TiO_2$-$SnO_2$ 及带电后的 $TiO_2$-$SnO_2$-$RuO_2$ 微小种植体培养液(图 9.43(d)、(f)、(g))液体清亮,表明这 3 种微小种植体表面细菌残留较少或基本无细菌残留。上述 LB 固体培养基及营养肉汤培养基培养结果均表示带电

后的 $TiO_2-SnO_2-RuO_2$ 种植体表面无明显细菌附着生长痕迹,说明带电后的
$TiO_2-SnO_2-RuO_2$ 涂层具有明显的抑菌作用。

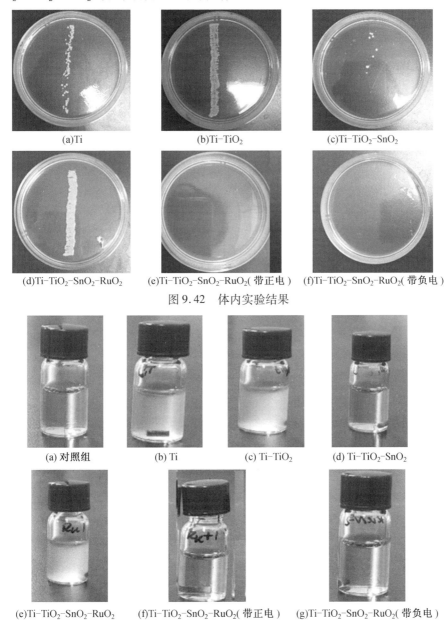

(a)Ti

(b)Ti-TiO$_2$

(c)Ti-TiO$_2$-SnO$_2$

(d)Ti-TiO$_2$-SnO$_2$-RuO$_2$

(e)Ti-TiO$_2$-SnO$_2$-RuO$_2$(带正电)

(f)Ti-TiO$_2$-SnO$_2$-RuO$_2$(带负电)

图 9.42　体内实验结果

(a) 对照组

(b) Ti

(c) Ti-TiO$_2$

(d) Ti-TiO$_2$-SnO$_2$

(e)Ti-TiO$_2$-SnO$_2$-RuO$_2$

(f)Ti-TiO$_2$-SnO$_2$-RuO$_2$(带正电)

(g)Ti-TiO$_2$-SnO$_2$-RuO$_2$(带负电)

图 9.43　微小种植体培养液

### 1.体外实验结果

图 9.44 所示为 $TiO_2$-$SnO_2$-$RuO_2$ 及其带正、负电后对金黄色葡萄球菌抑菌效果的 SEM 及荧光显微镜图像。在 SEM 图像中,金黄色较规则的类球状物为细菌实验后残留在试样表面的金黄色葡萄球菌。荧光显微镜图像中绿色荧光点表示细菌实验后试样表面存活的细菌。

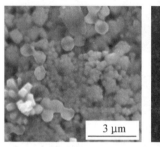

(a)Ti-$TiO_2$-$SnO_2$-$RuO_2$(未充电试样)

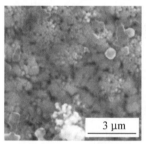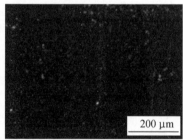

(b)Ti-$TiO_2$-$SnO_2$-$RuO_2$(带正电试样)

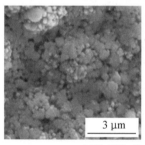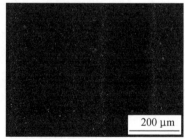

(c)Ti-$TiO_2$-$SnO_2$-$RuO_2$(带负电试样)

图 9.44　金黄色葡萄球菌抑菌效果图

$TiO_2$-$SnO_2$-$RuO_2$ 试样经体外实验后,SEM 图像显示其表面残余大量金黄色类球状物,其荧光显微镜图像中绿色荧光点众多,说明其表面附着大量金黄色葡萄球菌(图 9.44(a));带正电后,试样表面金黄色葡萄球菌数目相对于未带电前明显减少(图 9.44(b)),但依然存在细菌,是因为带正电时正极板表面可积累少量具有抑菌效果的活性氧;带负电后 $TiO_2$–$SnO_2$–$RuO_2$ 试样(图 9.44(c))的 SEM 图显示表面未见金黄色葡萄球菌,荧光图像中球菌存活数量相对未带电时大幅减少,证明带负电表面抑菌性能非常优异,对金黄色葡萄球菌的抑菌率高达 97%。

图 9.45 所示为 $TiO_2$–$SnO_2$–$RuO_2$ 及带正、负电后试样对大肠埃希菌抑菌效果的 SEM 及荧光显微图像。在 SEM 图像中,金黄色棒状物与荧光显微图中绿色荧光点为抑菌实验后残留在试样表面的大肠埃希菌。实验结果表明,$TiO_2$–$SnO_2$–$RuO_2$ 试样表面残余大量大肠埃希菌(图 9.45(a));$TiO_2$–$SnO_2$–$RuO_2$ 试样带正电后的试样(图 9.45(b))与带负电后的试样(图 9.45(c))表面未见金黄色葡萄球菌。

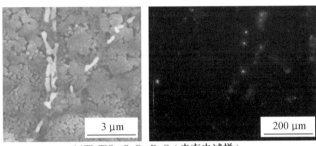

(a)Ti–$TiO_2$–$SnO_2$–$RuO_2$(未充电试样)

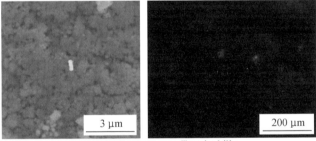

(b)Ti–$TiO_2$–$SnO_2$–$RuO_2$(带正电试样)

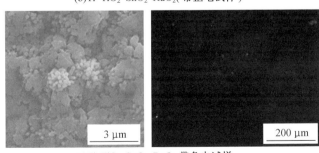

(c)Ti–$TiO_2$–$SnO_2$–$RuO_2$ 带负电试样

图 9.45　大肠埃希菌抑菌效果图

对比金黄色葡萄球菌与大肠埃希菌体外实验结果发现,对大肠埃希菌的抑菌效果与对金黄色葡萄球菌的抑菌效果基本一致,经拟合分析,带负电 $TiO_2$–$SnO_2$–$RuO_2$ 试样相对于未带电时 $TiO_2$–$SnO_2$–$RuO_2$ 试样对大肠埃希菌的抑菌率达到60%。

## 9.7 $TiO_2$–$SnO_2$–$RuO_2$ 涂层抑菌机理

### 9.7.1 基于电活性表面的 ROS 抑菌机理

$RuO_2$–$SnO_2$ 与二价锡氧化物–$SnO_2$ 两异质结带负电后能够诱发产生大量 ROS,以 $RuO_2$–$SnO_2$ 为例说明。$SnO_2$ 是宽带隙半导体,而 $RuO_2$ 具有类金属性,二者接触时会形成金属–半导体结。表面分析表明,$SnO_2$ 的费米能级高于 $RuO_2$,所以二者接触时形成的肖特基势垒阻止了电子向 $SnO_2$ 流动。因此,电子从 $SnO_2$ 单向转移到 $RuO_2$ 直至建立热力学平衡,使 $SnO_2$ 与 $RuO_2$ 费米能级逐渐一致,且形成了电子耗尽层,使电子在 $RuO_2$ 上积累,形成内建电场,用于平衡肖特基势垒。

带电时,相当于对异质结施加偏置电压,且 $RuO_2$ 与 $SnO_2$ 会发生氧化还原反应,因此,不需要分析其动力学过程,直接由终态考虑。如充完负电后,过剩的电子会积累在 $RuO_2$ 上,使内建电场增强,打破电势垒与肖特基势垒的平衡,电子跃迁到导带上并转移到 $SnO_2$,在价带产生的空穴则转移到 $RuO_2$。整个过程模式简图如图 9.46 所示。

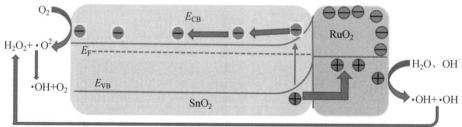

图 9.46 过程模式简图

如此,带电后的复合涂层在体液中产生了大量的 ROS,而 ROS 可以破坏 DNA、细胞膜和细胞蛋白质,导致细胞死亡。XPS 测试结果显示,带负电后 $TiO_2$–$SnO_2$–$RuO_2$ 表面生成 $Sn^{2+}$,SnO 与 $SnO_2$ 也形成异质结,表面空穴更加富集,更有利于 ROS 生成。生成的 ROS 具有氧化或过氧化脂质、蛋白质和糖类等有机分子的能力,可以通过对遍布细菌细胞壁及细胞膜等处的多聚不饱和脂肪酸进行直接氧化进攻,使脂肪酸发生氧化变性,还可使与脂肪酸结合的蛋白质发生空间构象的改变,从而丧失功能。ROS 攻击细菌蛋白质,使蛋白质氨基酸残基侧链氧化。如,ROS 可使酶蛋白氨基酸二、三、四级结构中维持蛋白质空间构象的—SH 氧化为—SS,导致酶等各类蛋白质空间构象改变,发生氧化失活,细胞功能停滞,导致各项生理生化活动无法正常进行。ROS 攻击细菌染色体、质粒等核酸时,常造成碱基、核糖的过度氧化,使遗传物质发生断裂、解螺旋或导致基因突变,如发生碱基的插入、缺失或倒位,造成基因的错义突变、移码突变或无义突变等,导致细菌遗传物质崩坏,造成细菌死亡。

### 9.7.2　金属离子抑菌

(1)Ru 作为过渡金属本身就可发生类芬顿反应导致 ROS 生成并具有抑菌效果。

$$M(X) + O_2^- \longrightarrow M(X-1) + O_2 \tag{9.7}$$

$$2 \cdot O_2^- + 2H^+ \longrightarrow H_2O_2 + O_2 \tag{9.8}$$

$$M(X-1) + H_2O_2 \longrightarrow M(X) + \cdot OH + OH^- \tag{9.9}$$

(2)$Sn^{2+}$ 具有一定的抑菌性。

$Sn^{2+}$ 作为人体不可或缺的微量元素,由于其具有优异的抑菌抗菌性能而被广泛应用于日常医疗行为的抑菌操作中。如口腔科诊疗中,常使用 SnF 作为防龋药物对病人进行牙齿保护。有研究表明,使用添加 $Sn^{2+}$ 的牙膏 $4 \sim 8$ 周后,口腔细菌数量减少幅度最高可达 61%。由此观之,$Sn^{2+}$ 可表现出强效的抑菌作用。在防龋治疗中,$Sn^{2+}$ 一般通过充当表面活性成分以减少细菌在相关物体表面的附着,防止或抑制菌斑的形成,达到抑制细菌定植生长的目的。最新研究表明,$Sn^{2+}$ 可与游离氧作用,产生过氧化氢,使细菌发生氧化应激从而表现抑菌效果。$Sn^{2+}$ 与游离氧反应的方程如下:

$$Sn(II) + O_2 \longrightarrow Sn(III) + O_2^- \tag{9.10}$$

$$Sn(III) + O_2^- + 2H^+ \longrightarrow Sn(IV) + H_2O_2 \tag{9.11}$$

$$O_2 + Sn(II) + 2H^+ \longrightarrow H_2O_2 + Sn(IV) \tag{9.12}$$

大量研究数据显示,$Sn^{2+}$ 可通过破坏细菌正常生理状态,达到杀死细菌的目的。$Sn^{2+}$ 通过离子通道等多种方式进入细菌细胞质后,可迅速结合于细菌质粒及细菌染色体上,即细菌细胞内所有环状双链 DNA 上,通过作用于细菌 DNA,迅速诱导 DNA 损伤,造成移码突变等基因突变,抑制其修复过程,改性 DNA 超螺旋结构,抑制或阻断细菌 DNA 转录,使细菌的新陈代谢活动停滞,从而杀灭细菌。锡离子产生上述遗传毒性是通过 ROS 诱导细菌发生内源性氧化应激,产生细胞毒性,造成细菌的死亡。

### 9.7.3　细胞外电子转移抑菌

细菌通过电子转移完成在细胞膜上呼吸,提供能量维持细菌正常生命或生长、增殖等,通过其他带电体与细菌接触以扰乱细胞外电子转移(EET)已被证明具有抑菌效果,且正电性带电体由于库仑力吸引细胞膜附近电子而更有效地减少 EET 中的电子数量,极大扰乱 EET,所以具有更优异的电活性抑菌效果。其模式简图如图 9.47 所示。

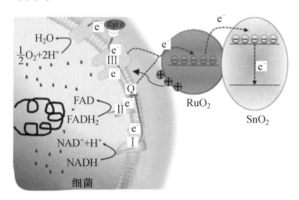

图 9.47　正电性带电体扰乱金黄色葡萄球菌
(左侧 3 个呼吸链反应产生的电子被带电体吸引中和)

由于 $TiO_2$-$SnO_2$-$RuO_2$ 涂层具有超级电容器的优良性能,所以带电后在涂层表面稳定聚集大量电荷,带正电后也具有优良的抑菌能力。

## 9.8　本章小结

(1)采用微弧氧化技术和水热处理成功在钛种植体表面成功制备 $TiO_2$-$SnO_2$ 高活性双电层涂层结构。电活性双电层涂层具有优异的耐磨性和新骨组织形成能力。

(2)采用微弧氧化技术和水热处理技术在钛种植体表面成功制备 $TiO_2$-$SnO_2$-$RuO_2$ 异质结构,经过充电、放电测试,涂层具有很高的稳定性,且可通过充放电调整涂层表面的荷电特性,以及涂层的亲水性和憎水性,从而调整表面的细胞响应行为和抑菌能力。

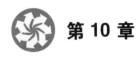

# 第 10 章

# 微波水热处理微弧氧化涂层
# 的工艺设计与结构调控

　　基于第 9 章的研究结果,本章主要研究对象为钙、磷微弧氧化涂层,通过不同微波水热工艺参数(水热温度、NaOH 质量浓度、水热时间、涂层成分)对涂层进行结构设计。采用 SEM、EDS、XRD、TEM、ICP-OES、XPS 和 FT-IR 等分析手段对涂层表面显微组织结构进行表征。阐述微波水热处理微弧氧化涂层的表面组织结构的演变过程。同时,分析和阐述水热温度、水热时间和 NaOH 质量浓度对涂层表面形成 HA 纳米线的影响机制。

## 10.1　水热温度及涂层中锌元素对涂层表面
## 组织结构的调控作用

### 10.1.1　水热温度及涂层中锌元素对涂层微观组织结构的影响

#### 1. 表面形貌

　　图 10.1 所示为在 0.5 mol/L NaOH 溶液中经不同温度微波水热处理10 min后涂层表面的 SEM 形貌。与 MAO 涂层(图 10.1(a))相比,经微波水热处理后,涂层表面仍保留着微弧氧化涂层特有的微孔结构。当微波水热温度在

60～100 ℃范围变化时,MHT60 涂层表面变得粗糙,同时在高倍照片中可观察到少量的颗粒状羟基磷灰石。随着微波水热温度的升高,MHT80 颗粒状羟基磷灰石的数量明显增多,且羟基磷灰石颗粒尺寸略微增加,但分布相对分散。而在MHT100 涂层表面羟基磷灰石颗粒分布相对紧凑且部分颗粒相互融合。当微波水热温度升高至 120 ℃时,涂层表面的羟基磷灰石晶体数量明显增多,且颗粒状羟基磷灰石长大转化为具有六棱柱结构的羟基磷灰石晶体。同时,羟基磷灰石晶体相互接触融合。当微波水热温度进一步升高(140～200 ℃),MHT140 涂层表面六棱柱结构的羟基磷灰石晶体数量持续增加,且 HA 晶体长度略微增加,同时,大量的网状结构在涂层表面形成,网状结构为 $Na_{0.23}TiO_2$ 纳米片。

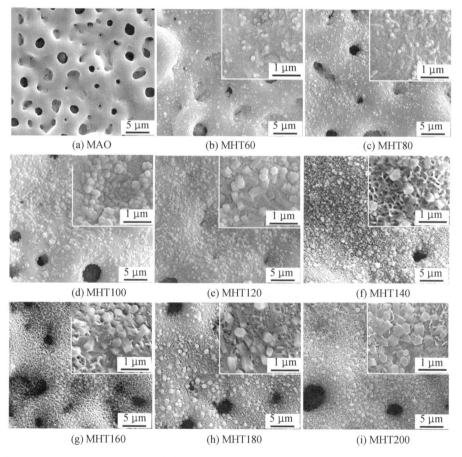

图 10.1　在 0.5 mol/L NaOH 溶液中经不同温度微波水热处理 10 min 后涂层表面 SEM 形貌

MHT160 涂层表面 HA 晶体分布相对密集,且 $Na_{0.23}TiO_2$ 纳米片数量明显增加。在高倍照片中,相邻 HA 晶体间隙区域内仍可观察到纳米片结构。当微波水热温度进一步升高(180 ℃和 200 ℃),MHT180 涂层表面 HA 晶体数量明显减少,而 HA 纳米棒长度明显增加,且分布相对分散。$Na_{0.23}TiO_2$ 纳米片长度和数量也明显增加。而在 MHT200 涂层表面形成 HA 晶体的截面呈现六边形,HA 晶体直径略微增加,长度略微减小,且分布紧密。$Na_{0.23}TiO_2$ 纳米片长度和数量进一步增加。由此可知,微波水热温度的升高有利于 HA 纳米棒的形成,但温度过高(180 ~ 200 ℃)会在涂层表面可以形成大量的 $Na_{0.23}TiO_2$ 纳米片。除此之外,结合 XRD 分析可知,MHT180 和 MHT200 涂层表面形成的 HA 晶体具有很好的结晶度。

图 10.2 所示为 MAO 和 MAO-Zn 在 0.5 mol/L NaOH 溶液中微波水热处理 10 min 后涂层表面的 SEM 形貌。如图所示,经微波水热处理之后,涂层表面依然保留着多孔结构,但微孔尺寸略微减小,主要由于微波水热处理之后,微孔内周围改性层的形成。

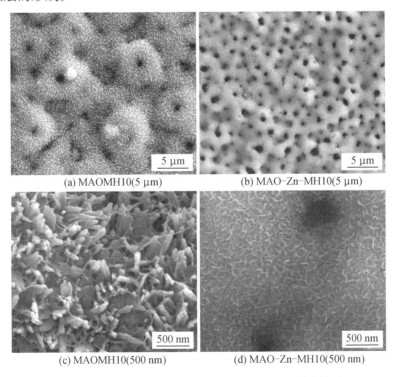

(a) MAOMH10(5 μm)　　　　(b) MAO-Zn-MH10(5 μm)

(c) MAOMH10(500 nm)　　　　(d) MAO-Zn-MH10(500 nm)

图 10.2　MAO 和 MAO-Zn 在 0.5 mol/L NaOH 溶液中微波水热处理 10 min 后涂层表面的 SEM 形貌

MAO 涂层经微波水热处理后,可观察到大量的 $Na_{0.23}TiO_2$ 纳米片结构和少量的 HA 棒状晶体。而 MAO-Zn 涂层经微波水热处理后,涂层表面改性层主要由短而细的纳米网状结构组成,且长度小于 MAOMH10 涂层。但是,XRD 谱图上没有检测到新物相的形成,可能是以非晶态结构存在。此外,经微波水热处理后,在表面可观察到一些腐蚀结构。依据 XRD 分析结果可知,新形成的改性层仍是非晶态结构。由此可知,通过改变引入涂层内部的元素种类,可以改变涂层表面性质,所以微波水热处理后,表面改性层的结构和形态也不同。

**2. 截面特征**

图 10.3 所示为在 0.5 mol/L NaOH 溶液中经不同温度微波水热处理 10 min 后涂层的截面形貌。由图可知,MAO 涂层经微波水热处理前后,涂层与基体依旧保持良好的冶金结合状态。除此之外,经比较,微波水热处理前后,涂层的厚度没有发生明显的变化。由此可知,微波水热处理对 MAO 涂层的破坏很小,主要是微波加热可快速升高至所需要的温度,所以处理时间较短。

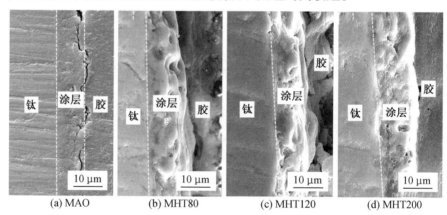

| (a) MAO | (b) MHT80 | (c) MHT120 | (d) MHT200 |

图 10.3 在 0.5 mol/L NaOH 溶液中经不同温度微波水热处理 10 min 后涂层的截面形貌

为了进一步分析 MAO 涂层经微波水热处理前后截面元素的分布状态,图 10.4 所示为 MAO 和 MHT200 涂层在截面方向上的元素线分布。由元素线分布可知,截面可分为界面层和多孔层,界面层主要由 Ti 元素和 O 元素组成,而 Ca 和 P 主要分布在多孔层。由线分布可知,截面 MAO 涂层的界面层厚度约为 3.75 μm,多孔层厚度为 8.75 μm,涂层总厚度为 12.5 μm。涂层经微波水热处理后,MHT200 涂层的界面层厚度为 1.5 μm,多孔层厚度为 11 μm,总厚度为 12.5 μm。由此可知,微波水热处理后,涂层总厚度没有发生明显变化,界面层厚度明显减小,反而多孔层厚度显著增加。

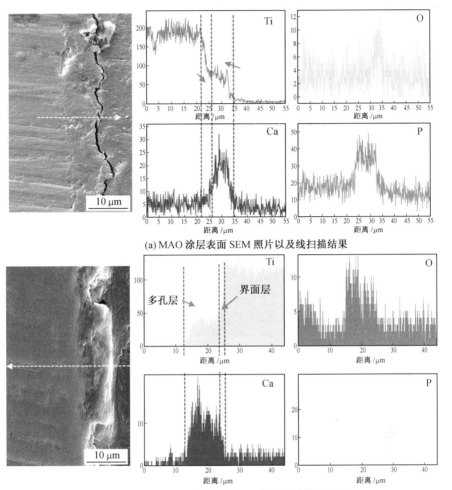

(a) MAO 涂层表面 SEM 照片以及线扫描结果

(b) MHT20 涂层表面 SEM 照片以及线扫描结果

图 10.4　MAO 和 MHT200 涂层在截面方向上的元素线分布

## 3. 透射电子显微结构

图 10.5 所示为 MAO-Zn-MH10 截面涂层的 TEM 形貌和元素面分布。如图所示,涂层内部有大量的第二相粒子和非晶态结构,且涂层与钛基体存在很好的界面关系,没有明显的分界线。由元素面分布图可知,Ti 和 O 元素在涂层内部分布相对均匀,但在涂层表面元素含量明显降低。Si 和 P 元素在涂层内发生明显的富集现象,Na 元素在涂层内部分布相对均匀,而 Ca 和 Zn 元素在涂层内部呈互补分布状态,在富含 Ca 元素的区域,Zn 元素含量很低,在富含 Zn 元素的区域,Ca 含量很低,说明在微弧氧化过程中 Ca 元素被 Zn 元素所取代。图 10.5(i) ~ (1)

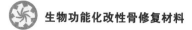

为 MAO–Zn–MH10 截面涂层中局部区域高倍 TEM 形貌和衍射分析。根据 TEM 照片和衍射标定结果可知,涂层物相组成为锐钛矿和金红石 $TiO_2$。

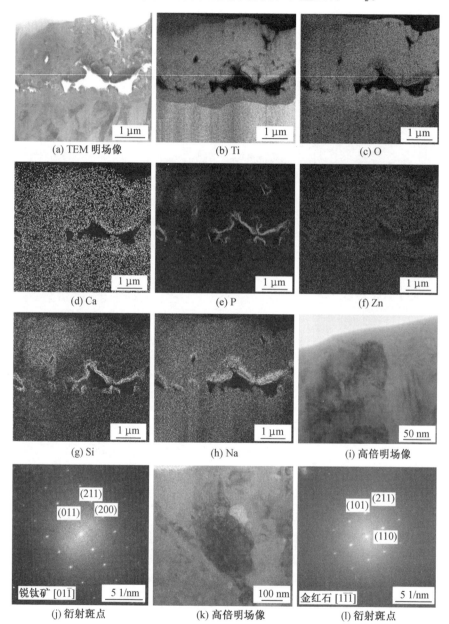

图 10.5　MAO–Zn–MH10 截面涂层的 TEM 形貌和元素面分布

## 10.1.2　微波水热温度及涂层中锌元素对物相组成与成分的影响

### 1. 表面物相组成

图 10.6 所示为在 0.5 mol/L NaOH 溶液中经不同温度微波水热处理 10 min 后涂层表面的 XRD 谱图。由 XRD 谱图可知,在 MAO 涂层表面仅能观察到在 $2\theta = 25.3°$ 和 48.0°处微弱的锐钛矿 $TiO_2$ 相的衍射峰。当温度在 60 ~ 80 ℃ 范围内时,经微波水热处理后,涂层表面的锐钛矿 $TiO_2$ 相的衍射峰强度得到增强,同时,在 $2\theta = 31.7°$ 和 32.2°处检测到新物相衍射峰,经与 PDF 卡片对比可知,新物相为 HA 相。当微波水热温度进一步升高(100 ~ 140 ℃),锐钛矿型 $TiO_2$ 相的衍射峰强度显著增强,且 HA 相衍射峰强度明显增强。当微波水热温度更进一步升高时(160 ~ 200 ℃),涂层表面的锐钛矿型 $TiO_2$ 相衍射峰强度反而降低,同时,表面 HA 相的衍射峰强度进一步增强。除此之外,在 $2\theta = 24.4°$ 和 28.9°处检测到新物相衍射峰,经与 PDF 卡片( No:22 – 1404)对比可知,新物相为 $Na_{0.23}TiO_2$。同时,$Na_{0.23}TiO_2$ 相衍射峰强度随着微波水热温度升高而增强。由此分析可知,微波水热温度的升高可有效地促进涂层表面 HA 相的形成。同时,溶液中 $OH^-$ 与涂层中 $TiO_2$ 的反应加剧,从而结合溶液中的 $Na^+$,形成 $Na_{0.23}TiO_2$。

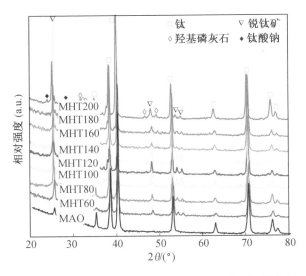

图 10.6　在 0.5 mol/L NaOH 溶液中经不同温度微波水
热处理 10 min 后涂层表面的 XRD 谱图

图 10.7 所示为 MAO 和 MAO-Zn 在 0.5 mol/L NaOH 溶液中微波水热处理 10 min 后涂层表面的 XRD 谱图。如图所示,MAO 涂层经微波水热处理后,涂层表面主要由锐钛矿、HA 和 $Na_{0.23}TiO_2$ 相组成,而 MAO-Zn 涂层经微波水热之后,涂层主要由锐钛矿、金红石 $TiO_2$ 组成。引入 Zn 元素的 MAO 涂层经微波水热处理之后,锐钛矿 $TiO_2$ 衍射峰强度显著增强。由此可知,Zn 元素的引入可调整涂层的物相组成和相对含量。

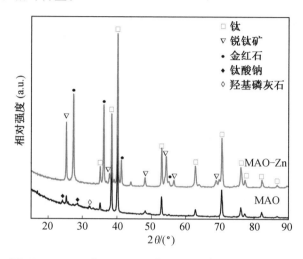

图 10.7　MAO 和 MAO-Zn 在 0.5 mol/L NaOH 溶液中微波水热处理 10 min 后涂层表面的 XRD 谱图

## 2. 表面元素组成

图 10.8 所示为在 0.5 mol/L NaOH 溶液中经不同温度微波水热处理 10 min 后涂层表面的元素含量。由图可知,当微波水热温度在 60～120 ℃变化时,涂层表面的 Ti、Ca 和 P 元素含量(原子数分数)随着微波水热温度的升高而增加。当微波水热温度增加至 140～200 ℃时,Ti、Ca 和 P 元素含量随微波水热温度的升高而降低。但 Ti 和 P 元素含量在 60～120 ℃时略微增加,Ca 元素含量在 60～120 ℃明显上升,而在 120～200 ℃范围内明显降低。对于 Na 元素,涂层表面含量随着微波水热温度的升高而缓慢增加,而 Si 元素含量随微波水热温度升高而降低,O 元素含量随微波水热温度升高呈先降低后升高的趋势。分析可知,微波水热温度的升高,可有效改变涂层近表层各种元素含量。

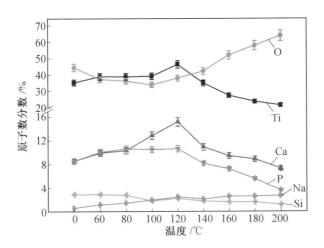

图 10.8　在 0.5 mol/L NaOH 溶液中经不同温度微波水热处理 10 min 后涂层表面的元素含量

## 10.2　微波水热时间对涂层表面显微组织结构的调控作用

### 10.2.1　微波水热时间对涂层微观组织结构的影响

**1. 表面形貌**

图 10.9 所示为在 200 ℃、0.5 mol/L NaOH 溶液中微波水热处理不同时间后涂层表面的 SEM 形貌。如图 10.9(a)所示,MAO 涂层表面可观察到孔径为 1 ~ 3 μm 的多孔结构。经微波水热处理后,表面仍保留着多孔结构,但孔径尺寸明显减小,且孔径尺寸随着处理时间的增加进一步减小。如图 10.9(b)所示,涂层表面可观察到大量的直径约为 100 nm 的棒状 HA 晶体,且分布相对密集;在相邻 HA 晶体的间隙和微孔内侧表面可观察到 $Na_{0.23}TiO_2$ 纳米片。随着处理时间增加至 10 min,表面棒状 HA 晶体的数量显著增加,且分布密度略增加。当处理时间进一步增加至 15 min 和 60 min(图 10.9(d)、(e)),MAOMH15 和 MAOMH60 涂层表面棒状 HA 晶体的数量明显减少,而 $Na_{0.23}TiO_2$ 纳米片的数量明显增加,且纳米片厚度为 5 ~ 10 nm。由此可知,微波水热时间的增加有利于涂层表面形成 $Na_{0.23}TiO_2$ 纳米片,不利于 HA 纳米棒的形成。

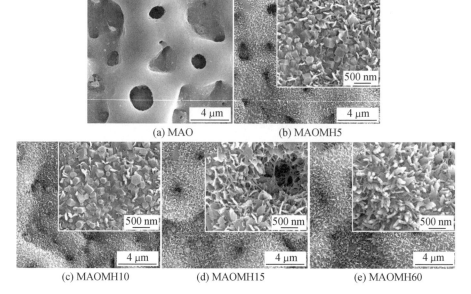

图 10.9　在 200 ℃、0.5 mol/L NaOH 溶液中微波水热处理不同时间后涂层表面的 SEM 形貌

## 2. 截面特征

图 10.10 所示为在 200 ℃、0.5 mol/L NaOH 溶液中微波水热处理不同时间后涂层截面的 SEM 形貌。如图 10.10(a1)、(a2)所示，对于 MAO 涂层而言，微孔结构不仅分布在涂层表面，而且在涂层内部也可观察到微孔结构。经微波水热处理后，涂层内部结构变得致密。在高倍照片下，涂层截面内部区域可观察到大量的纳米颗粒。从截面方向可看到(图 10.10(b1)~(c2))，HA 纳米棒原位形成于涂层表面，没有明显的分界线。同时，可以观察到改性层厚度约为 500 nm。在 MAOMH10 涂层内部孔结构可观察到 HA 纳米棒的形成。随着微波水热时间的增加(MAOMH15 和 MAOMH60)，大量 $Na_{0.23}TiO_2$ 纳米片原位形成于涂层表面，且改性层厚度约为 500 nm，表现出良好的界面结合状态。由此可知，MAO 涂层经微波水热处理后，在涂层表面形成一层由 HA 纳米棒和 $Na_{0.23}TiO_2$ 纳米片组成的改性层，且与下面的 MAO 涂层保持良好的界面结合状态。

## 3. 透射电子显微结构

图 10.11 所示为 MAOMH10 和 MAOMH60 试样在涂层/基体附近的截面 TEM 形貌和 EDS 元素分析。如图 10.11(a)所示，根据 EDS 元素面分布情况可知：Ti、O、Ca、P、Si 和 Na 元素在 MAOMH10 涂层内部分布呈现不均匀状态。

MAO　　MAOMH5　　MAOMH10　　MAOMH15　　MAOMH60

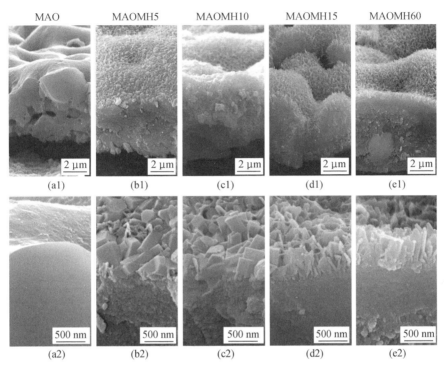

图 10.10　在 200 ℃、0.5 mol/L NaOH 溶液中微波水热处理不同时间后涂层截面的 SEM 形貌

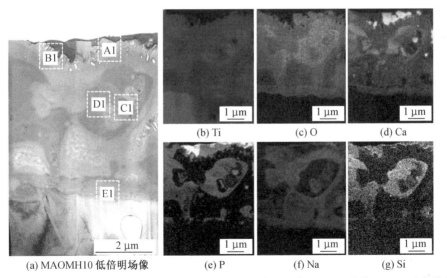

图 10.11　MAOMH10 和 MAOMH60 试样在涂层/基体附近的截面 TEM 形貌和 EOS 元素分析

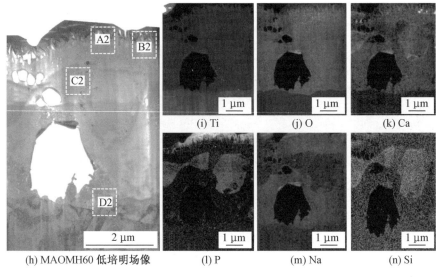

(h) MAOMH60 低培明场像　　(l) P　　(m) Na　　(n) Si

续图 10.11

因此,截面 MAOMH10 涂层区域可分为 5 个典型区域:A1、B1、C1、D1 和 E1。在外延生长层,区域 A1 主要由 Ca、P 和 O 元素组成,而 Ti、O 和 Na 元素主要分布在 B1 区域内。对于多孔中间层而言,高含量的 Ti 和 O 元素主要分布在区域 C1 内,而区域 D1 包含 Ti、O、Ca、P 和 Si 元素,以及少量的 Na 元素。其中,大量 Na,少量 Ti 和 O 元素主要分布在区域 A1、C1 和 D1 之间,属于致密中间层。而在区域 E1 内可观察到高含量的 Ti、O 和 Na 元素。当微波水热时间延长至 60 min 时,由 EDS 元素分布可知,涂层内部的各元素含量明显降低,且观察不到富含 Ti 和 O 元素的区域,但 Ti、O、Ca、P、Si 和 Na 元素在 MAOMH60 涂层内部分布也不均匀。所以,截面 MAOMH60 涂层可分为 4 个典型区域:A2、B2、C2 和 D2。区域 A2 主要由 Ti、O 和 Na 元素组成,而在区域 B2 可检测到少量的 Ca、P 和 O 元素。区域 C2 可观察到高含量的 Ca、P、Si 元素和少量的 Ti、O 元素。高含量的 Ti、O 和少量的 Na、Ca 元素分布在区域 D2 内。

图 10.12 所示为 MAOMH10 试样在涂层/基体附近的区域 A1 的 TEM 分析。如图 10.12(a)所示,结合 EDS 元素线分布情况,区域 A1 可分为 4 个典型位置:位置 1、位置 2、位置 3 和位置 4。如图 10.12(b)所示,位置 1 主要由 Ca、P、O 和少量的 Si 元素组成,相对于位置 1,位置 2 的 Ca 和 P 元素含量降低,Ti 和 Na 元素含量略微增加。位置 3Na 元素含量增加至最大,原子数分数约为 15%,而 Ti

元素含量略微降低。位置 4 可检测到大量的 Ti、O 和原子数分数约为 5% 的 Ca、Na 元素。

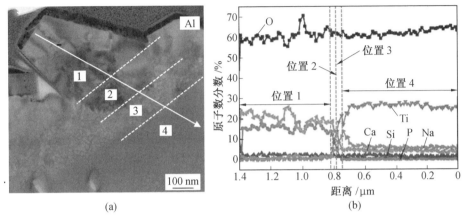

图 10.12　MAOMH10 试样在涂层/基体附近的区域 A1 的 TEM 分析

图 10.13 所示为 MAOMH10 试样在涂层/基体附近的区域 A1 的 HRTEM 和 FFT 分析。由图 10.13 位置 1 处的 HRTEM 照片和 SAED 衍射花样分析可知位置 1 处的结构为 HA 柱状晶体,晶带轴为 [114] 晶向。结合 HRTEM 和 SAED 分析可知位置 2 处的结构主要由 HA 纳米多晶组成,位置 3 和位置 4 处结构是非晶的,说明 Ca、P、Si 和 Na 元素以非晶态形式存在。

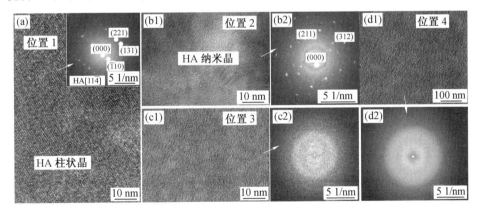

图 10.13　MAOMH10 试样在涂层/基体附近的区域 A1 的 HRTEM 和 FFT 分析
(a)位置 1 的高分辨像和对应衍射斑点;(b)位置 2 的高分辨像和对应衍射斑点;
(c)位置 3 的高分辨像和对应衍射斑点;(d)位置 4 的高分辨像和对应衍射斑点

图 10.14 所示为 MAOMH10 试样在涂层/基体附近的区域 B1 的 TEM 分析。结合图 10.14(a)中白色方框区域的 HRTEM 形貌和 SAED 衍射结果,分析可知,区域 B1 中的白色方框内的结构为 $Na_{0.23}TiO_2$ 相,但结晶度较低。

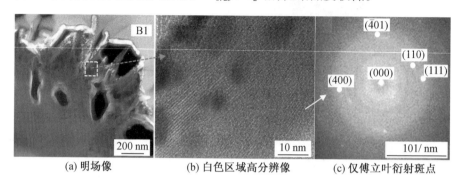

(a) 明场像        (b) 白色区域高分辨像        (c) 仅傅立叶衍射斑点

图 10.14    MAOMH10 试样在涂层/基体附近的区域 B1 的 TEM 分析

图 10.15 所示为 MAOMH10 试样在涂层/基体附近的区域 C1、D1 和 E1 的 TEM 分析。图 10.15(a)为图 10.11(a)中区域 C1 和 D1 的高倍 TEM 照片。结合 EDS 元素线分布情况可知,区域 C1 和 D1 可分为 5 个典型分析区域:区域 1、区域 2、区域 3、区域 4 和区域 5。根据 EDS 分析可知,区域 1 主要由 Ti、O 元素和少量的 Ca 和 Na 元素(原子数分数约为 5%)组成。相对于区域 1,区域 2 处的 Ti、Ca 和 Si 元素含量明显增加,而 Na 元素含量降低至接近 0。区域 3 主要由高含量的 Ti 和 O 元素组成,Ca、P、Si、Na 元素原子数分数仅为 2% ~ 3%。Ca、P 和 Si 元素含量在区域 4 内明显增加,而 Ti 元素含量明显降低。在区域 5 范围内,Ti、O、Ca 和 Na 元素含量明显增加,而 Si 和 P 元素原子数分数降低至 0。

如图 10.15(b)所示,结合 HRTEM 和 SAED 衍射结果,区域 3 由锐钛矿 $TiO_2$ 相组成,其晶带轴为[010],而区域 4 为非晶结构。同时,可说明 Ca、P 和 Si 元素是以非晶态存在于涂层内。对于区域 E1,结合 EDS 线分析可分为基体、界面层和近界面层区域,且界面层厚度约为 50 nm。依据 HRTEM 和 SAED 衍射结果可知,基体结构为 Ti 相,晶带轴方向为[111]晶向。界面层主要由锐钛矿 $TiO_2$ 多晶相组成。而主要由 Ca、P、Si、Na、Ti 和 O 元素组成的近界面层区域以非晶态形式存在。

图 10.16 所示为 MAOMH60 试样在涂层/基体附近的区域 A2、B2 的截面 TEM 分析。图 10.16(a)为图 10.11(h)中区域 A2 的高倍 TEM 照片,可分为典型的区域 1、区域 2 和区域 3。

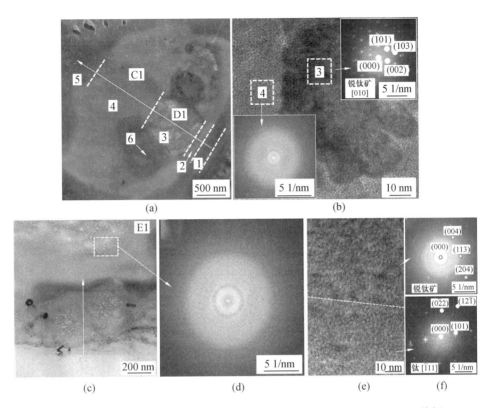

图 10.15　MAOMH10 试样在涂层/基体附近的区域 C1、D1 和 E1 的 TEM 分析
（a）C1、D1 低倍明场像；（b）区域 3、4 高分辨像；（c）区域 E1 低倍明场像；（d）对应衍射环；
（e）涂层/基体界面处高分辨像；（f）对应基体衍射斑点

如图 10.16（e）~（j）所示，结合 HRTEM 和 SAED 衍射结果分析可知，区域 1 主要由 $Na_{0.23}TiO_2$ 相组成，其晶带轴方向为［110］晶向，而在区域 2 的衍射照片上可观察到 $Na_{0.23}TiO_2$ 相中不同取向的（110）、（401）和（601）晶面，因此，区域 2 主要由 $Na_{0.23}TiO_2$ 多晶结构组成。图 10.16（h）为图 10.11（h）中区域 B2 的高倍 TEM 照片，结合 HRTEM 和 SAED 衍射分析可知（图 10.16（i）~（k）），区域 B2 主要由柱状 HA 相组成（红色区域），在 HA 棒底部观察到大量的 HA 纳米晶。

图 10.17 所示为 MAOMH60 试样在涂层/基体附近的区域 C2、D2 的截面 TEM 分析。对图 10.17（a）中的白色区域进行 HRTEM 和 SAED 分析，如图 10.17（b）~（d）所示，右侧区域为锐钛矿 $TiO_2$ 结构，左侧区域为非晶结构，结合元素面分布可知，涂层内的 Ca、P、Si 和 Na 元素以非晶态状态存在。

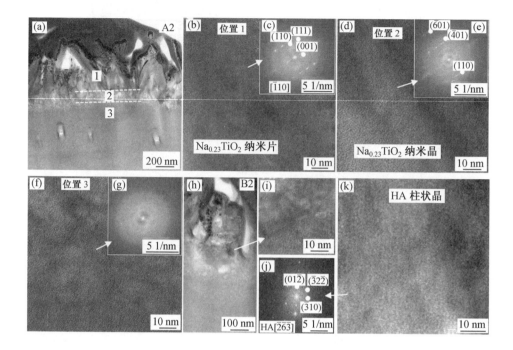

图 10.16　MAOMH60 试样在涂层/基体附近的区域 A2 和 B2 的截面 TEM 分析

(a)A2 区域明场像;(b)高分辨像;(c)、(e)、(g)、(i)衍射斑点;(d)位置 2 高分辨像;
(f)位置 3 的高分辨像及对应的衍射环;(h)B2 区域的低倍明场像;(j)红色区域对应的高
分辨像;(k)柱状晶的高分辨像及对应的衍射斑点

　　图 10.17(e)为图 10.11(h)中区域 D2 的高倍 TEM 照片,结合 EDS 元素线
分布可知,区域 D2 可分为基体、界面层和多孔层。根据衍射分析结果(图 10.17
(f))可知,多孔层主要以非晶结构组成,且主要由 Ti、O、Ca、P、Si 和 Na 元素组
成,基体结构主要为 Ti,其晶带轴为[311]晶向。对界面层区域进行衍射分析可
知,在衍射照片上可观察到锐钛矿 $TiO_2$ 相中的(112)、(101)和(105)晶面,由此
可知界面层主要由不同取向的锐钛矿 $TiO_2$ 颗粒组成,这与 EDS 元素线分析的结
果一致,且界面层厚度约为 50 nm,这与 MAOMH10 试样的界面层厚度相比明显
降低。

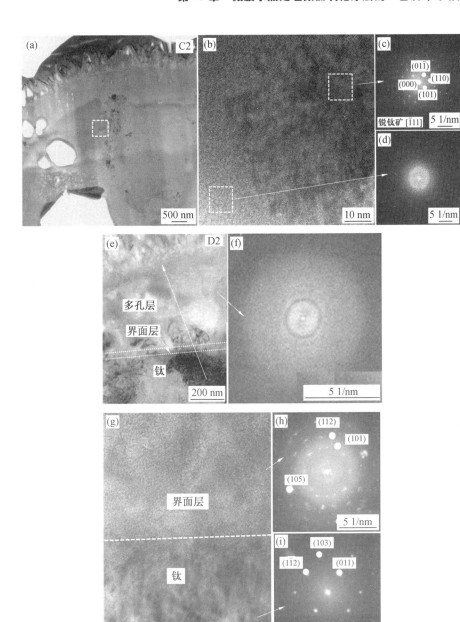

图 10.17　MAOMH60 试样在涂层/基体附近的区域 C2、D2 的截面 TEM 分析

(a)C2 区域的低倍明场像;(b)、(c)、(d)白色区域对应的高分辨像和对应的衍射斑点;(e)D2 界面区域的低倍明场像;(f)对应的衍射斑点;(g)、(h)、(i)界面处的高分辨像及对应的衍射斑点

## 10.2.2　微波水热时间对涂层表面物相组成和成分的影响

### 1.表面物相组成

图 10.18 所示为在 200 ℃、0.5 mol/L NaOH 溶液中微波水热处理不同时间后涂层表面的 XRD 谱图。经 MAO 处理后，MAO 涂层表面可检测到微弱的锐钛矿 $TiO_2$ 相的衍射峰。同时，经微波水热处理之后，涂层表面的锐钛矿 $TiO_2$ 相的衍射峰强度显著提高。对于经微波水热处理后的 MAO 涂层，在 XRD 谱图上，除了观察到锐钛矿 $TiO_2$ 相之外，还可观察到 $2\theta = 24.4°$ 和 $28.9°$ 处的 $Na_{0.23}TiO_2$ 相衍射峰和 $2\theta = 25.8°$、$31.7°$、$32.2°$、$32.9°$、$34.1°$、$46.7°$ 和 $49.5°$ 的 HA 相衍射峰。图 10.18（b）所示为 $2\theta = 25° \sim 38°$ 范围内的高分辨 XRD 谱图。其中，位于 $2\theta = 25.8°$、$31.7°$、$32.2°$、$32.9°$ 和 $34.1°$ 的衍射峰分别对应 HA 相中的（002）、（211）、（112）、（300）和（202）晶面。此外，涂层表面的 $Na_{0.23}TiO_2$ 相衍射峰强度随着微波水热时间的增加而升高。当微波水热时间小于等于 10 min 时，涂层表面锐钛矿 $TiO_2$ 相和 HA 相的衍射峰强度随微波水热时间的增加而提高。而当微波水热时间大于 10 min 时，涂层表面的锐钛矿 $TiO_2$ 相和 HA 相的衍射峰强度反而随微波水热处理时间的增加而降低。

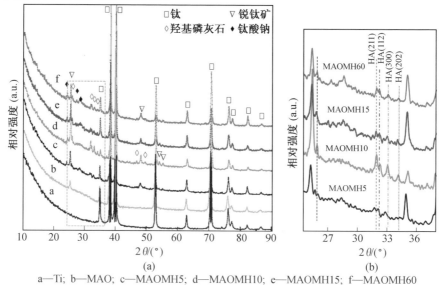

a—Ti；b—MAO；c—MAOMH5；d—MAOMH10；e—MAOMH15；f—MAOMH60

图 10.18　在 200 ℃、0.5 mol/L NaOH 溶液中微波水热处理不同时间后涂层表面的 XRD 谱图

**2. 表面元素组成**

图 10.19 所示为在 200 ℃、0.5 mol/L NaOH 溶液中微波水热处理不同时间后涂层表面的元素成分。由图可知,相对于 MAO 涂层,经微波水热处理后,涂层表面的 Na 元素含量随着微波水热时间的增加而缓慢增加,而 Si 元素含量降低,但随着微波水热时间的增加,含量没有明显变化。当微波水热时间小于等于 10 min 时,涂层表面 Ca 元素含量略微增加,但随着微波水热时间增加而降低,Ti 元素含量随之缓慢增加,P 元素含量明显降低。当微波水热时间大于 10 min 时,涂层表面 Ca 和 P 元素含量明显降低,而 Ti 元素含量明显增加。由此分析可知,结合 SEM 形貌结果(图 10.9),随着微波水热时间的延长,涂层表面 Ca 和 P 元素含量大量降低,从而不利于 HA 的形成,涂层表面高含量 Ti 和 Na 元素与表面形成大量的 $Na_{0.23}TiO_2$ 纳米片有关。

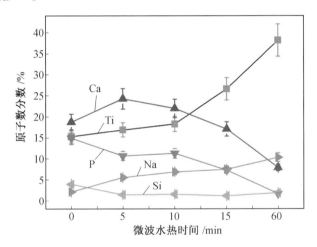

图 10.19　在 200 ℃、0.5 mol/L NaOH 溶液中微波水热处理不同时间后涂层表面的元素成分

**3. 表面元素化合态**

图 10.20 所示为 MAO、MAOMH10 和 MAOMH60 试样表面的 XPS 谱图。由图 10.20(a)可知,MAO 涂层主要由 Ti、O、Ca、P、Si 和 Na 元素组成。相较于 MAO 涂层,MAOMH10 和 MAOMH60 涂层表面的 Na 1s 和 Na KLL 峰强度明显增加,说明微波水热处理之后,涂层表面沉积的 Na 元素含量随微波水热时间增加而明显增加。然而,涂层表面的 Ca 2p 和 P 2p 峰强度随之降低,说明随着微波水热时间的延长,涂层表面 Ca 和 P 元素含量明显减小。

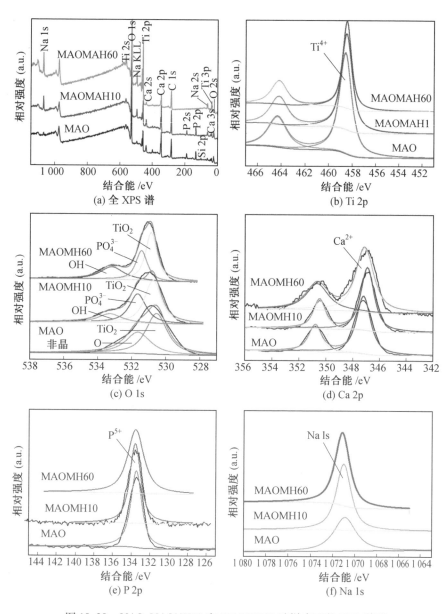

图 10.20　MAO、MAOMH10 和 MAOMH60 试样表面的 XPS 谱图

图 10.20(b) ~ (f)所示为 MAO、MAOMH10 和 MAOMH60 涂层表面 Ti 2p、
O 1s、Ca 2p、P 2p 和 Na 1s 的高分辨 XPS 谱图。由图 10.20(b)所示，Ti 2p 的 XPS
谱图经拟合呈现双峰结构，包括结合能位于 458.5 eV 的 Ti 2p$_{3/2}$ 和 464.2 eV 的

Ti $2p_{1/2}$，对应锐钛矿 $TiO_2$ 中的 $Ti^{4+}$[119]。对于 O 1s 谱图，MAO 涂层表面的谱图经拟合后可分为结合能位于 530.5 eV 和 531.3 eV 的 O 1s 峰，分别对应着涂层中锐钛矿 $TiO_2$ 和非晶结构中的 $O^{2-}$。而 MAOMH10 和 MAOMH60 涂层表面的 O 1s 谱图经拟合后可分为结合能位于 530.1 eV、531.3 eV 和 532.8 eV 的 3 个 O 1s 峰，第一个位于 530.1 eV 的峰对应 Ti—O 键，来自锐钛矿 $TiO_2$ 或者 $Na_{0.23}TiO_2$，第二个位于 531.3 eV 的峰对应 $PO_4^{3-}$ 官能团中的 $O^{2-}$，第三个位于 532.8 eV 的峰对应 OH 官能团中的 $O^{2-}$。经拟合之后，Ca 2p 谱图具有典型的双峰结构，包括位于 347.3 eV 的 Ca $2p_{3/2}$ 和 351.0 eV 的 Ca $2p_{1/2}$ 的峰对应 $Ca^{2+}$。P 2p 的 XPS 谱图经拟合后是典型的单峰结构，结合能为 133.3 eV，经分析可知对应 $P^{5+}$。对经微波水热处理前后 Na 元素的化合态分析可知，Na1s 呈现单峰结构，其结合能为 1 072.6 eV，对应 $Na^+$。由此可知，经微波水热处理后，涂层表面的元素化合态没有发生任何变化。

**4. FT-IR 分析**

图 10.21 所示为 MAO 和 MAOMH10 涂层表面的 FT-IR 分析。由图可知，经微波水热处理后，在 MAOMH10 涂层表面可检测到波长位于 1 043 $cm^{-1}$ 和 562 $cm^{-1}$ 处的 $PO_4^{3-}$ 官能团的特征吸收峰。在波长为 3 422 $cm^{-1}$ 处观察到 OH 官能团的特征吸收峰，除此之外，在波长为 1 635 $cm^{-1}$ 处还可观察到 $H_2O$ 的特征吸收峰。在波长为 400～500 $cm^{-1}$ 处可观察到 Ti—O 化学键。与 MAO 涂层相比，

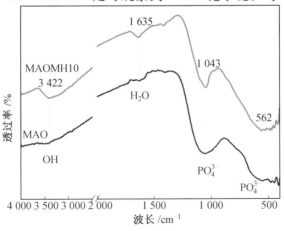

图 10.21　MAO 和 MAOMH10 涂表面的 FT-IR 分析

OH、PO$_4^{3-}$ 官能团、H$_2$O 和 Ti—O 键的特征吸收峰强度明显增强,且更加尖锐。由于经微波水热处理后,涂层表面 HA 纳米棒的形成和内部 TiO$_2$ 相的含量明显增加,且表面吸附水的能力显著提高。

### 10.2.3 微波水热时间与涂层内元素迁移行为及组织结构的关系

#### 1. XPS 刻蚀分析

图 10.22 所示为 MAOMH5、MAOMH10、MAOMH15 和 MAOMH60 试样表面 XPS 刻蚀分析。如图 10.22(a)所示,涂层表面的 Ti 元素含量均明显低于内部区域的含量。对于 MAOMH5 涂层来说,随着 XPS 刻蚀时间的延长(刻蚀深度增加),Ti 元素含量随之增加。当 XPS 刻蚀约 500 s 时,Ti 含量最低,而在最外层表面 Ti 元素含量反而增加,结合 SEM 和 XRD 结果可知,在涂层表面形成大量 Na$_{0.23}$TiO$_2$ 纳米片。对于 Ca 和 P 元素(图 10.22(b)、(c)),其含量从涂层内部到近表面呈现增加趋势,由此可知,在微波水热处理过程中,涂层内部的 Ca 和 P 元素发生迁移行为,导致近表面处元素含量增加。然而,随着微波水热时间的增

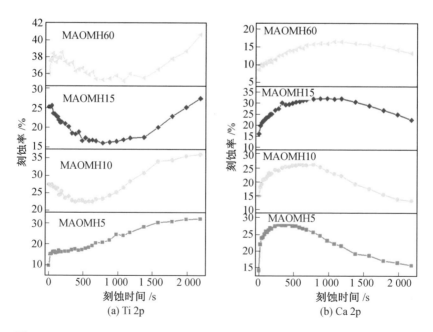

图 10.22    MAOMH5、MAOMH10、MAOMH15 和 MAOMH60 试样表面 XPS 刻蚀分析

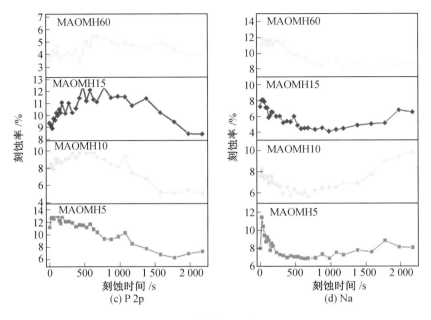

续图 10.22

加,涂层近表面元素含量呈现减少的趋势,说明微波水热时间的延长会导致涂层内元素的溶出。在涂层最外表面 Ca 和 P 元素含量急剧降低,主要是由于涂层表面 HA 纳米棒的形成消耗了大量的 Ca 和 P 元素。而对于 Na 元素(图 10.22(d)),涂层最外层 Na 元素含量明显高于涂层内部的元素含量,主要原因有两方面:涂层内部 Na 元素向涂层最外层扩散和溶液中 Na 离子的沉积($Na_{0.23}TiO_2$ 纳米片的形成)。

### 2. 溶液中钙、磷、钠含量

图 10.23 所示为 MAO 涂层在 0.5 mol/L NaOH 溶液中微波水热处理不同时间后溶液中的钙、磷、钠含量。如图 10.23(a)所示,溶液中 Ca 和 P 元素含量(质量浓度)随着微波水热时间的延长而缓慢增加。然而,Ca 和 P 元素的释放速度和释放行为却不相同。图 10.23(b)所示为溶液中剩余 $Na^+$ 的含量,与溶液中原始 $Na^+$ 浓度比较可知,随着微波水热时间的增加,消耗的 Na 元素含量依次增加,这与 SEM 和 XRD 的分析结果一致。

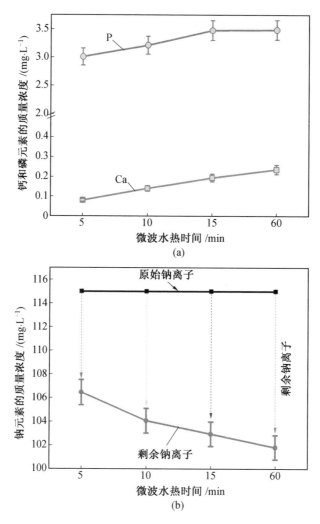

图 10.23　MAO 涂层在 0.5 mol/L NaOH 溶液中微波水热处
理不同时间后溶液中的钙、磷、钠含量

### 3. NaOH 溶液的 pH

图 10.24 所示为 MAO 涂层在 0.5 mol/L NaOH 溶液中微波水热处理不同时
间后溶液中的 OH⁻质量浓度。由图可知,随着微波水热处理时间的增加,溶液中
剩余 OH⁻质量浓度依次减小。与总 OH⁻质量浓度相比较,消耗的 OH⁻质量浓度
随着微波水热时间的增加而增加,这与涂层表面形成 $Na_{0.23}TiO_2$ 纳米片数量随着

微波水热时间的增加而增加一致。

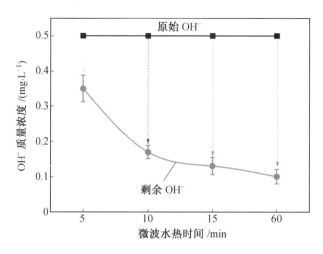

图 10.24　MAO 涂层在 0.5 mol/L NaOH 溶液中微波水热处理不同时间后溶液中的 OH⁻ 质量浓度

## 10.3　NaOH 浓度对涂层表面组织结构的调控作用

### 10.3.1　NaOH 浓度对涂层微观组织结构的影响

**1. 表面形貌**

图 10.25 所示为微波水热温度为 200 ℃,在不同浓度 NaOH 溶液中处理 10 min 后涂层表面的 SEM 形貌。由图可知,MAO 涂层表面观察到大量直径为 1 ~ 3 μm 的微孔,且相对光滑。经微波水热处理之后,涂层表面仍可观察到特有的多孔结构(图 10.25(b) ~ (d))。当 NaOH 浓度为 0.01 mol/L 时,表面原位形成大量直径为 50 ~ 100 nm 的 HA 纳米棒,且长径比较大。HA 纳米棒生长方向是从涂层外表面向外延生长,且在微孔周围形成大量长径比较大的 HA 纳米棒。

随着 NaOH 浓度的增加(0.5 mol/L),涂层表面 HA 纳米棒长径比减小,直径明显增加,约为 200 nm。同时,在相邻纳米棒间隙可观察到少量的 $Na_{0.23}TiO_2$ 纳米片。当 NaOH 浓度进一步增加至 3.0 mol/L 时,涂层表面 HA 晶体的数量明显降低,而 $Na_{0.23}TiO_2$ 纳米片的数量显著增加,且纳米片的厚度为 5 ~ 10 nm。由此可知,在微波水热过程中,通过调整 NaOH 浓度可有效优化涂层表面的结构,钛表面形成微纳米复合多孔结构。

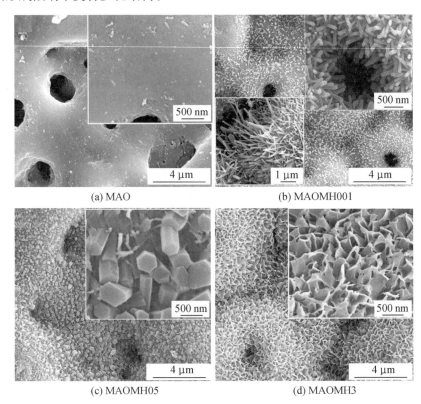

(a) MAO    (b) MAOMH001

(c) MAOMH05    (d) MAOMH3

图 10.25    微波水热温度为 200 ℃,在不同浓度 NaOH 溶液中处理 10 min 后涂层表面的 SEM 形貌

## 2. 截面特征

图 10.26 所示为 MAOMH001 试样表面涂层的截面特征和元素面分布。由图 10.26(a) ~ (e)可知,涂层可分为基体、界面层和多孔层。涂层与基体的界面没有观察到明显的分界线,说明微波水热处理后涂层与基体仍保持良好的冶金结合。同时,在界面层附近一些内部孔结构存在于多孔层内,而在多孔层外表面附近的涂层结构变得致密。界面层主要由 Ti 和 O 元素组成,而 Ca、P 和 O 元素主要分布在多孔层。在涂层最外层,Ca 和 P 元素含量明显低于涂层内部,O 元素

含量在涂层最外层明显高于涂层内部。结合图10.25(a)的 SEM 形貌分析可知，在微波水热处理过程中，涂层内 Ca 和 P 元素从内部向最外层迁移，从而参与涂层表面 HA 纳米棒的形成，导致涂层最外层 Ca 和 P 元素含量降低。

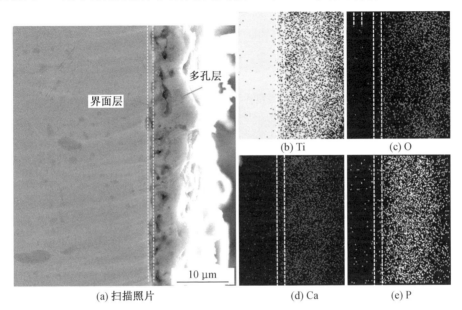

图 10.26　MAOMH001 试样表面涂层的截面特征和元素面分布

### 3. 透射电子显微结构

图 10.27 所示为 MAOM001 试样在涂层/基体附近区域的截面 TEM 形貌和 EDS 分析。由图可知，结合 EDS 元素面分布和线分布，涂层截面可分为外延生长层、致密中间层、多孔中间层、界面层和基体 5 个部分。外延生长层主要由 Ca、P、Si 和 O 元素组成，且此区域 Ti 元素含量趋于 0。致密中间层主要由 O 和 Ti 元素组成，同时还检测到原子数分数为 10% 的 Si 和原子数分数约为 5% 的 Ca 元素。高含量的 Ti 和 O 元素主要分布在致密多孔层。除此之外，还检测到原子数分数约为 10%、5% 和 5% 的 Si、Ca 和 P 元素。

图 10.28 所示为 MAOMH001 试样在钛基体附近的 TEM 形貌和 EDS 分析。由图可知，基体附近可分为钛基体、界面层和多孔层。由图 10.28(b) 所示，界面层附近的多孔层呈现非晶结构。界面层则由大量的多晶 $TiO_2$ 颗粒组成。由图 10.28(c) 可知，界面层主要由 Ti 和 O 元素组成，多孔层则由 Ti、O、Ca、P、Si 和 Na 元素组成，结合衍射花样可知，引入的多种元素仍然以非晶态存在。

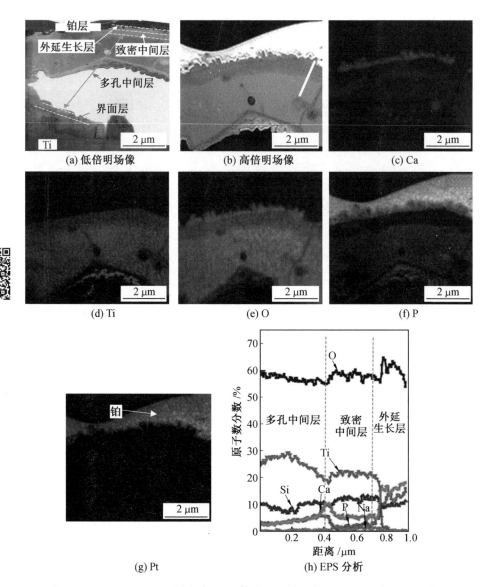

图 10.27　MAOMH001 试样在涂层/基体附近区域的截面 TEM 形貌和 EDS 分析

　　图 10.29 所示为 MAOMH001 试样在近表面位置外延生长区的截面 Si-HA 纳米棒的 TEM 分析。图 10.29(b) 所示为图 10.27(a) 中外延生长区的截面 Si-HA 纳米棒的 TEM 形貌。由图可知,在[001]方向观察截面 Si-HA 纳米棒左侧和右侧区域,TEM 形貌呈现不同的衍射衬度,对其标记为晶粒 A 和晶粒 B,说明晶粒 A 和晶粒 B 满足衍射条件的程度不同。分析可知,截面 Si-HA 纳米棒由不

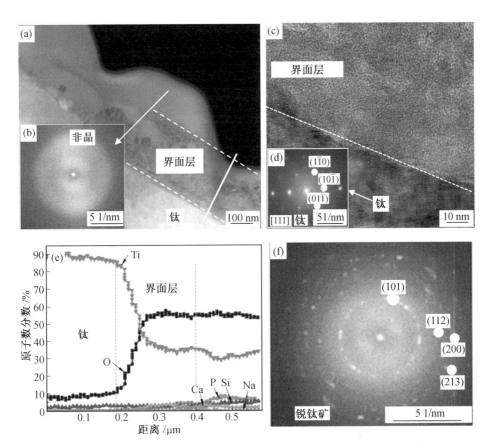

图 10.28　MAOMH001 试样在钛基体附近的 TEM 形貌和 EDS 分析
（a）界面处低倍明场像；（b）、（d）对应的放大图；（c）界面处高分辨像；
（e）界面处 EDS 分析；（f）界面处衍射斑点

同取向的晶粒 A 和 B 组成。如图 10.29（f）、（g）、（i）、（j）所示，$X$、$Y$、$Z$ 为试样在三维空间内的坐标系，其中 $X \perp Z$，$Y \perp Z$，$X$ 与 $Y$ 的夹角为 120°。$Z$ 轴与电子束方向平行。图 10.29（e）、（k）、（l）为晶粒 A-1 和晶粒 B-1 的 HRTEM 形貌和衍射斑点。晶粒 A-1 的衍射斑点与完整 HA 晶体得到的衍射斑点完全一致，说明晶粒 A-1 的 [001] 方向与电子束方向一致。利用 Singlecrytsal 软件对晶粒 A 和晶粒 B 的衍射斑点进行模拟分析，计算出晶粒 A 和晶粒 B 的空间坐标，进一步得出晶粒 A 与晶粒 B[001] 晶带轴的夹角为 1.38°。

　　为了进一步判断晶粒 A 和晶粒 B 之间的位置关系，通过倾转试样，将晶粒 A 和晶粒 B 重新标记为晶粒 A-2 和 B-2，通过比较晶粒 A-2 的衍射斑点与模拟斑

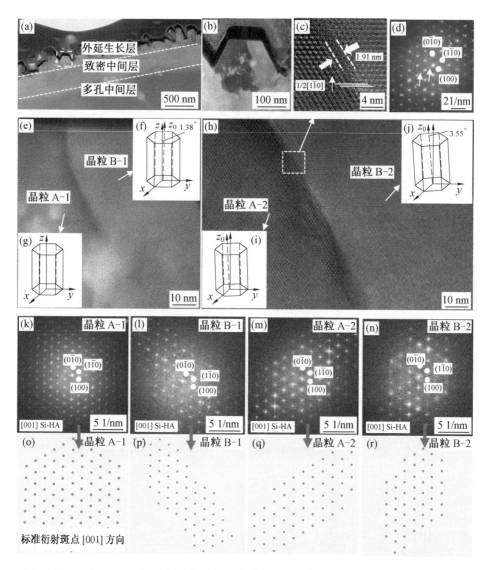

图 10.29　MAOMH001 试样在近表面位置外延生长区的截面 Si–HA 纳米棒的 TEM 分析

点,可知,晶粒 A-2 的 [001] 方向与电子束方向夹角为 $1.17°$,与此同时,晶粒 B-2 的 [001] 方向与电子束方向夹角为 $3.55°$。晶粒 A-2 和 B-2 的 [001] 方向的夹角为 $1.38°$。由此说明晶粒 A 和晶粒 B 之间为小角度晶界。基于 HRTEM 照片可知,小晶界的宽度约为 $1.91$ nm,同时在 [001] 方向得到的衍射照片上观察到拉长的衍射斑点,分析可知为 $1/2[110]$ 方向上的堆垛层错。

图 10.30 所示为 MAOMH001 试样表面外延生长区的 Si-HA 纳米棒和致密中间层的 TEM 分析。如图 10.30(a)所示,外延生长层可分为区域 A、区域 B 和区域 C。图 10.30(b)、(c)所示为区域 A 的 HRTEM 形貌和衍射照片,对区域 A 衍射斑点进行标定可确定区域 A 物相为 Si-HA 相。区域 B 的 HRTEM 形貌和衍射照片如图 10.30(d)、(e)所示,由图可知,在 HRTEM 照片上可观察到相互垂直的晶面间距分别为 0.816 nm 和 0.389 nm 的晶面对应 Si-HA 相中的(110)和(111)晶面,其晶带轴方向为[112]晶向。结合衍射照片得知,除了观察到与图 10.30(c)一样的衍射斑点之外,还观察到晶面间距为 0.210 nm 和 0.164 nm 的对应 Si-HA 相中的(112)和(211)晶面。图 10.30(f) ~ (k)所示为区域 C 的 HRTEM 形貌和衍射照片,由图 10.30(i)的衍射照片中可观察到 Si-HA 相中(201)、(202)、(111)和(211)晶面,结合 HRTEM 形貌,可知区域 C 中的 Si-HA 相由多晶组成。由图 10.30(h)和(j)分析可知,C 区域中的致密中间层是非晶

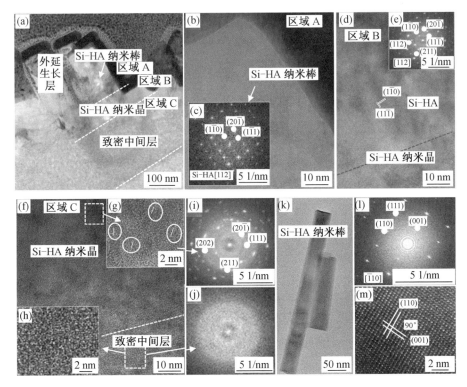

图 10.30　MAOMH001 试样外延生长区的 Si-HA 纳米棒和致密中间层的 TEM 分析

的。为了进一步研究 MAO 涂层经微波水热处理形成的 Si-HA 是否为完整晶体，将涂层表面的纳米棒取下，进行 TEM 分析，在 HRTEM 照片中观察到相互垂直晶面间距为 0.267 nm 和 0.683 nm，对应 Si-HA 相中的（110）和（001）晶面。结合对衍射斑点的标定可知，单根的 Si-HA 纳米棒是完整的晶体结构。

图 10.31 所示为 MAOMH001 试样在多孔中间层区的 $TiO_2$ 纳米晶团簇的 TEM 分析。图 10.31（b）～（d）所示为图 10.31（a）白色方框所选择区域的 HRTEM 形貌和衍射结果。对衍射斑点进行标定可知，黑色团簇结构为 $TiO_2$ 纳米晶团簇，其晶带轴为［111］晶向。同时，对 $TiO_2$ 纳米晶团簇周围的区域进行衍射分析，可知周围区域是非晶结构。图 10.31（e）～（i）所示为图 10.31（a）中 $TiO_2$ 纳米晶团簇及其周围结构的元素面分布。由元素面分布结果分析也证实黑色团聚结构主要由 Ti 和 O 元素组成。同时，Ca 和 P 元素主要分布在 $TiO_2$ 纳米晶团簇周围区域内，且结合衍射结果，团簇周围的 Ca 和 P 元素以非晶态的形式存在于多孔中间层内。

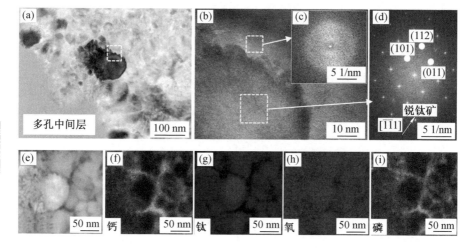

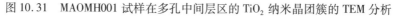

图 10.31　MAOMH001 试样在多孔中间层区的 $TiO_2$ 纳米晶团簇的 TEM 分析

## 10.3.2　NaOH 浓度对涂层表面物相组成和成分的影响

### 1. 表面物相组成

图 10.32 所示为微波水热温度为 200 ℃时在不同浓度 NaOH 溶液中处理 10 min 后涂层表面的 XRD 谱图。由图可知，对于 MAO 涂层而言，在 XRD 谱图上

仅能观察到锐钛矿 $TiO_2$ 相的衍射峰。经微波水热处理后,涂层表面的锐钛矿 $TiO_2$ 相的衍射峰强度显著增强。对于经微波水热处理的 MAO 涂层,在 MAOMH001 涂层表面上可检测到 $2\theta = 25.8°$、$31.7°$、$32.2°$、$32.9°$、$46.7°$ 和 $49.5°$ 的 HA 相衍射峰。此外,随着 NaOH 浓度的增加(0.5 mol/L),锐钛矿 $TiO_2$ 相和 HA 相的衍射峰强度略微降低,在 $2\theta = 24.4°$ 和 $28.9°$ 处可观察到 $Na_{0.23}TiO_2$ 相衍射峰。当 NaOH 浓度进一步增加至 3.0 mol/L 时,锐钛矿 $TiO_2$ 相和 HA 相的衍射峰强度明显降低,而 $Na_{0.23}TiO_2$ 相衍射峰强度略微增强。由此可知,通过调控微波水热中 NaOH 浓度可改变涂层表面的物相组成及相对含量。

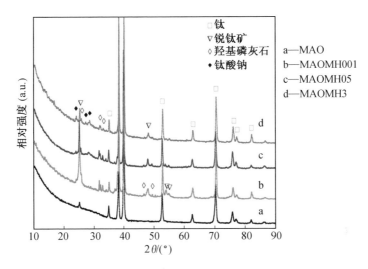

图 10.32　微波水热温度为 200 ℃时在不同浓度 NaOH 溶液中处理
10 min 后涂层表面的 XRD 谱图

## 2. 表面元素组成

图 10.33 所示为微波水热温度为 200 ℃时在不同浓度 NaOH 溶液中处理 10 min 后涂层表面的元素含量。由图可知,经微波水热处理后,涂层表面 Ca 和 P 元素含量(原子数分数)随着 NaOH 浓度的增加而降低,但当 NaOH 浓度增加至 3.0 mol/L 时,P 元素含量急剧降低,而 Ca 元素含量缓慢降低。此外,涂层表面 Na 元素含量随着 NaOH 浓度的增加而显著增加。

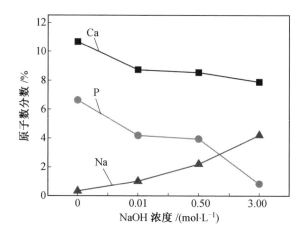

图 10.33　微波水热温度为 200 ℃时在不同浓度 NaOH
溶液中处理 10 min 后涂层表面的元素含量

### 10.3.3　微波水热处理 MAO 涂层显微组织结构的演变过程

**1. 溶液中钙、磷、钠含量**

图 10.34 所示为微波水热温度为 200 ℃时在不同浓度 NaOH 溶液中处理 10 min后溶液中 Ca、P 和 Na 元素含量（质量浓度）。由图 10.34(a) 可知,溶液中的 Ca 和 P 元素含量随着 NaOH 浓度的增加而升高。由图 10.34(b) 可知,当 NaOH 浓度为 0.01 mol/L 时,相对于原始 NaOH 溶液中 Na 的浓度,溶液中的 Na 元素含量反而增加,由此可知,微波水热处理后,涂层内部的 Na 元素向外迁移扩散进入溶液,说明溶液中 Na 没有参与涂层表面改性反应。这与 MAOMH001 试样表面形貌保持一致。随着 NaOH 浓度的增加(0.5 mol/L、3.0 mol/L),溶液中的 Na 元素含量经微波水热处理后明显降低,说明随着 NaOH 浓度的增加,溶液中的 $OH^-$ 与涂层中的 $TiO_2$ 相反应形成 $HTiO_3^-$,进而消耗大量的 $Na^+$,从而导致溶液中 Na 元素含量大大降低,这与 MAOMH05 和 MAOMH3 试样表面存在大量 $Na_{0.23}TiO_2$ 纳米片的现象保持一致。

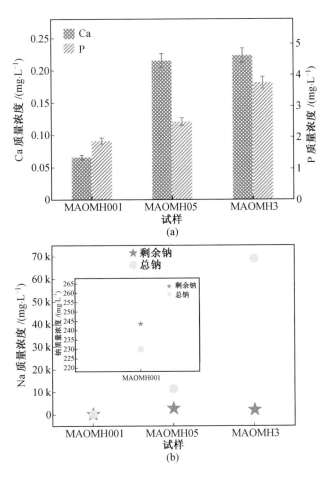

图 10.34  微波水热温度为 200 ℃时在不同浓度 NaOH 溶液
中处理 10 min 后溶液中 Ca、P 和 Na 元素含量

### 2. MAOMH001 和 MAOMH05 涂层的显微组织结构

图 10.35 所示为 MAO 和 MAOMH001 涂层的微观结构和 MAO 涂层表面硅
羟基磷灰石纳米棒的形成示意图。如图 10.35(a)所示,纯钛经微弧氧化处理后,
形成的多孔涂层由一些锐钛矿型 $TiO_2$ 纳米晶团和含有钙、磷、硅、钠的非晶相结
构组成。此外,微弧氧化处理后,在钛基体和多孔涂层间的界面处形成一层很薄
的 $TiO_2$ 多晶层。经微波水热处理后(图 10.35(b)),截面 MAOMH001 涂层可分
为 5 种结构:外延 Si-HA 纳米棒生长区、Si-HA 纳米多晶层、致密中间层、多孔中
间层和界面多晶层。多孔中间层区域中的锐钛矿型 $TiO_2$ 纳米晶团簇的数量和尺

寸都显著增加,这与 XRD 谱图中锐钛矿型 $TiO_2$ 相的衍射峰强度明显增强一致。在界面多晶层区域,钛基体和多孔层间的 $TiO_2$ 多晶层的数量和厚度也显著增加。截面 MAOMH001 涂层中致密中间层的形成与外延 Si-HA 纳米棒生长有关,众所周知,Si-HA 主要由 $SiO_4^{4-}$、$Ca^{2+}$、$OH^-$ 和 $PO_4^{3-}$ 组成,$OH^-$ 仅能由 NaOH 溶液提供。在微波水热处理中,涂层中的 Si、Ca 和 P 元素从内部扩散到涂层表面,由于反应溶液处于临界状态,从而在溶液与涂层的界面处转化为 $SiO_4^{4-}$、$Ca^{2+}$ 和 $PO_4^{3-}$。此外,由 EDS 元素面分布结果可知,表面致密中间层的 Ca 和 P 元素含量明显降低,趋近于 0。综合分析可知,Si-HA 晶体的形成消耗大量来自内部扩散的 Ca 和 P 元素,从而导致在近表面区域产生致密中间层。

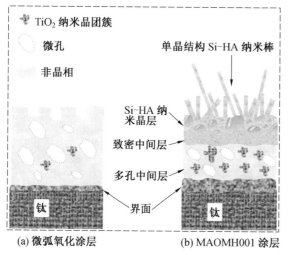
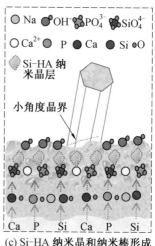

图 10.35　MAO 和 MAOMH001 涂层的微观结构和 MAO 涂层表面硅羟基磷灰石纳米棒的形成示意图

由于从内部扩散到涂层表面的 Ca、P 和 Si 元素转化为 $SiO_4^{4-}$、$Ca^{2+}$ 和 $PO_4^{3-}$,与来自溶液中的 $OH^-$ 发生反应,在涂层最外表面形成大量的 Si-HA 晶核,从而形成 Si-HA 纳米多晶层。随着微波水热处理的进行,涂层表面 Si-HA 晶核继续形核和长大,从而形成 Si-HA 纳米棒。由于 Si-HA 晶核的长大需要空间,因此 Si-HA 晶核沿着惯习面(0001)晶面或者[0001]晶向向溶液方向生长,形成 Si-HA 纳米棒。根据 TEM 分析结果可知,截面 Si-HA 纳米棒由 2 个不同取向晶粒组成,两个晶粒间存在小角度晶界。可解释为:随着微波水热时间的增加,涂层最外表面的 Si-HA 晶核数量继续增加,由于形成的大量 Si-HA 晶核的优先生长方向接近,且生长速度很快,因此在生长过程中,Si-HA 晶核相互接触,从而促进小角度晶界的形成。此外,根据 TEM 分析结果可知,Si-HA 纳米多晶层与 Si-HA 纳米棒间没有明显的界面,表明两者之间有良好的结合性。

随着微波水热处理中 NaOH 浓度的增加(0.5 mol/L),微波水热处理的 MAO 涂层中的微观结构发生明显变化,形成与 MAOMH001 涂层不同的微观结构,如图 10.36 所示。

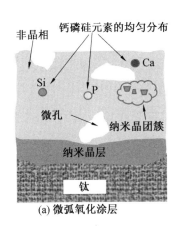
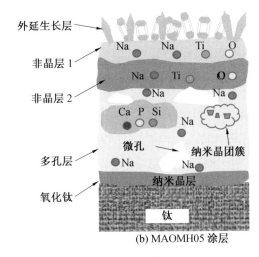

图 10.36　MAO 涂层和 MAOMH05 涂层微观结构示意图

结合 TEM 分析结果可知,截面 MAOMH05 涂层包括 5 种结构:最外延生长层、非晶层 1、非晶层 2、多孔层和氧化层。最外延生长层主要由 HA 纳米棒和 $Na_{0.23}TiO_2$ 纳米片结构组成,非晶层 1 由 Ti、O 和 Na 元素组成,但含量较低。相对于非晶层 1、非晶层 2 中 Ti、O 和 Na 元素含量较高。与 MAO 涂层中多孔层比较可知,多孔层区域中锐钛矿型 $TiO_2$ 纳米团簇数量和尺寸明显增加,且引入的钙、磷、硅和钠元素发生明显的富集现象,仍以非晶态存在。氧化层主要由大量的 $TiO_2$ 多晶组成,但 MAOMH05 涂层中氧化层厚度小于 MAO 涂层。其形成的过程或原因可解释为:在微波水热处理过程中,涂层内部的 Ca 和 P 元素向涂层表面扩散,从而形成 $Ca^{2+}$ 和 $PO_4^{3-}$,与 NaOH 溶液提供的 $OH^-$ 反应,形成 HA 纳米棒,从而导致涂层近表面的区域内的 Ca 和 P 元素含量大大降低。此外,NaOH 浓度的增加使在微波场产生的高频变化的电场下,$OH^-$ 在涂层表面的富集急剧增加,导致对涂层表面的腐蚀攻击能力显著增强,与涂层表面的 $TiO_2$ 结构发生反应,形成大量的 $HTiO^{3-}$,进一步与大量的 $Na^+$ 发生反应,形成 $Na_{0.23}TiO_2$ 纳米片,消耗大量的 Ti 和 Na 元素,导致近表面区域内 Ti、O 和 Na 元素含量的降低和非晶层 1 的形成,以及较高含量 Ti、O 和 Na 元素的非晶层 2 的形成。此外,多孔层区域内形

成大量的 $TiO_2$ 纳米晶团簇和两种非晶层 1 和 2 的形成,使涂层内部的 Ca、P 和 Si 元素向涂层表面扩散的行为受限,导致 Ca、P 和 Si 元素在多孔层区域内产生富集和团聚现象,HA 晶体生长缺乏 Ca 和 P 源,不能沿着[0001]方向生长,反而变粗。

为了理解 MAO 涂层表面 $Na_{0.23}TiO_2$ 纳米片结构的形成机制,从锐钛矿 $TiO_2$ 和 $Na_{0.23}TiO_2$ 相的晶体结构上进行分析,如图 10.37 所示。从锐钛矿 $TiO_2$ 和 $Na_{0.23}TiO_2$ 相的(101)晶面上可知,晶体结构中 Ti—O 键具有很强的极性,因此在微波水热过程中,当微波场作用于涂层时,涂层表面反应活性得以提高,从而加剧与高浓度的 $OH^-$ 发生反应,形成大量的 $HTiO_3^{3-}$,进而从高浓度的 NaOH 溶液中吸附大量的 $Na^+$,最终在涂层表面形成 $Na_{0.23}TiO_2$ 晶核。随着微波水热处理的进行,$Na_{0.23}TiO_2$ 晶核进一步生长,从而在涂层表面形成 $Na_{0.23}TiO_2$ 纳米片结构。这与前期研究人员利用 $TiF_4$ 和 NaOH 溶液在水热条件下形成 $Na_2TiO_3$ 纳米片的机制不同。

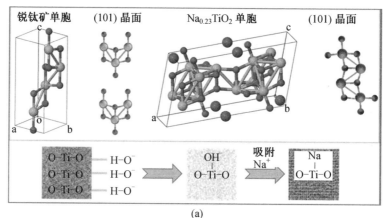

(a)

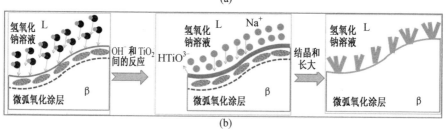

(b)

图 10.37　锐钛矿 $TiO_2$ 和 $Na_{0.23}TiO_2$ 相晶体结构和 $Na_{0.23}TiO_2$ 纳米片的形成过程示意图

本节中,在含有少量锐钛矿 $TiO_2$ 相和钙、磷、硅、钠等元素的非晶结构组成的 MAO 涂层表面形成 $Na_{0.23}TiO_2$ 纳米片,由于非晶 $TiO_2$ 原子排列顺序是混乱的,不存在强极性的 Ti—O 键,不易与 OH⁻ 和 Na⁺ 反应形成 $Na_{0.23}TiO_2$,因此,在 $TiO_2$ 与 OH⁻ 间的反应具有明显的选择性。同时,Zhang 等研究结果表明,非晶相结构中的其他元素会导致晶体点阵失配,从而抑制再晶化。在微波水热过程中,随着 NaOH 浓度和水热时间的增加,涂层内各种元素含量大量降低,非晶 $TiO_2$ 结构晶体化变得容易,从而在 MAO 涂层表面形成大量的 $Na_{0.23}TiO_2$ 纳米片。

### 3. 微波水热工艺参数对表面羟基磷灰石纳米棒形成的影响

微弧氧化涂层表面是否形成 HA 纳米棒取决于 HA 的形核能力和 HA 晶核的长大。根据先前研究结果表明,微弧氧化涂层表面 HA 的形成与否取决于两个因素:①涂层内部钙、磷、硅元素向表面扩散的能力;②HA 的形核驱动力。溶液温度不仅对 HA 晶核的形成有促进作用,而且对涂层内部钙、磷元素的扩散存在积极作用,使得涂层表面 HA 晶核数量增多。虽然溶液温度的提高可促进 HA 晶核的形成,但同样会加速涂层内部钙、磷元素的溶出,从而导致溶液过饱和度的降低,使得吉布斯自由能的增加,不利于 HA 晶核的形成。NaOH 浓度和水热时间的增加会加速涂层内部钙磷元素的流失,导致溶液过饱和度的降低和吉布斯自由能的增加,引起 HA 晶核数量的减少。涂层中钙、磷元素的降低不仅引起溶液的过饱和度降低,而且涂层成分变化也影响锐钛矿 $TiO_2$ 相的含量,从而影响晶体学匹配性,引起 $f(\theta)$ 值的变化。溶液温度、水热时间、NaOH 浓度的增加会改变涂层表面结构,最终导致 HA 形核困难。

根据热力学和动力学计算,涂层近表面 $Ca^{2+}$ 和 $PO_4^{3-}$ 的浓度见表 10.1。

表 10.1　涂层近表面 $Ca^{2+}$ 和 $PO_4^{3-}$ 的浓度

| 项目 | $\rho(P)$/% | $\rho(Ca)$/% | 孔隙率/% | $c(PO_4^{3-})/(mol \cdot L^{-1})$ | $c(Ca^{2+})/(mol \cdot L^{-1})$ |
|---|---|---|---|---|---|
| MAO | 6.64 | 10.67 | 17.59 | 0.67 | 0.84 |

在不同微波水热温度和微波水热时间下在 MAO 涂层上羟基磷灰石纳米棒形成的热力学和动力学计算结果如图 10.38 和图 10.39 所示。如图 10.38 所示,涂层表面形成羟基磷灰石的吉布斯自由能随着微波水热温度的增加而迅速降低,微波水热温度越高,吉布斯自由能越低,说明可提供羟基磷灰石形核的能量越大,越有利于 HA 的形核。同时,HA 晶核的形核速率随着微波水热温度的增加而增加,此外,HA 临界形核半径也随着微波水热温度的增加而迅速减小。综上分析,微波水热温度的提高可提供更多 HA 形核所需要的能量,且 HA 形核的速率也明显提高,HA 临界形核半径明显减小。

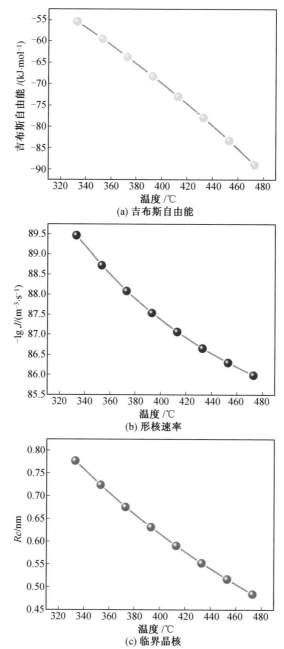

(a) 吉布斯自由能

(b) 形核速率

(c) 临界晶核

图 10.38　羟基磷灰石形成的吉布斯自由能、形核速
率和临界晶核与微波水热温度的关系

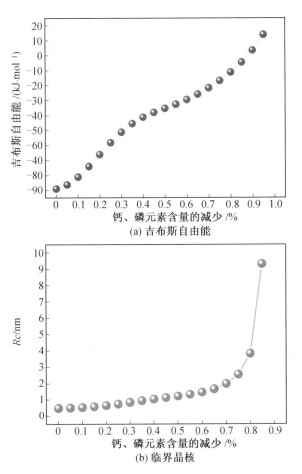

(a) 吉布斯自由能

(b) 临界晶核

图 10.39　羟基磷灰石形成的吉布斯自由能和临界晶核
与近表面区域内钙、磷元素含量的关系

　　根据热力学和动力学计算结果可得到以下结论,随着微波水热温度的提高,MAO 涂层表面形成的 HA 晶核和数量越来越多,但与本章中研究结果不一致。因此这里所研究的是不考虑随着微波水热温度的提高,NaOH 浓度对 MAO 涂层表面的腐蚀作用及涂层表面其他结构的形成,仅考虑 MAO 涂层表面 HA 晶核的形成过程。

　　除了上述讨论的微波水热温度对 MAO 涂层表面 HA 的形成热力学和动力学的影响,MAO 涂层近表面区域内的钙、磷元素含量也对 HA 晶核的形成产生影响。如图 10.39 所示,随着钙、磷元素含量的降低,MAO 涂层表面 HA 形成的吉布斯自由能反而增加,且当涂层内钙、磷元素大量流失,原子数分数达到 90% 时,吉布斯自由能值大于 0,说明此时涂层表面不会再形成 HA 晶核。同时,随着涂层内钙、磷元素含量的降低,HA 临界形核半径随之增加,说明涂层表面 HA 晶核的形成变得困难。综合分析,MAO 涂层内钙、磷元素含量在 HA 形成中起着重要作用。在本章研究中,MAO 涂层中的钙、磷元素随着微波水热温度的增加、微波水热时间的延长和 NaOH 浓度的增加都会降低,从而导致涂层表面 HA 数量减少。

随着微波水热时间的延长,HA 晶核会沿着生长惯习方向[0001]晶向或者(0001)晶面逐渐长大。此外,由于 OH⁻ 仅有 NaOH 溶液提供,因此,在生长过程中,在 OH⁻ 的诱导下,HA 晶核向溶液方向生长形成 HA 纳米棒。基于以上的生长理论,微弧氧化涂层表面形成 HA 纳米棒长度和直径基本一致。然而,在MAOMH001 试样形成细而长的 HA 纳米线,而在 MAOMH05 试样表面形成粗而短的 HA 纳米棒。主要原因在于:

(1)微波水热过程中,MAOMH001 涂层内部锐钛矿 $TiO_2$ 相含量增多,使得 $f(\theta)$ 值增加,吉布斯自由能降低,HA 晶核数量增多。

(2)由电感耦合等离子光谱仪(ICP-OES)结果可知,0.01 mol/L NaOH 溶液中的钙、磷含量很低,存在较大的钙、磷浓度梯度。

(3)微波作用于 HA 晶核,提高了平均分子动能,降低了表面的反应活化能。在高频变换的电场下,$Ca^{2+}$、$PO_4^{3-}$ 和 OH⁻ 在 HA 晶核周围团聚和富集,继续向溶液方向长大,形成细而长的 HA 纳米线。而对于 MAOMH05 试样,溶液中的 OH⁻ 质量浓度明显增加,根据公式(10.2)

$$10Ca^{2+}+6PO_4^{3-}+2OH^- =\!=\!=\!= Ca_{10}(PO_4)_6(OH)_2 \qquad (10.2)$$

可知,应该更有利于 HA 晶核的形成。同时,也加剧与锐钛矿 $TiO_2$ 的反应,表面形成大量的 $HTiO_3^{3-}$,消耗大量的 OH⁻,同时也与溶出的 $Ca^{2+}$ 和溶液中的高浓度 $Na^+$ 反应,降低 HA 晶核周围的钙、磷浓度梯度。此外,大量纳米片的形成使得 HA 晶核的长大空间受到显著影响,且相邻 HA 晶核优先生长方向非常接近,使得其相互靠拢,逐渐融为一体,形成粗而短的 HA 纳米棒。

## 10.4 微波水热和涂层成分对涂层显微组织结构的影响作用

### 10.4.1 微波在涂层组织结构演变过程中的作用

在传统水热处理中引入微波场被认为是一种新型快速表面改性的方法,微波场在微波水热处理微弧氧化涂层显微组织结构演变中的作用如图 10.40 所示。

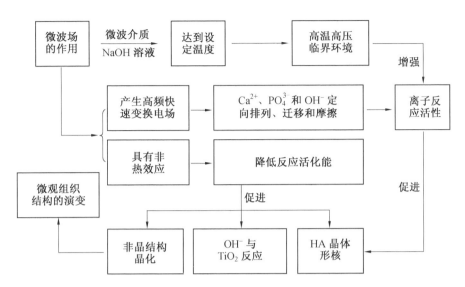

图 10.40　微波场在微波水热处理微弧氧化涂层显微组织结构演变中的作用

在微波水热过程中,由于微波加热具有体积加热、快速热量传输和选择性加热等优点,微波场作为加热源可以快速达到所需要设定的温度,在微波水热处理的特殊反应釜中,产生高温高压的反应条件,反应溶液处于临界状态,从而溶液中反应介质的活性明显增强。在微波水热处理过程中,主要存在 2 种可以吸收微波的介质:①NaOH 水溶液;②锐钛矿型 $TiO_2$ 基陶瓷。但是二者的吸收能力不同:NaOH 溶液>锐钛矿型 $TiO_2$ 基陶瓷。根据

$$Q = cm\Delta T$$

式中,$c$ 为 NaOH 溶液的比热容;$m$ 为 NaOH 溶液质量;$\Delta T$ 为温度差。
NaOH 水溶液从室温 20 ℃升温至 200 ℃所吸收的热量为 31.6 kJ,水蒸气从100 ℃升温至 200 ℃所吸收的热量为 47.3 kJ。在本实验中共有 10 个反应釜参与反应,则总共吸收的能量为 789 kJ。采用微波功率为 800 W,升温时间为45 min,保温时间为 20 min,功率为 600 W,则提供的能量为 2 880 kJ,由于微波发射导管的功率损耗,假定微波有效效率为 80%,则提供的总能量为 2 304 kJ。说明 NaOH 溶液和水蒸气所吸收的热量远低于微波加热所提供的能量。因此,大量多余能量为非晶 $TiO_2$ 晶化,涂层内部元素扩散迁移和 HA 晶体形核提供能量,使得涂层中相组成和微观结构可通过微波水热在短时间内快速改变。

同时,NaOH 溶质在水中全部电离,形成大量的 $OH^-$ 和 $Na^+$,具有很强的极性。相较于传统水热处理,在微波水热处理过程中,微波场可产生高频快速变换的电场,使得溶液中的 $OH^-$ 和 $Na^+$ 定向排列、迁移和旋转摩擦,反应活性明显增

强,与表面富集的高活性 $Ca^{2+}$ 和 $PO_4^{3-}$ 结合,促进 HA 晶核的形成。此外,微波技术具有非热效应,当微波作用于涂层后,由于锐钛矿 $TiO_2$ 相结构中 Ti—O 存在很强的极性,虽然微波产生的能量不足以使 Ti—O 键断裂,但可加剧分子间的运动,提高分子的平均能量,降低反应的活化能,使得与 $OH^-$ 的反应加剧,促进 $HTiO_3^-$ 的形成,结合富集在涂层表面的 $Na^+$,从而形成 $Na_{0.23}TiO_2$ 相。同时,促使非晶 $TiO_2$ 结构的晶化反应,导致涂层内部 $TiO_2$ 纳米晶团数量的增多。

### 10.4.2　涂层成分对微波水热处理涂层微观组织结构的影响

根据前期研究结果表明,与 MAO 涂层对比可知,MAO-Zn 涂层中钙、磷元素含量明显降低。同时,MAO-Zn 涂层经微波水热处理后,涂层表面的 Ca 和 P 元素进一步降低,且涂层表面的锐钛矿和金红石 $TiO_2$ 相的衍射峰强度显著增强,由于涂层内元素含量的减少,其相变易于发生。根据 HA 晶核形成的热力学和动力学分析可知,在 MAO-Zn 涂层表面不易于形成 HA 纳米棒。正如 SEM 形貌所示,涂层表面没有观察到 HA 纳米棒的形成,仅有大量的纳米片形成,且以非晶态形成存在。根据 TEM 和 EDS 分析结果可知,Zn 元素的引入改变了钙、磷元素在涂层内的分布状态。

## 10.5　本章小结

本章主要研究微波水热工艺参数对 MAO 涂层表面组织结构的调控作用,利用 XRD、SEM、EDS、ICP-OES 和 TEM 等分析手段,分析和探讨了涂层表面显微组织结构的演变过程及表面 HA 纳米线的形成机制。得到以下结论。

(1)微波水热处理过程中,温度在 60~120 ℃ 范围内时,表面球状 HA 晶体的数量随着温度的增加而增加,且锐钛矿相和 HA 相的衍射峰强度也随之增强。此外,HA 晶体由球状结构向标准的六棱柱结构转变。当温度在 140~200 ℃ 范围内时,涂层表面六棱柱状 HA 晶体的数量随温度的增加而增加。在表面开始形成 $Na_{0.23}TiO_2$ 纳米片结构。随着微波水热温度的增加,表面 $Na_{0.23}TiO_2$ 纳米片的数量、HA 相和 $Na_{0.23}TiO_2$ 相的衍射峰强度随之增加,而锐钛矿相的衍射峰强度随之降低。

(2)微波水热处理过程中,随着微波水热时间的增加,涂层表面 HA 纳米棒的数量和 HA 相衍射峰强度先增加后减少。涂层表面的 Ca 和 P 元素含量也随之降低,而 Ti 和 O 元素含量和 $Na_{0.23}TiO_2$ 相的衍射峰强度随之增加,这与涂层表面

形成大量的 $Na_{0.23}TiO_2$ 纳米片有关。

（3）微波水热处理过程中，NaOH 浓度对 MAO 涂层表面的结构、物相与成分有明显的影响。随着 NaOH 浓度的增加，涂层表面 HA 纳米棒的数量随之减小，且纳米棒的长径比也随之减小。同时，HA 相和锐钛矿相的衍射峰强度随之降低，而 $Na_{0.23}TiO_2$ 纳米片的数量和 $Na_{0.23}TiO_2$ 相的衍射峰强度随之增加。

（4）采用浓度为 0.01 mol/L 的 NaOH 对 MAO 涂层进行微波水热处理后，涂层的微观结构由 5 种不同结构层组成，从上到下分别为：由完整单晶结构的 Si-HA 纳米棒组成的最外延生长层，由 HA 纳米多晶组成的纳米多晶层，由含 Ti、O 和 Na 元素的非晶结构组成的致密中间层，由大量锐钛矿 $TiO_2$ 纳米晶团簇和含 Ca、P、Si 和 Na 的非晶结构组成的多孔中间层及 $TiO_2$ 纳米多晶组成的界面层。

（5）从热力学和动力学方面分析可知，微波水热温度的提高有利于促进 MAO 涂层表面 HA 晶核的形成。结合本章的研究结果表明，微波水热温度、NaOH 浓度、微波水热时间和锌元素的引入都会降低涂层近表面区域内的 Ca 和 P 元素含量，以及涂层表面结构的变化，导致 HA 晶体在 MAO 涂层表面形核困难，引起 MAO 涂层表面形成的 HA 晶核数量减少而不会形成 HA 纳米棒。

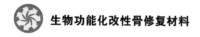 

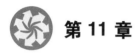 第 11 章

# 微波水热调控微弧氧化涂层 表面性质和磷灰石诱导能力

基于第 10 章研究结果,本章主要从表面物理化学特性(粗糙度、润湿性、表面能、表面电势、Zeta 电位)、弹性模量和硬度,以及 HA 纳米线的柔性特征、界面结合强度、磷灰石诱导能力等方面进行系统研究,分析及探讨微波水热处理对涂层表面物理化学特性、涂层力学性能和磷灰石诱导能力的影响。

## 11.1 微波水热调控 MAO 涂层表面的物理化学特性

### 11.1.1 NaOH 浓度对涂层表面物理化学特性的影响

**1. 表面粗糙度**

图 11.1 所示为 Ti、MAO、MAOMH001、MAOMH05 和 MAOMH3 涂层的 AFM 形貌和粗糙度。如图所示,经 MAO 处理后,涂层表面的粗糙度明显增加,且微孔直径为 2.5 μm。经微波水热处理后,涂层表面粗糙度得到明显增加,其主要原因可解释为:表面上形成大量的纳米棒或者大量纳米片组成的网状结构。

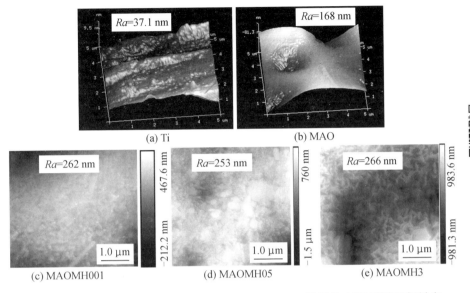

(a) Ti　　　　　　　　　　　　(b) MAO

(c) MAOMH001　　　　　(d) MAOMH05　　　　　(e) MAOMH3

图 11.1　Ti、MAO、MAOMH001、MAOMH05 和 MAOMH3 涂层的 AFM 形貌和粗糙度

## 2. 表面润湿性

图 11.2 所示为去离子水和乙二醇在 Ti、MAO、MAOMH001、MAOMH05 和 MAOMH3 涂层表面的铺展情况和润湿角。如图所示,与纯钛相比,经 MAO 处理后,去离子水和乙二醇在试样表面的铺展程度进一步得到加强,且润湿角明显降低。对 MAO 试样在不同浓度 NaOH 中进行微波水热处理后,去离子水和乙二醇在试样表面基本处于完全润湿状态。当润湿溶液为去离子水时,微波水热处理的 MAO 涂层润湿角降低至 10°左右,具有超亲水表面。当润湿溶液为乙二醇时,经微波水热处理的 MAO 涂层呈现出良好的润湿性能。

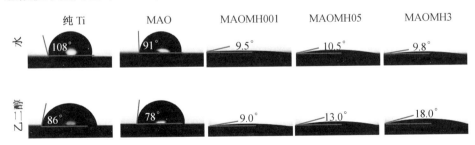

图 11.2　去离子水和乙二醇在 Ti、MAO、MAOMH001、MAOMH05 和 MAOMH3 涂层表面的铺展情况和润湿角

### 3. 涂层表面能

图 11.3 所示为 Ti、MAO、MAOMH001、MAOMH05 和 MAOMH3 涂层表面的表面能。由图可知,相对于纯钛,经微弧氧化处理后,涂层的表面能略微降低。经过微波水热处理后,涂层的表面能显著增加,且随着 NaOH 浓度的增加,涂层表面能略微增加。分析可知,涂层表面能的增加可能是由于涂层表面形成大量 HA 纳米棒。

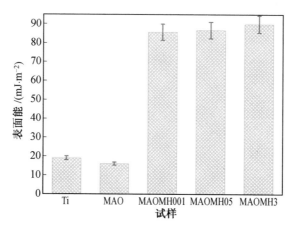

图 11.3 Ti、MAO、MAOMH001、MAOMH05 和 MAOMH3 涂层表面的表面能

### 4. 表面 Zeta 电位

图 11.4 所示为 Ti、MAO、MAOMH001、MAOMH05 和 MAOMH3 涂层表面的 Zeta 电位。由图可知,Ti 试样经 MAO 处理后,MAO 涂层表面的 Zeta 电位明显降

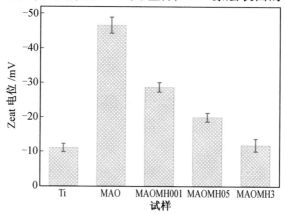

图 11.4 Ti、MAO、MAOMH001、MAOMH05 和 MAOMH3 涂层表面的 Zeta 电位

低。而 MAO 涂层在不同 NaOH 浓度中微波水热处理后,涂层表面的 Zeta 电位明显增加,且随着 NaOH 浓度的增加而变大。分析可知,经微波水热处理后,由于大量的 HA 纳米线的形成,涂层表面的 Zeta 电位明显升高。

**5. 表面电势**

图 11.5 所示为 MAO、MAOMH001、MAOMH05 和 MAOMH3 涂层的表面电势。如图所示,MAO 涂层在不同浓度 NaOH 中微波水热处理 10 min 后,涂层表面的表面电势得到显著提高。

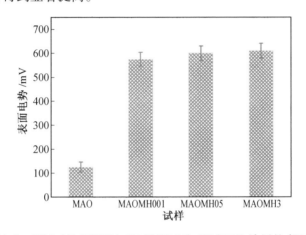

图 11.5　MAO、MAOMH001、MAOMH05 和 MAOMH3 涂层的表面电势

## 11.1.2　涂层表面组织结构与涂层表面物理化学特性间的关系

试样表面的物理化学性能如粗糙度、润湿性、表面能等都与试样表面的结构和成分有密切关系。微波水热处理后,试样表面结构主要由大量的 HA 纳米线或者大量的 $Na_{0.23}TiO_2$ 纳米片,或者两者组成的复合结构组成。由于纯钛经微弧氧化涂层后,涂层表面形成大量的微孔结构,粗糙度得到明显增加,此外,经微波水热处理后,涂层表面仍保持着多孔结构特征,同时又形成新的改性层结构,从而导致粗糙度进一步增加。试样表面的润湿性与试样表面的亲水性基团有关,HA 晶体中含有大量的 OH 官能团,存在很强的吸水能力,从而导致水在试样表面的铺展性能很好,同时 $Na_{0.23}TiO_2$ 相中存在很强的 Ti—O 键,对水的吸附有促进作用,因此微波水热处理的试样具有良好的亲水性表面,属于超亲水表面。

# 11.2　微波水热调控 MAO 涂层表面的力学性能

## 11.2.1　微波水热处理对涂层表面硬度和弹性模量的影响

**1. 不同水热时间的影响**

图 11.6 所示为 MAOMH5、MAOMAOMH10、MAOMH15 和 MAOMH60 涂层表面纳米硬度和弹性模量随着压痕深度增加的变化曲线。由图可知,纳米压痕深度在 0～200 nm 范围内,涂层表面的弹性模量和表面硬度随着纳米压痕深度的增加而快

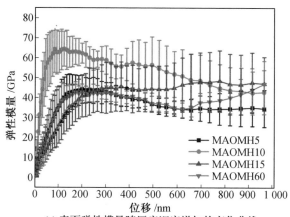
(a) 表面弹性模量随压痕深度增加的变化曲线

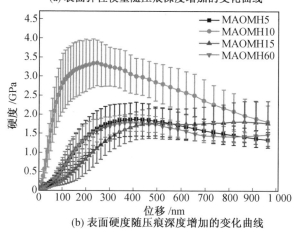
(b) 表面硬度随压痕深度增加的变化曲线

图 11.6　MAOMH5、MAOMAOMH10、MAOMH15 和 MAOMH60 涂层表面纳米硬度和弹性模量随着压痕深度增加的变化曲线

速增加。而随着纳米压痕深度的增加,涂层内部区域的弹性模量和纳米硬度变化趋势基本一致。MAOMH10 涂层表面的弹性模量和纳米硬度最高,是由于 MAO 涂层经微波水热处理 10 min 后表面形成大量的 HA 纳米棒且分布致密。

图 11.7 所示为 MAOMH5、MAOMAOMH10、MAOMH15 和 MAOMH60 涂层表面纳米硬度和弹性模量。如图所示,经微波水热处理不同时间的 MAO 涂层表面的弹性模量和表面硬度明显降低,且随着处理时间的延长,涂层表面的弹性模量和硬度呈现先增加后减小的趋势。

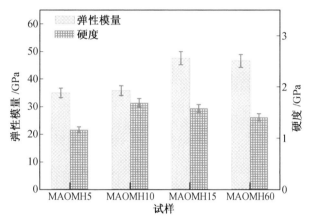

图 11.7　MAOMH5、MAOMAOMH10、MAOMH15 和 MAOMH60 涂层表面的纳米硬度和弹性模量

## 2. 不同 NaOH 浓度的影响

图 11.8 所示为 Ti、MAO、MAOMH001、MAOMH05 和 MAOMH3 涂层表面的纳米硬度和弹性模量。由图可知,与纯钛比较,经 MAO 处理后,涂层表面的弹性模量和表面硬度显著降低。而经后续微波水热处理后,涂层表面弹性模量和表面硬度进一步降低。分析可知,由于微波水热处理后涂层表面形成大量的 HA 纳米线和 $Na_{0.23}TiO_2$ 纳米片,涂层表面弹性模量和表面硬度降低。

试样表面的硬度和弹性模量与表面结构柔性和分布密度有密切关系,MAOMH001 表面形成大量的 HA 纳米棒,结合本章研究可知,HA 纳米线具有很好的柔性特征,因此 MAOMH001 试样具有很低的弹性模量和硬度。然而,随着 HA 纳米棒直径和分布密度的增加,MAOMH05 表面的弹性模量和硬度略增加。随着 NaOH 浓度和微波水热时间的增加,涂层表面形成大量的 $Na_{0.23}TiO_2$ 纳米片结构,且厚度只有 500 nm 左右,纳米片结构也相对容易变形,所以导致试样表面的弹性模量和硬度降低。

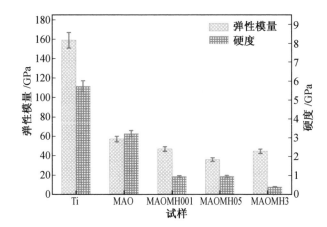

图 11.8　Ti、MAOMH001、MAOMH05 和 MAOMH3 涂层表面的纳米硬度和弹性模量

## 11.2.2　微波水热处理微弧氧化涂层的界面结合强度

### 1. 界面结合强度

图 11.9 所示为 MAO、MAOMH001、MAOMH05 和 MAOMH3 涂层与基体的界面结合强度。由图可知,MAO 涂层与基体的界面结合强度达到 50 MPa 左右,经微波水热处理后,当微波水热处理中 NaOH 浓度小于等于 0.5 mol/L 时,微波水热处理的 MAO 涂层与基体的界面结合强度明显降低,但当 NaOH 浓度增加至

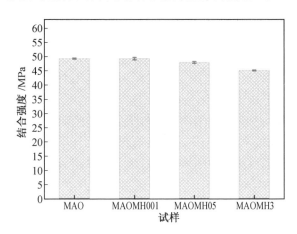

图 11.9　MAO、MAOMH001、MAOMH05 和 MAOMH3 涂层与基体的界面结合强度

3.0 mol/L 时,涂层与基体的界面结合强度略微降低。由此可知,当微波水热中NaOH 浓度小于等于 0.5 mol/L 时,微波水热处理对涂层与基体的界面结合强度没有明显的影响。

## 2. 断口形貌

图 11.10 所示为拉断之后 MAO、MAOMH001 和 MAOMH05 涂层表面断口的SEM 形貌。由图 11.10(a)和(d)分析可知,断口形貌可分为两个区域:有涂层区域和无涂层区域。由此可知,涂层并未全部剥离,说明所测结合强度远低于理想状态(无缺陷、完整晶体)下的涂层与基体的结合强度。同时,高倍 SEM 照片下,无涂层区域可观察到大量的颗粒状结构和少量的孔结构。对于 MAOMH001 涂层而言,拉断之后,断口形貌仍可观察到类似"火山口"状的微孔结构。基于高倍SEM 照片可观察到不完整的纳米棒结构。主要原因是表面形成的 HA 纳米棒与环氧树脂形成复合结构,在拉伸过程中,形成的 HA 纳米棒与原 MAO 涂层的结合强度相对较弱,因此断口发生在改性层一端。当 NaOH 浓度增加至 0.5 mol/L,拉断之后,涂层大部分被剥离,多孔结构已经消失。基于高倍 SEM 照片可知,在部分区域仍可观察到纳米片结构。由此可知,测得界面结合强度不能真实地反映涂层与基体的界面结合强度,只有涂层与基体完全剥离才可以认为是涂层与基体的结合强度。

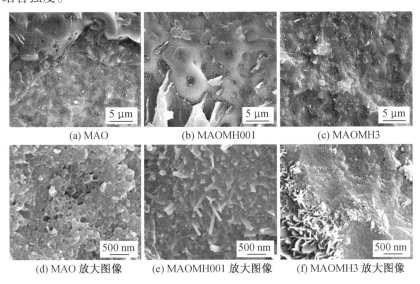

(a) MAO　　(b) MAOMH001　　(c) MAOMH3

(d) MAO 放大图像　　(e) MAOMH001 放大图像　　(f) MAOMH3 放大图像

图 11.10　拉断之后 MAO、MAOMH001 和 MAOMH05 涂层表面断口的 SEM 形貌

### 11.2.3　涂层与基体的界面结合特性

微弧氧化涂层在不同浓度(0.01 mol/L、0.5 mol/L、3.0 mol/L)NaOH 溶液中微波水热处理后,涂层表面形成由大量 HA 纳米棒、$Na_{0.23}TiO_2$ 纳米片组成的改性层。与树脂黏合固化后,直接拉伸力学测试中,由 MAOMH001 试样的断口 SEM 照片分析可知,其仍保留着多孔结构,发生断裂的位置位于改性层与原 MAO 涂层界面处,测得结合强度值应为树脂与改性层形成的复合材料,反映的是改性层与原 MAO 涂层的结合强度,并不是涂层与基体的界面结合强度。由 TEM 分析可知,MAOMH001 涂层内部形成大量的锐钛矿型 $TiO_2$ 颗粒,使得结构变得致密,对界面结合强度的提高起到了积极作用。由 MAOMH05 试样的断口形貌可知,断裂位置位于涂层内部,表面 $Na_{0.23}TiO_2$ 纳米片的形成,导致在近表面形成脆性结构,涂层断裂。而 MAOMH3 试样表面的 $Na_{0.23}TiO_2$ 纳米片数量显著增加,导致近表面的脆性结构数量增多,黏合树脂后容易断裂。

图 11.11 和图 11.12 所示为移除 MAO 和 MAOMH001 涂层后表面结构的 SEM 和 AFM 形貌。采用高温磷酸移除 MAO 涂层后,钛基体一侧可观察到少量尺寸不均匀的凹坑结构,而移除 MAOMH001 涂层后,钛基体一侧分布着尺寸相对均匀的凹坑结构。同时,采用 AFM 对孔结构进行表征,对于 MAO 试样而言,孔结构特征:粗糙度为 86.2 nm,孔平均尺寸为 7.32 μm,孔深为 350 nm;对于 MAOMH001 试样,孔结构特征:粗糙度为 294 nm,孔平均尺寸为 8.5 μm,孔深为 1.4 μm。

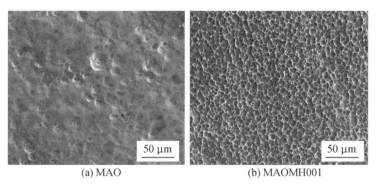

(a) MAO　　　　　　　　　　(b) MAOMH001

图 11.11　移除 MAO 和 MAOMH001 涂层后表面结构的 SEM 形貌

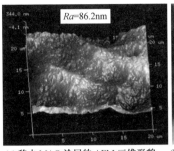
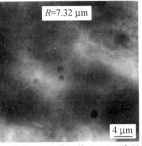

(a) 移去 MAO 涂层的 AFM 三维形貌　(b) 移去 MAO 涂层的 AFM 二维照片

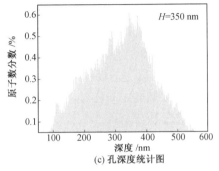

(c) 孔深度统计图

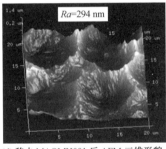
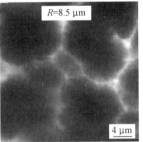

(d) 移去 MAOMH001 后 AFM 三维形貌　(e) 移去 MAOMH001 涂层后二维形貌

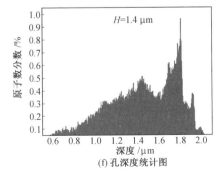

(f) 孔深度统计图

图 11.12　移除 MAO 和 MAOMH001 涂层后表面结构的 AFM 形貌

## 11.3 涂层表面 HA 纳米线的柔性表征

### 11.3.1 扫描电镜原位观察 HA 纳米棒变形过程

图 11.13 所示为扫描电镜原位观察 Si–HA 纳米棒在两种不同加载力方向上的连续变形过程。如图 11.13(a)所示,当 OmniProbe 探针垂直于[001]方向作用于纳米棒上时,随着施加力作用时间的增加,Si–HA 纳米棒发生连续变形,发生最大变形角度可达到 90°。当 OmniProbe 探针离开纳米棒时,纳米棒恢复初始状态。如图 11.13(b)所示,当 OmniProbe 探针平行于[001]方向作用于纳米棒上时,随着施加力作用时间的增加,Si–HA 纳米棒发生连续变形,当变形角度达到 90°时,在纳米棒变形处可观察到微小的裂纹。但当变形角度超过 90°时,纳米棒在变形位置发生明显的断裂现象。除此之外,当 OmniProbe 探针远离纳米棒时,发生断裂的纳米棒两部分发生粘连现象,并没有发生完全断裂行为。由此分析可知,Si–HA 纳米棒具有良好的柔性特性。

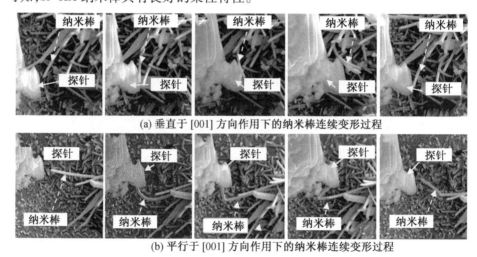

(a) 垂直于[001]方向作用下的纳米棒连续变形过程

(b) 平行于[001]方向作用下的纳米棒连续变形过程

图 11.13 扫描电镜原位观察 Si–HA 纳米棒在两种不同加载力方向上的连续变形过程

### 11.3.2 涂层表面 HA 纳米线的变形行为

最近,各种纳米材料如纳米线、纳米针、纳米片的力学性能已经引起很多研究者的兴趣,且一些研究结果已经证明以上这些纳米材料具有良好的力学性能。同时,一些金属或者无机纳米线的弹性应变和强度以及相关的测试方法已经被研究者所总结。本章研究结果表明,在两个不同的加载方向下,纳米级的 HA 纳米线具有良好的柔性特征,众所周知,具有大尺寸的大部分无机非金属材料的弹性应变很差,然而,当无机非晶材料的尺寸减小至纳米级别时,材料的力学性能会发生变化。例如,众所周知,金刚石具有很高的硬度,当施加外作用力尝试使其发生变形时,通常以脆性断裂的方式失效。但最近 Amit 的研究表明尺寸减小至 300 nm 的具有完整单晶结构的金刚石具有弹性变形行为,这些研究结果表明具有完整晶体结构且具有光滑表面的小尺度金刚石纳米针可产生很好的弹性变形。在本章所制备的 HA 纳米线具有完整晶体结构且表面光滑。同时,根据 HRTEM 照片可知,HA 的晶体结构没有明显位错缺陷。因此,HA 纳米线具有很好的柔性特征。此外,HA 棒的微观结构、长度、直径和结晶性都会影响 HA 纳米棒的柔性特征。

## 11.4　微波水热调控涂层表面的磷灰石诱导能力

### 11.4.1　水热温度对涂层表面磷灰石诱导能力的影响

图 11.14 所示为在 SBF 溶液中浸泡 24 h 后 MHT80、MHT120 和 MHT200 涂层表面的 SEM 形貌。由图可知,在 SBF 溶液浸泡中 24 h 后,涂层表面仍可观察

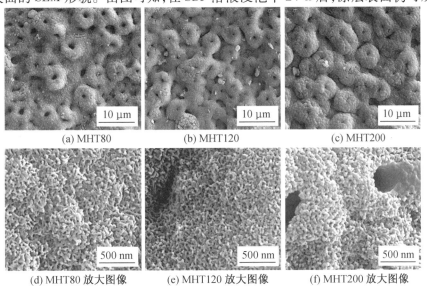

图 11.14　在 SBF 溶液中浸泡 24 h 后 MHT80、MHT120 和 MHT200 涂层表面的 SEM 形貌

到多孔结构特征,但微孔尺寸随着微波水热温度的升高而降低。除此之外,还观察到大量的球状沉积物形成于涂层表面。如图 11.14(d)~(f)所示,表面呈现网状多孔结构,结合 SBF 浸泡后形成的磷灰石表面特征分析可知,相对于 MAO 涂层,经微波水热处理的 MAO 涂层表面有良好的磷灰石诱导能力,同时优于之前研究的实验结果。

### 11.4.2　水热时间对涂层表面磷灰石诱导能力的影响

图 11.15 所示为在 SBF 溶液中浸泡 12 h、24 h 和 72 h 后 Ti、MAO、MAOMH10 和 MAOMH60 涂层表面的 SEM 形貌。如图 11.15(a)~(i)所示,纯钛和 MAO 涂层表面没有发现任何沉积物,仍保留着纯钛和 MAO 涂层原有的结构。分析可知,纯钛和 MAO 涂层表面的生物活性很差。对于 MAOMH10 试样,经 SBF 浸泡溶液 12 h 后,涂层表面仍可观察到大量的 HA 纳米棒和少量的 $Na_{0.23}TiO_2$ 纳米片结构,但在高倍 SEM 照片上发现球状磷灰石颗粒形成于 HA 纳米棒的顶端。随着 SBF 溶液浸泡时间的延长,涂层表面形成大量的球状磷灰石沉积物。然而,在 MAOMH60 涂层表面没有任何沉积物形成,但发现少量的凝胶状沉积物。当 SBF 溶液浸泡时间延长至 72 h,MAOMH10 涂层表面完全被磷灰石沉积物所覆盖,而 MAOMH60 涂层表面发现少量的球状磷灰石沉积物。由此说明,微波水热时间延长会引起大量 $Na_{0.23}TiO_2$ 纳米片的形成,从而削弱涂层表面的生活活性。

图 11.16 所示为在 SBF 溶液中浸泡 12 h、24 h 和 72 h 后 MAOMH10 涂层表面的 XRD 谱图。由图可知,在 XRD 谱图上可观察到位于 $2\theta = 25.8°$、$31.7°$、$32.2°$ 和 $32.9°$ 的衍射峰,对应着磷灰石相中(002)、(211)、(112)和(300)晶面。随着 SBF 溶液浸泡时间的延长,(002)晶面的衍射峰强度随之增强,说明形成的磷灰石量显著增加。除此之外,(211)晶面的半宽峰高值随着浸泡时间的延长而逐渐变大。为了研究具体晶面的演变过程,位于 $2\theta = 25° \sim 30°$ 的高分辨 XRD 谱图如图 11.16(b)所示,(211)晶面的衍射峰强度随着浸泡时间的延长而增强,但晶面的半宽高值随之变大,说明新沉积形成的磷灰石结晶度较低。除此之外,(112)和(300)晶面的衍峰强度随着 SBF 溶液浸泡时间的延长而降低。分析可知,HA 相中的(211)晶面可促进磷灰石的形成。

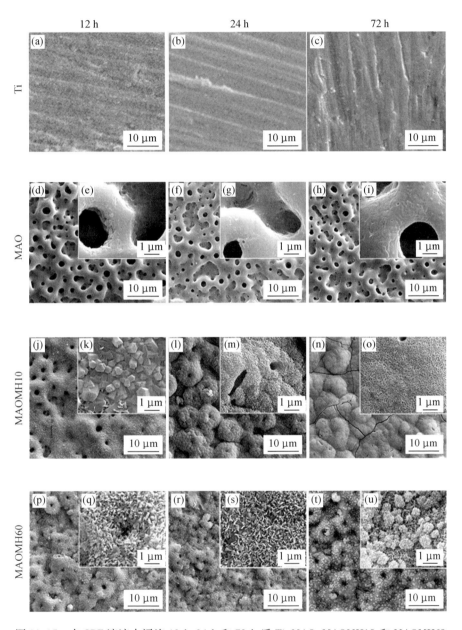

图 11.15　在 SBF 溶液中浸泡 12 h、24 h 和 72 h 后 Ti、MAO、MAOMH10 和 MAOMH60
　　　　　涂层表面的 SEM 形貌

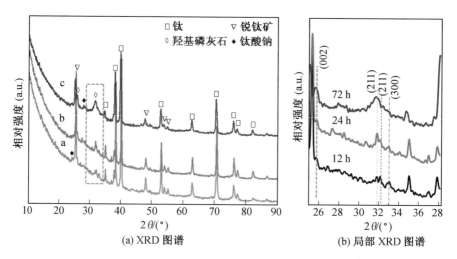

(a) XRD 图谱　　　　　　　　　(b) 局部 XRD 图谱

图 11.16　在 SBF 溶液中浸泡 12 h、24 h 和 72 h 后 MAOMH10 涂层表面的 XRD 谱图

## 11.4.3　NaOH 浓度对涂层表面磷灰石诱导能力的影响

### 1. 表面形貌

图 11.17 所示为在 SBF 溶液中浸泡 20 h、24 h 和 72 h 后 Ti、MAO、MAOMH001、MAOMH05 和 MAOMH3 涂层表面的 SEM 形貌。如图 11.17(a)~(c)所示,随着浸泡时间的延长,纯钛表面的形貌没有发生任何变化。同时,MAO 涂层表面仍保留着特有的多孔结构特征,没有发生任何明显变化。分析可知,纯钛和 MAO 涂层表面的磷灰石诱导能力很差。对于 MAOMH001 试样,浸泡 20 h 后,涂层表面仍可保留着多孔结构特征,同时,大量的球状磷灰石沉积物形成。随着浸泡时间的增加(24 h),涂层表面的微孔结构尺寸明显减小,说明形成的磷灰石数量明显增多。当浸泡时间增加至 72 h,涂层完全被形成的磷灰石层所覆盖,说明磷灰石沉积物数量进一步增加,同时,在高倍 SEM 照片下,呈现磷灰石特有的多孔网状结构。而对于 MAOMH05 试样而言,浸泡 20 h 后,涂层表面可观察到少量的磷灰石凝胶,且可保留涂层多孔结构。随着浸泡时间的增加(24 h),涂层表面形成大量的磷灰石层。当浸泡时间进一步增加至 72 h 时,涂层完全被磷灰石层所覆盖。由此可知,随着浸泡时间的增加,涂层表面的磷灰石量随之增加。然而,浸泡 20 h 和 24 h 后,MAOMH3 涂层表面没有形成新的沉积物。随着浸泡时间的增加,表面形成少量的球状磷灰石沉积物。分析可知,微波水热处理后涂层表面

磷灰石诱导能力明显增强,且 MAOMH001 的表面生物活性优于 MAOMH05 和 MAOMH3。同时,说明纳米片数量的增加会削弱试样表面的生物活性。

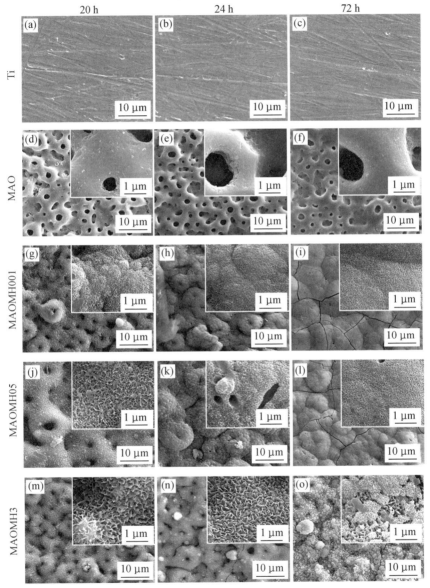

图 11.17　在 SBF 溶液中浸泡 20 h、24 h 和 72 h 后 Ti、MAO、MAOMH001、MAOMH05 和 MAOMH3 涂层表面的 SEM 形貌

### 2. 物相组成

图11.18所示为在 SBF 溶液中浸泡 72 h 后 Ti、MAO、MAOMH001、MAOMH05 和 MAOMH3 涂层表面的 XRD 谱图。由图可知,在 SBF 溶液中浸泡 72 h 后,在纯钛和 MAO 试样的 XRD 谱图上没有观察到新物相的衍射峰。而对于 MAOMH001 和 MAOMH05 试样,浸泡 72 h 后,在 XRD 谱图上观察到位于 $2\theta = 25.8°$ 和 $31.7°$ 处的新相衍射峰,对应着磷灰石相中的(002)和(211)晶面,且随着 NaOH 浓度的增加,(002)和(211)晶面的衍射峰强度随之降低。而在 MAOMH3 试样表面仍可检测到 $Na_{0.23}TiO_2$ 相的衍射峰。分析可知,经微波水热处理后,MAOMH001 试样表面的磷灰石诱导能力优于 MAOMH05 和 MAOMH3 试样,这与 SEM 分析结果一致。

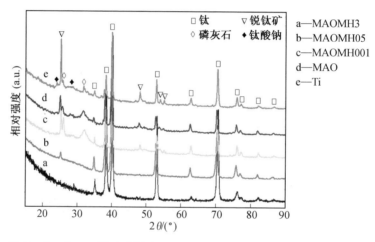

图 11.18　在 SBF 溶液中浸泡 72 h 后 Ti、MAO、MAOMH001、MAOMH05 和 MAOMH3 涂层表面的 XRD 谱图

### 3. FT−IR 分析

图11.19 所示为在 SBF 溶液中浸泡 72 h 后 MAOMH05 涂层表面的 FT−IR 谱图。在 FT−IR 谱图上可观察到波长位于 3 416 $cm^{-1}$ 和 1 624 $cm^{-1}$ 的 OH 官能团。同时,观察到波长位于 1 422 $cm^{-1}$ 和 877 $cm^{-1}$ 的官能团振动峰,分别对应拉伸模式的 $v_1 CO_3^{2-}$ 官能团和弯曲模式的 $v_4 CO_3^{2-}$ 官能团。除此之外,还观察到波长位于 1 032 $cm^{-1}$、602 $cm^{-1}$ 和 565 $cm^{-1}$ 的官能团振动峰,分别对应拉伸模式的 $v_3 PO_4^{3-}$ 官能团和 $v_4 PO_4^{3-}$ 官能团。分析可知,在 SBF 浸泡过程中形成的磷灰石主要由 $OH^-$、$PO_4^{3-}$ 和 $CO_3^{2-}$ 组成,说明形成的磷灰石中存在碳酸根型的磷灰石,这与之前研究结果一致。

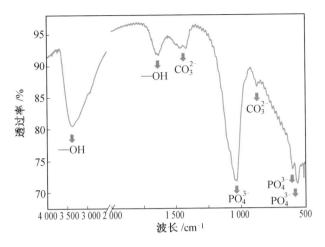

图 11.19　在 SBF 溶液中浸泡 72 h 后 MAOMH05 涂层表面的 FT-IR 谱图

## 4. 透射电子显微结构

图 11.20 所示为 MAOMH05 试样在 SBF 溶液中浸泡 72 h 后涂层的截面 TEM 形貌。由元素面分布情况可知,涂层可分为 5 个典型区域:区域 A、区域 B、区域 C、区域 D 和区域 E。Ca、P 和 O 元素主要分布在区域 A、区域 B 和区域 D,但区域 A 元素含量低于区域 B 和区域 D。区域 C 主要由 Ti、O 和少量 Ca 元素组成,区域 E 则主要由 Ti 和 O 元素组成,在周围可观察到 Ca 和 P 元素分布。

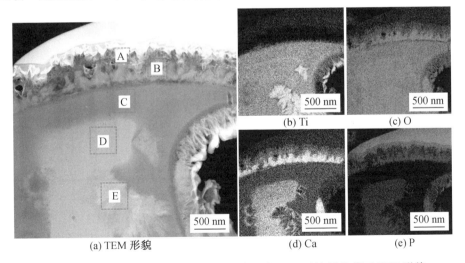

图 11.20　MAOMH05 试样在 SBF 溶液中浸泡 72 h 后涂层的截面 TEM 形貌

图 11.21 所示为 MAOMH05 涂层近外延生长层区域的放大截面 TEM 形貌和元素线分布。如图所示,结合 EDS 元素线分布情况(沿着黄色箭头),截面 MAOMH05 涂层可分为 5 个典型区域:区域 1、区域 2、区域 3、区域 4 和区域 5。如图 11.21(b)所示,区域 1 主要由 Ca、P 和 O 元素组成,其他元素含量趋近于 0;区域 2 处的 Ca、P 和 O 元素含量明显增加,而 Ti、Si 和 Na 元素含量没有明显变化;区域 3 的 Ca 和 P 元素含量显著降低,而 Ti 和 O 元素含量明显增加,Si 和 Na 元素含量没有明显变化;区域 4 主要由 Ti、O 和原子数分数为 8% 左右的 Ca 元素组成;区域 5 的 Ti 和 O 元素含量明显降低,Ca、P 和 Si 元素含量逐渐增加,而 Na 元素含量基本没有发生变化。

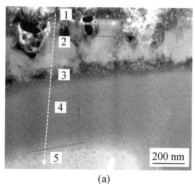

(a)

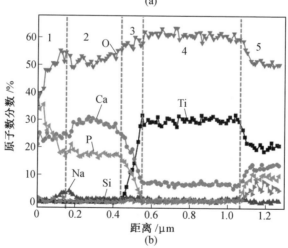

(b)

图 11.21　MAOMH05 涂层近外延生长层区域的放大截面 TEM 形貌和元素线分布

图 11.22 所示为图 11.21(a)中红色区域的 SAED 和 HRTEM 分析。由图 11.22(a)和(b)分析可知,在涂层沉积形成的磷灰石由不同取向的多晶组成,但

结晶性相对较差。如图 11.22(b)所示,原形成的 HA 纳米棒保留着完整的晶体结构,并没有发生明显的变化。图 11.22(c)所示为图 11.21(a)中红色区域的 HRTEM 形貌,分析可知,在 HRTEM 照片上,经计算标定可知晶面间距为 0.344 nm 和 0.282 nm,对应着磷灰石相中的(002)和(211)晶面,其晶带轴为[010]晶向。同时,相互垂直的晶面间距为 0.817 nm 和 0.688 nm,对应 HA 相中的(100)和(001)晶面,其晶带轴为[010]晶向,表明磷灰石和 HA 有良好的晶体学匹配性。同时,磷灰石和 HA 两相间的界面层厚度约为 1.3 nm,除此之外,界面层位置的原子排列相对杂乱。

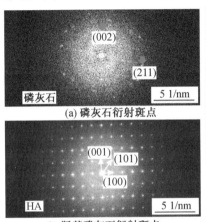

(a) 磷灰石衍射斑点

(b) 羟基磷灰石衍射斑点

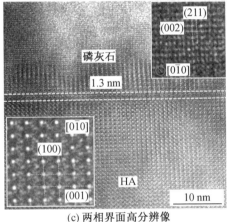

(c) 两相界面高分辨像

图 11.22　图 11.21(a)中红色区域的 SAED 和 HRTEM 分析

### 11.4.4　微波水热处理涂层表面磷灰石形成过程

众所周知,体外模拟体液浸泡实验是表征 Ti、MAO 涂层及经微波水热调控处理的 MAO 涂层表面生物活性的重要手段,并且在骨重建的过程中扮演着重要角色。在本章研究中,相对于纯钛和 MAO 涂层,经不同微波水热温度处理 MAO 涂层后,在 SBF 溶液中浸泡 24 h 后,表面沉积大量的磷灰石,表明试样表面具有很高的生物活性。此外,微波水热处理的试样表面磷灰石诱导能力随着 NaOH 浓度和处理时间的增加而削弱,说明通过调整 NaOH 质量浓度和处理时间,从而调整试样表面的组织结构,进一步影响试样表面的磷灰石诱导能力。产生高生物活性的原因主要是涂层表面形成大量的结晶性很好的 HA 纳米棒。由本章 11.4.3 节中 TEM 分析可知,试样表面形成的 HA 晶体与沉积形成的碳酸根磷灰石具有良好的晶体学匹配性,可以降低 HA 晶核的吉布斯自由能和减少磷灰石的沉积时间。同时,在 TEM 分析中发现在 HA 相和磷灰石相界面处原子排列杂乱,说明在 SBF 溶液中浸泡时,HA 纳米棒顶端会发生溶解、再结晶、沉积和长大的一系列过程。

除此之外,经微波水热处理后,涂层表面形成大量的 HA 纳米棒,一旦在 SBF 溶液中浸泡,形成的 HA 纳米棒随着浸泡时间的延长逐渐溶解,形成大量的 $Ca^{2+}$ 和 $PO_4^{3-}$,使得溶液和试样界面处 $Ca^{2+}$ 和 $PO_4^{3-}$ 的浓度明显增加,促进磷灰石在试样表面形核和沉积。由于 SBF 溶液的 pH 为 7.4,微波水热处理的 MAO 试样具有带负电荷的表面,且在 SBF 溶液浸泡后,对于 MAOMH05 试样,表面形成的 $Na_{0.23}TiO_2$ 结构与 $H_3O^+$ 发生离子交换形成 Ti—OH,可从 SBF 溶液中吸附大量的带正电荷的 $Ca^{2+}$,从而使得表面成为带正电的富 $Ca^{2+}$ 表面。最终大量带负电的 $PO_4^{3-}$ 富集在试样表面,与 $Ca^{2+}$ 反应促进磷灰石的形核。由于 SBF 溶液较磷灰石处于过饱和状态,一旦磷灰石晶核在试样表面形成,它们通过吸收 SBF 中磷灰石核周围剩余的钙、磷酸盐和碳酸离子而自发生长,从而在试样表面形成磷灰石。

## 11.5　本章小结

本章对经微波水热处理的微弧氧化涂层的表面性质,包括粗糙度、润湿性、表面能、表面电势、Zeta 电位等力学性能和表面磷灰石诱导能力进行评价,得到以下结论。

(1)采用不同 NaOH 溶液对 MAO 涂层进行微波水热处理后,表面润湿角显著降低,低于 $10°$,表现出超亲水特性。同时,表面具有较高的粗糙度、表面能、Zeta 电位和表面电势。分析可知,微波水热处理可有效地改善涂层表面的物理化学特性。

(2)涂层经微波水热处理后,表面的弹性模量和纳米硬度明显降低,是由于涂层表面形成大量的柔性 HA 纳米棒或者 $Na_{0.23}TiO_2$ 纳米片结构。此外,当 NaOH 浓度小于等于 0.5 mol/L 时,界面结合强度没有明显的降低,而当 NaOH 浓度增加至 3.0 mol/L 时,界面结合强度明显降低,其反映的是改性层与原 MAO 涂层之间的结合强度,并不是 MAO 涂层与基体的界面结合强度。MAOMH001 涂层表面形成的 HA 纳米线最大变形角度可达 $90°$,表现出良好的柔性特征。

(3)涂层经微波水热处理后,试样表面的磷灰石诱导能力得到显著提高。表面磷灰石诱导能力随着微波水热温度的增加而增强。然而,随着 NaOH 浓度和微波水热时间的增加,试样表面形成磷灰石所需要的时间依次增加,说明试样表面的磷灰石诱导能力依次减弱,主要原因是试样表面形成的 HA 纳米棒减少和 $Na_{0.23}TiO_2$ 纳米片的数量增多。

(4)对 MAOMH10 试样表面沉积的磷灰石进行分析可知,其主要组成为 $OH^-$、$PO_4^{3-}$ 和 $CO_3^{2-}$。涂层表面形成的碳酸根磷灰石与形成的 HA 纳米棒存在很好的晶体学匹配性,对诱导磷灰石的沉积形成起到关键作用。因此,磷灰石的诱导机制过程包括 HA 晶体溶解、再结晶、磷灰石形核和长大沉积等过程。

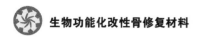
生物功能化改性骨修复材料

# 第 12 章

# 微波水热调控微弧氧化钛种植体表面生物活性

　　基于第 11 章的研究结果,本章主要研究经微波水热调控前后涂层表面的细胞表达能力和体内生物活性。从细胞黏附、细胞繁殖能力、细胞 ALP 活性和蛋白质定量计算,以及 ALP、BSP、OPN 和 BMP-2 等与成骨细胞分化相关的基因表达能力方面,通过 X 射线、Micro-CT、硬组织切片、万能力学试验机和扫描电子显微镜对骨组织在种植体周围的分布状态和结合状态进行分析和研究。进一步探讨和分析表面细胞表达能力和涂层显微组织结构对微弧氧化钛种植体周围骨整合能力间的影响,揭示新骨组织在种植体周围的形成过程。

## 12.1　微波水热调控微弧氧化涂层表面体外生物活性

### 12.1.1　微波水热处理对涂层表面细胞表达能力的影响

**1.细胞黏附率和细胞形貌**

　　图 12.1 所示为 MC3T3-E1 细胞在 Ti、MAO、MAOMH10 和 MAOMH60 涂层表面培养 0.5 h 和 2 h 后的细胞黏附数量。如图所示,细胞在试样表面培养 0.5 h 后,与纯钛比较,经 MAO 处理后,试样表面黏附的细胞数量显著增加。经微波水热处理后,MAOMH10 和 MAOMH60 试样表面细胞黏附数量进一步增加,但 MAOMH10 和 MAOMH60 试样之间没有显著差异。随着细胞培养时间的增加

（2 h），Ti、MAO、MAOMH10 和 MAOMH60 试样表面细胞黏附数量显著增加，且 MAOMH10 和 MAOMH60 试样之间差异性显著增加。

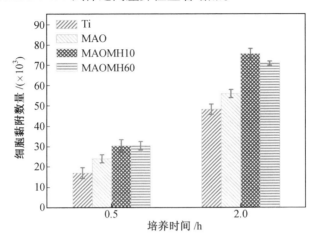

图 12.1　MC3T3－E1 细胞在 Ti、MAO、MAOMH10 和 MAOMH60 涂层表面培养 0.5 h 和 2 h 后的细胞黏附数量

图 12.2 所示为 MC3T3－E1 细胞在 Ti、MAO、MAOMH10 和 MAOMH60 涂层表面培养 3 d 后涂层表面的 SEM 形貌。如图所示，细胞在试样表面培养 3 d 后，试样表面的细胞数量在 Ti、MAO、MAOMH10 和 MAOMH60 试样表面依次增加。除此之外，细胞在纯钛表面呈现球状形态，且铺展面积相对小。经 MAO 处理后，细胞在 MAO 试样表面的铺展面积明显增加。MAO 涂层经微波水热处理后，细胞在试样表面的铺展面积进一步增加，且铺展形态相对平整，但细胞在 MAOMH10 试样表面的铺展状态优于 MAOMH60 试样。

图 12.3 所示为 MC3T3－E1 细胞在 Ti、MAO、MAOMH001、MAOMH05 和 MAOMH3 涂层表面培养 0.5 h 和 2 h 后的细胞黏附率。如图所示，细胞在试样表面培养 0.5 h 后，相较于纯钛，经 MAO 处理后，试样表面的细胞黏附率略微增加，且经过微波水热处理后，试样表面的细胞黏附率进一步增加。除此之外，细胞在 MAOMH05 试样表面的黏附率优于 MAOMH001 和 MAOMH3 试样，且细胞黏附率在 MAOMH05 与 MAOMH001 和 MAOMH3 间有显著差异。随着细胞培养时间的增加（2 h），细胞在所有试样表面的黏附率明显增加，且经 MAO 处理和微波水热处理后，试样表面的细胞黏附率仍优于纯钛。然而，经微波水热处理的 MAO 试样表面的细胞黏附率仍优于 MAO 试样。细胞黏附率在 MAOMH001、MAOMH05 和 MAOMH3 试样表面没有明显差异性。由此可知，MAO 涂层经微波水热处理后，涂层表面的组织结构有利于细胞黏附。

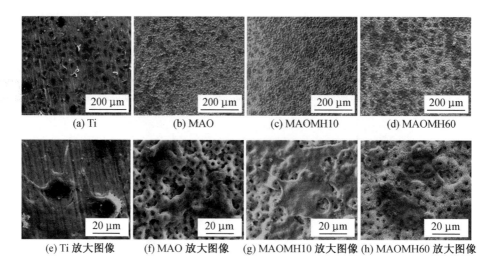

(a) Ti　　　(b) MAO　　　(c) MAOMH10　　　(d) MAOMH60

(e) Ti 放大图像　(f) MAO 放大图像　(g) MAOMH10 放大图像 (h) MAOMH60 放大图像

图 12.2　MC3T3-E1 细胞在 Ti、MAO、MAOMH10 和 MAOMH60 涂层表面培养 3 d 后表面的 SEM 形貌

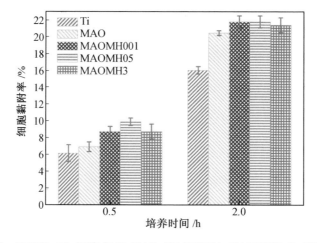

图 12.3　MC3T3-E1 细胞在 Ti、MAO、MAOMH001、MAOMH05 和 MAOMH3 涂层表面培养 0.5 h 和 2 h 后的细胞黏附率

图 12.4 所示为 MC3T3-E1 细胞在 Ti、MAO、MAOMH001、MAOMH05 和 MAOMH3 涂层表面培养 3 d 后涂层表面的 SEM 形貌。如图所示,在试样表面培养 3 d 后,细胞在 Ti、MAO、MAOMH001、MAOMH05 和 MAOMH3 试样表面黏附数量依次增加。除此之外,细胞在 MAO 试样表面的铺展面积显著增加,经微波水热处理后,细胞在微波水热处理的 MAO 涂层的铺展面积进一步增加。分析可

知,MAOMH001 和 MAOMH05 试样表面的显微组织结构有利于细胞的黏附铺展。

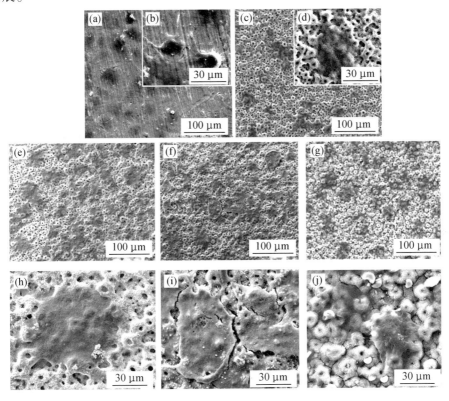

图 12.4　MC3T3–E1 细胞在 Ti(a、b)、MAO(c、d)、MAOMH001(e、h)、MAOMH05(f、i)和 MAOMH3(g、j)涂层表面培养 3 d 后涂层表面的 SEM 形貌

### 2. 细胞增殖能力

图 12.5 所示为 MC3T3–E1 细胞在 Ti、MAO、MAOMH10 和 MAOMH60 涂层表面培养不同时间后涂层表面的细胞增殖情况。如图所示,细胞在试样表面培养 1 d 后,相较于纯钛,MAO、MAOMH10 和 MAOMH60 试样表面的细胞繁殖能力略微增强,且 MAO、MAOMH10 和 MAOMH60 之间存在显著差异。随着细胞培养时间的延长(4 d),MAOMH10 和 MAOMH60 试样表面细胞繁殖能力进一步增强,且两者之间存在显著差异。当细胞培养时间进一步延长至 7 d、10 d,MAOMH10 和 MAOMH60 试样表面细胞繁殖能力明显增强,且两者之间存在明显差异。除此之外,相较于 MAOMH10 试样,当微波水热时间延长至 60 min 时,MAOMH60 试样表面的细胞繁殖能力略微减弱。

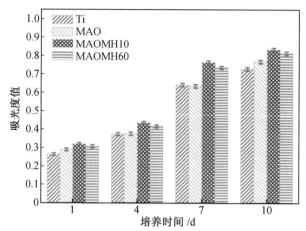

图 12.5　MC3T3-E1 细胞在 Ti、MAO、MAOMH10 和 MAOMH60 涂层表面
培养不同时间后涂层表面的细胞增殖情况

图 12.6 所示为 MC3T3-E1 细胞在 Ti、MAO、MAOMH001、MAOMH05 和
MAOMH3 涂层表面培养不同时间后涂层表面的细胞增殖情况。如图所示,细胞
在试样表面培养 1 d 和 4 d 后,相较于纯钛,经 MAO 处理后,试样表面的细胞繁
殖能力略微增强,而经微波水热处理后,试样表面的细胞繁殖能力进一步增强。
MAOMH001、MAOMH05 与 Ti、MAO 和 MAOMH3 试样之间存在明显差异,但
MAOMH001 和 MAOMH05 之间没有显著差异。随着细胞培养时间的延长(7 d),
纯钛和 MAO 试样表面的细胞繁殖能力没有明显区别。而 MAOMH001 和
MAOMH05 试样表面细胞繁殖能力明显增强,但两者之间没有明显差异。相较于

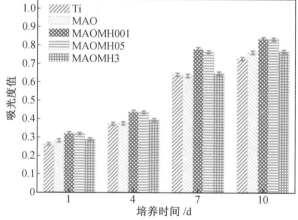

图 12.6　MC3T3-E1 细胞在 Ti、MAO、MAOMH001、MAOMH05 和 MAOMH3
涂层表面培养不同时间后涂层表面的细胞增殖情况

培养 7 d,当细胞培养时间延长至 10 d 时,所有试样表面的细胞繁殖能力没有明显增强,但 MAOMH001 和 MAOMH05 试样表面细胞繁殖能力仍优于其他试样。除此之外,随着 NaOH 浓度的增加,MAOMH3 试样表面的细胞繁殖能力反而被削弱。

**3. 碱性磷酸酶活性**

图 12.7 所示为 MC3T3−E1 细胞在 Ti、MAO、MAOMH10 和 MAOMH60 涂层表面培养 3 d 和 7 d 后涂层表面的碱性磷酸酶活性(OD 值)。如图所示,当细胞在试样表面培养 3 d 时,纯钛和 MAO 试样表面的碱性磷酸酶活性没有明显区别。经微波水热处理后,MAOMH10 和 MAOMH60 试样表面碱性磷酸酶活性显著提高,但两者之间没有存在明显差异性。当细胞培养时间延长至 7 d 时,所有试样表面碱性磷酸酶活性明显提高,相较于纯钛,MAO 试样表面碱性磷酸酶活性没有明显提高。而经微波水热处理后,MAOMH10 和 MAOMH60 试样表面的碱性磷酸酶活性明显提高,但两者之间没有明显差异性。然而,MAOMH10 试样表面的碱性磷酸酶活性优于 MAOMH60 试样。分析可知,随着微波水热时间的延长,试样表面的碱性磷酸酶活性反而削弱。

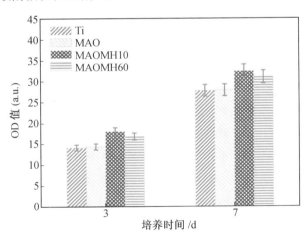

图 12.7　MC3T3−E1 细胞在 Ti、MAO、MAOMH10 和 MAOMH60 涂层表面培养 3 d 和 7 d 后涂层表面的碱性磷酸酶活性(OD 值)

图 12.8 所示为 MC3T3 − E1 细胞在 Ti、MAO、MAOMH001、MAOMH05 和 MAOMH3 涂层表面培养 3 d 和 7 d 后涂层表面的碱性磷酸酶活性(OD 值)。如图所示,细胞在试样表面培养 3 d 时,相较于纯钛,经微弧氧化处理后,碱性磷酸酶活性略微提高,但两者之间不存在显著差异。而经微波水热处理后,表面碱性

磷酸酶活性显著提高,但 MAOMH001 和 MAOMH05 试样表面碱性磷酸酶活性优于 MAOMH3 试样,且存在显著差异。随着细胞培养时间的延长(7d),试样表面的碱性磷酸酶活性得到明显提高,且两者之间存在显著差异。除此之外,随着 NaOH 浓度的增加,表面碱性磷酸酶活性强度先增加后降低。分析可知,NaOH 浓度的增加不利于试样表面碱性磷酸酶活性的提高。

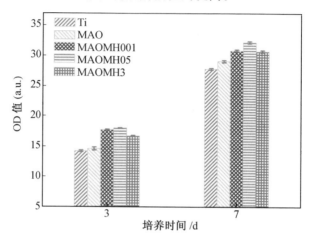

图 12.8  MC3T3-E1 细胞在 Ti、MAO、MAOMH001、MAOMH05 和 MAOMH3 涂层表面培养 3 d 和 7 d 后涂层表面的碱性磷酸酶活性(OD 值)

### 4. 蛋白定量计算

图 12.9 所示为 MC3T3-E1 细胞在 Ti、MAO、MAOMH10 和 MAOMH60 涂层表面培养 3 d 和 7 d 后涂层表面的吸附蛋白含量。如图所示,细胞在试样表面培养 3 d 后,试样表面的吸附蛋白含量在 Ti、MAO 和 MAOMH10 试样表面依次增加,但在 MAOMH60 试样表面吸附蛋白含量略微降低。随着培养时间的延长(7 d),吸附蛋白含量在所有试样表面明显增加,但两两之间没有显著异性。除此之外,MAOMH10 试样吸附蛋白含量高于 MAOMH60 试样。

图 12.10 所示为 MC3T3-E1 细胞在 Ti、MAO、MAOMH001、MAOMH05 和 MAOMH3 涂层表面培养 3 d 和 7 d 后涂层表面的吸附蛋白含量。如图所示,当细胞在试样表面培养 3 d 时,Ti、MAO、MAOMH001 和 MAOMH05 试样表面的吸附蛋白量依次增加。然而,相较于 MAOMH05 试样,MAOMH3 试样表面的吸附蛋白量略微降低。随着细胞在试样表面培养时间的延长,所有试样表面吸附蛋白含量略微增加,且在所有试样表面总量变化趋势与培养 3 d 的结果保持一致。分析可知,微弧氧化处理和微波水热处理对试样表面吸附蛋白含量变化影响不大。

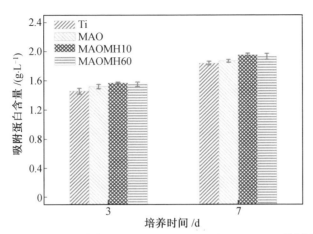

图 12.9　MC3T3-E1 细胞在 Ti、MAO、MAOMH10 和 MAOMH60 涂层表面
培养 3 d 和 7 d 后涂层表面的吸附蛋白含量

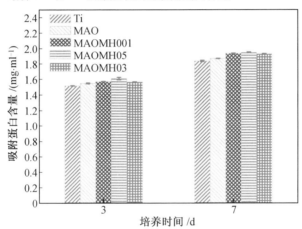

图 12.10　MC3T3-E1 细胞在 Ti、MAO、MAOMH001、MAOMH05 和 MAOMH3
涂层表面培养 3 d 和 7 d 后涂层表面的吸附蛋白含量

## 5. 基因表达能力

图 12.11 所示为 MC3T3-E1 细胞在 Ti、MAO、MAOMH10 和 MAOMH60 涂层
表面培养 4 d 和 7 d 后涂层表面 *ALP*、*OPN*、*BSP*、*BMP*-2 基因的表达能力。如图
所示,对于 *ALP* 基因而言,细胞在试样表面培养 4 d 时,与纯钛相比较,MAO 试样
表面的基因表达能力略微增加,MAOMH10 试样表面的基因表达能力显著增强,
而 MAOMH60 试样表面基因表达能力降低。随着培养时间的延长(7 d),*ALP* 基
因在 MAO、MAOMH10 和 MAOMH60 试样表面的表达能力显著增强,且两者之间
存在显著差异。对于 *OPN* 基因而言,细胞培养 4 d 时,MAO 试样和 MAOMH10

试样表面基因表达能力明显增强,而 MAOMH60 试样表面的基因表达能力明显削弱。当细胞培养时间延长至 7 d 时,MAO 试样表面的基因表达能力没有明显的变化,而 MAOMH10 和 MAOMH60 试样表面的 *OPN* 基因表达能力大幅度降低,甚至低于纯钛。对于 *BSP* 基因而言,细胞培养时间为 4 d 时,MAO、MAOMH10 和 MAOMH60 试样表面的基因表达能力显著增强,且 MAOMH10 试样表面的基因表达能力优于 MAO 和 MAOMH60 试样。然而,MAOMH60 试样表面的基因表达能

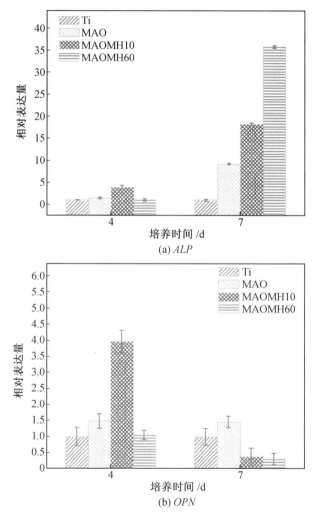

(a) *ALP*

(b) *OPN*

图 12.11 MC3T3-E1 细胞在 Ti、MAO、MAOMH10 和 MAOMH60 涂层表面培养 4 d 和 7 d后涂层表面 *ALP*、*OPN*、*BSP*、*BMP*-2 基因的表达能力

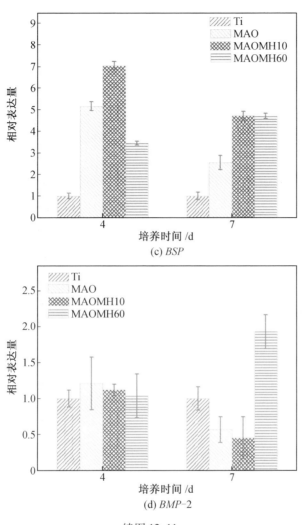

(c) *BSP*

(d) *BMP*-2

续图 12.11

力较 MAO 试样明显降低。随着细胞培养时间延长至 7 d, MAO 和 MAOMH10 试样表面的 *BSP* 基因表达能力降低, MAOMH60 试样表面基因表达能力得到增强。如图 12.11(d)所示,细胞培养时间为 4 d 时, *BMP*-2 基因在 MAO、MAOMH10 和 MAOMH60 试样表面的表达能力略微增强, MAOMH10 和 MAOMH60 试样表面的基因表达能力比 MAO 试样弱。随着细胞培养时间的延长(7 d), MAO 和 MAOMH10 试样表面的基因表达能力弱于纯钛, 而 MAOMH60 试样优于纯钛。分析可知,通过调控微波水热时间,可改善试样表面的组织结构,从而影响 *ALP*、*OPN*、*BSP* 和 *BMP*-2 基因在试样表面的表达能力。

图 12.12 所示为 MC3T3-E1 细胞在 Ti、MAO、MAOMH001、MAOMH05 和 MAOMH3 涂层表面培养 4 d 后涂层表面 *ALP*、*OPN*、*BSP*、*BMP*-2 基因的表达能力。如图所示，细胞在试样表面培养 4 d 时，对于 *ALP* 基因而言，相较于纯钛，MAO 试样表面的基因表达能力明显增强。而经微波水热处理后，MAOMH001 和 MAOMH3 试样比 MAO 试样表面的基因表达能力略微增强，但不存在明显差异，而在 MAOMH05 试样表面的基因表达能力显著增强，优于 MAOMH001 和 MAOMH3 试样，且存在显著差异性。对于 *OPN* 基因而言，在 Ti、MAO、MAOMH001、MAOMH05 和 MAOMH3 试样的表达能力与 *ALP* 基因的表达能力变化趋势基本一致。

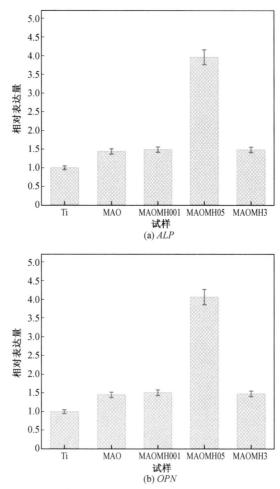

图 12.12　MC3T3-E1 细胞在 Ti、MAO、MAOMH001、MAOMH05 和 MAOMH3 涂层表面培养 4 d 后涂层表面 *ALP*、*OPN*、*BSP*、*BMP*-2 基因的表达能力

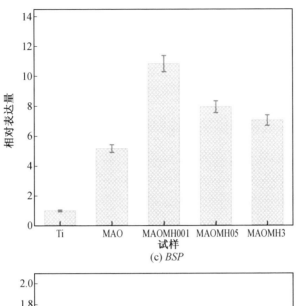

(c) *BSP*

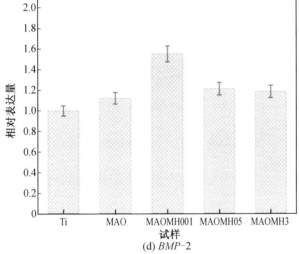

(d) *BMP*-2

续图 12.12

　　对于 *BSP* 基因,与纯钛比较,经微弧氧化处理后,试样表面的基因表达能力的明显增强,且存在显著差异。经微波水热处理后,MAOMH001、MAOMH05 和 MAOMH3 试样表面的基因表达能力显著增强,且存在显著差异。但随着 NaOH 浓度的增加,试样表面的基因表达能力减弱。MAOMH001 试样表面的 *BSP* 基因表达能力优于 MAOMH05 和 MAOMH3 试样。对于 *BMP*-2 基因而言,与纯钛相比,经微弧氧化和后续微波水热处理后,*BMP*-2 基因在所有试样表面的表达能力得到增强,且存在显著差异。在所有经微波水热处理的试样中,MAOMH001 试样表面的基因表达能力优于 MAOMH05 和 MAOMH3 试样。除此之外,随着 NaOH 浓度的增加,试样表面的 *BMP-2* 基因表达能力明显降低,且两者之间没有显著差异。分析可知,通过调整 NaOH 的浓度可有效改变试样表面组织结构,进而影响 *ALP*、*OPN*、*BSP* 和 *BMP-2* 基因在试样表面的表达能力。

## 12.1.2 表面物理化学特性和组织结构对细胞表达能力的影响

在骨整合过程中,除了磷灰石沉积的作用外,细胞与材料之间的相互作用也是骨整合过程中的重要阶段。材料表面特征与细胞-材料间的相互作用关系如图 12.13 所示。

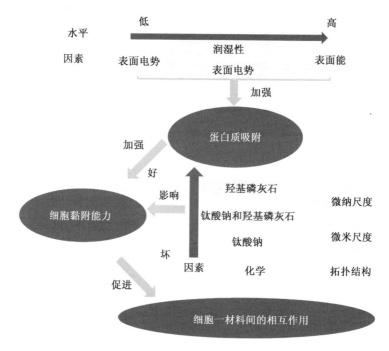

图 12.13 材料表面特征与细胞-材料间的相互作用关系

表面特性包括表面拓扑结构、表面化学成分、粗糙度、表面能或表面电荷、润湿性和表面刚度。一些研究已经表明改性种植体表面具有大于 85 mJ/m² 的表面能,带有大量负电荷的表面和亲水性表面都会促进材料表面蛋白质的吸附,进一步影响细胞与材料之间的相互作用,包括细胞黏附和迁移。同时,一些研究已经证明表面具有微米/纳米复合结构有利于细胞黏附、繁殖、分化和提高基因表达能力。经微波水热处理后,试样表面形成具有微米/纳米复合多孔结构,同时具有高表面能和大量负电荷的超亲水表面。

除此之外,MAO 和微波水热处理的 MAO 涂层具有不同的表面特征,首先体现在细胞在材料表面的黏附能力不同,低表面能、带负电疏水表面和高表面能、带负电亲水表面材料的细胞黏附机制也有所不同,具体可解释为:在疏水和带负电的表面并在早期阶段,水分子首先被吸附在种植体表面上,随机分布,然后通过释放水分子将具有正电荷的蛋白质吸附在改性的钛表面上。最后,通过与膜蛋白的整合将成骨细胞黏附到涂层表面。然而,超亲水表面可以通过涂层表面上的氢键诱导形成水合阳离子层,抑制蛋白质的吸收,进一步抑制细胞黏附、增殖和降低 ALP 活性。因此,超亲水和超疏水表面都不利于蛋白质的吸收,进而影响细胞黏附,影响细胞增殖和 ALP 活性。虽然超疏水表面可以有效地吸收蛋白质,但它可以破坏蛋白质的天然构象,进一步影响细胞黏附。另外,经微波水热处理后表面形成大量的 HA 晶体,由于 HA 纳米材料可促进成骨细胞的黏附和分化,以及骨整合过程中成骨细胞的钙化和骨化,从而弥补和改善超亲水表面不利于细胞黏附的行为。

因此,在本研究结果中,相对于 MAO 试样,经微波水热处理后,细胞与材料间的相互作用得到明显提高,试样表面的细胞黏附、繁殖、ALP 活性和基因表达能力明显增强。

### 12.1.3　微弧氧化涂层表面的抗菌能力

**1. 细菌形态观察**

图 12.14 所示为 Ti、MAO 和 MAO-Zn 试样表面黏附的大肠杆菌和金黄色葡萄球菌的表面形态。如图所示,对于大肠杆菌来说,纯钛表面的大肠杆菌形态已被破坏,失去了原始大肠杆菌的形态。MAO 和 MAO-Zn 试样表面的大肠杆菌形态完全塌陷,失去原有形态。对于金黄色葡萄球菌而言,在纯钛和 MAO 试样表面保持原有的球状形态,而在 MAO-Zn 试样表面的细菌形态变得粗糙,且细菌相互黏附,此外还有一些细菌已经完全萎缩死亡。

图 12.15 所示为 MAO-Zn 试样经微波水热处理前后表面黏附的大肠杆菌和金黄色葡萄球菌的表面形态。对于大肠杆菌而言,MAO-Zn 试样表面的部分细菌结构发生塌陷和破坏,经微波水热处理后,试样表面结构破坏的细菌数量随之增加。对于金黄色葡萄球菌而言,MAO-Zn 试样表面的细菌结构发生破坏和塌陷,经微波水热处理后,试样表面的细菌破坏的程度得以增加且数量增多。由此可知,经微波水热处理后,涂层表面的抗菌能力得以增强。

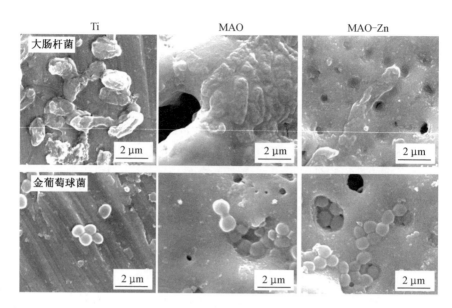

图 12.14　Ti、MAO 和 MAO-Zn 试样表面黏附的大肠杆菌和金黄色葡萄球菌的表面形态

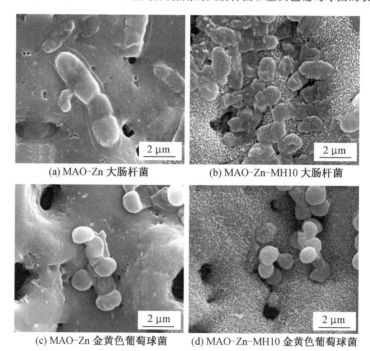

图 12.15　MAO-Zn 试样经微波水热处理前后表面黏附的大肠杆菌和金黄色葡萄球菌的表面形态

## 2. 抗菌率

图 12.16 所示为 Ti、MAO、MAO-Zn 和 MAO-Zn-MH10 的细菌培养光学照片。与空白组对比可知,Ti、MAO 和 MAO-Zn 实验组的存活细菌数量显著降低。此外,对于 MAO-Zn 实验组来说,经微波水热处理后,培养皿中存活的大肠杆菌和金黄色葡萄球菌的数量急剧降低。

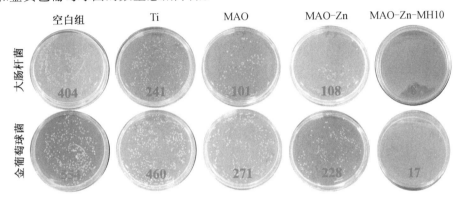

图 12.16　Ti、MAO、MAO-Zn 和 MAO-Zn-MH10 的细菌培养光学照片

图 12.17 所示为 Ti、MAO、MAO-Zn 和 MAO-Zn-MH10 试样对大肠杆菌和金黄色葡萄球菌的抗菌能力。如图 12.17 所示,对于大肠杆菌来说,与 Ti 比较,MAO 和 MAO-Zn 试样表面的抗菌率都明显增加,但是 MAO 和 MAO-Zn 的抗菌能力没有明显区别。而对于金黄色葡萄球菌来说,试样表面抗菌能力高低按照

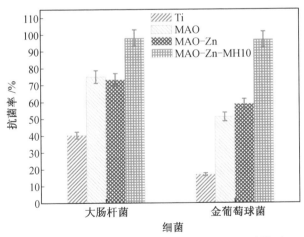

图 12.17　Ti、MAO、MAO-Zn 和 MAO-Zn-MH10 试样对
大肠杆菌和金黄色葡萄球菌的抗菌能力

以下顺序排列：Ti<MAO<MAO-Zn。由此可知，由于大肠杆菌和金黄色葡萄球菌的结构不同，对涂层表面元素含量变化的敏感性不同。与 MAO-Zn 试样对比可知，经微波水热处理后，试样表面的抗菌能力有所增加，高达95%。

### 12.1.4　微波水热处理对涂层表面抗菌能力的影响

众所周知，牙种植体所处口腔环境十分复杂，最易滋生细菌，引起种植体周围组织发生感染，从而导致种植体的松动和植入手术的失败。具有抗菌能力的元素有 Ag、Cu、Nb 和 Zn 元素等，但是 Ag 和 Cu 元素含量过高时易产生毒性和副作用。因此，本章通过研究大肠杆菌和金黄色葡萄球菌表征 MAO-Zn 涂层调控前后表面的抗菌能力。结合本章研究结果可知，大肠杆菌和金黄色葡萄球菌两种细菌具有不同的组织结构，因此对抗菌元素 Zn 元素在 MAO 涂层富集含量的敏感度不同。总体来说，微波水热处理的 MAO-Zn 涂层具有更高的抗菌能力，抗菌率达到95%。虽然对含 Zn 元素的 MAO 涂层的抗菌能力不是很清楚，但是对一些影响机制还是清楚的，含锌微弧氧化涂层的抗菌机制如下：细菌和细胞一样易在微波水热处理后 MAO 涂层表面黏附，在培养过程中涂层内释放出 $Zn^{2+}$，然后进入细菌体内，从而诱导产生 ROS，如 $H_2O_2$、$O^{2-}$ 和 $OH^-$，进一步抑制细菌生长。此外，涂层中释放的 $Zn^{2+}$ 可以通过破坏细胞壁渗入细菌细胞内部，然后破坏 DNA 和 RNA 以防止细菌繁殖。

## 12.2　微波水热调控微弧氧化钛种植体表面体内生物活性

### 12.2.1　微弧氧化种植体微波水热纳米化处理表面的体内生物活性

**1. 种植体植入前的表面形貌**

图 12.18 所示为 Ti、MAO、MAOMH001、MAOMH05 和 MAOMH3 种植体植入前的表面 SEM 形貌。MAO 种植体表面呈现多孔结构特征，经微波水热处理后，MAOMH001 种植体表面仍可观察到多孔结构，同时还形成大量的长径比较大的 HA 纳米棒，直径约为 50 nm。MAOMH05 种植体表面形成的大量 HA 纳米棒长径比变小，且直径增加至 200 nm 左右。MAOMH3 种植体表面形成大量的 $Na_{0.23}$ $TiO_2$ 纳米片和少量的 HA 纳米棒。Ti、MAO、MAOMH001、MAOMH05 和 MAOMH3 种植体表面的形貌与 Ti、MAO、MAOMH001、MAOMH05 和 MAOMH3 钛板上的形貌保持一致。

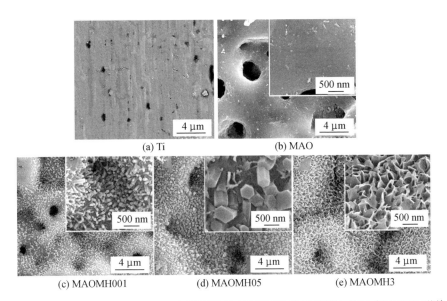

(a) Ti　　　　　　　　　　(b) MAO

(c) MAOMH001　　　　　　(d) MAOMH05　　　　　　(e) MAOMH3

图 12.18　Ti、MAO、MAOMH001、MAOMH05 和 MAOMH3 种植体植入前的表面 SEM 形貌

## 2. 种植体植入兔胫骨内的 X 射线影像

图 12.19 所示为 Ti、MAO、MAOMH001、MAOMH05 和 MAOMH3 种植体植入兔胫骨内 16 周后的轴状方向和矢状方向的 X 射线影像。如图 12.19 所示,从轴状方向和矢状方向来看,植入兔胫骨 16 周后,Ti、MAO、MAOMH001、MAOMH05 和 MAOMH3 种植体没有发生明显的错位和移位,保持在原种植的位置。胫骨属于承重部位,而在所有种植体周围并没有发现骨折现象。由此可知,MAO、MAOMH001、MAOMH05 和 MAOMH3 种植体与周围骨组织存在良好的机械匹配性。

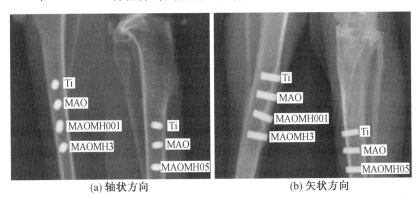

(a) 轴状方向　　　　　　　　(b) 矢状方向

图 12.19　Ti、MAO、MAOMH001、MAOMH05 和 MAOMH3 种植体植入兔胫骨内
16 周后的轴状方向和矢状方向的 X 射线影像

### 3. 3 种植体植入兔胫骨内的 Micro-CT 分析

图 12.20 所示为 Ti、MAO、MAOMH001、MAOMH05 和 MAOMH3 种植体植入兔胫骨内 16 周后的矢状方向和冠状方向的彩色 Micro-CT 分析。如图所示,绿色代表骨组织,蓝色代表种植体,红色代表软组织。

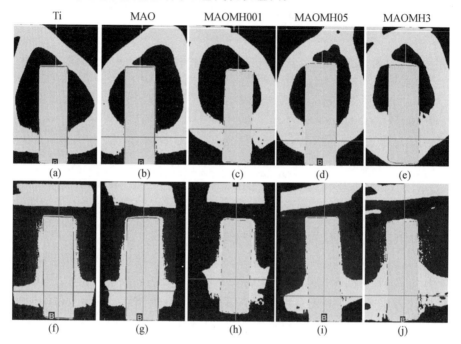

图 12.20　Ti、MAO、MAOMH001、MAOMH05 和 MAOMH3 种植体植入兔胫骨内 16 周后的矢状方向和冠状方向的彩色 Micro-CT 分析

从冠状方向和矢状方向皮质骨区域可以清楚看到骨组织和软组织分布在种植体表面。同时在骨髓腔中,可以看到新骨组织沿着种植体表面形成。钛种植体表面形成的骨组织完全被软组织隔开,并未形成真正意义上的骨性结合。经微弧氧化处理后,MAO 种植体周围的软组织数量明显降低,骨组织在种植体周围呈点状接触。经微波水热处理后,分布在 MAOMH001 种植体周围的软组织数量显著降低,新生骨组织在 MAOMH001 种植体表面呈连续接触。随着 NaOH 浓度的增加,软组织数量在 MAOMH05 和 MAOMH3 种植体依次增加,MAOMH05 和 MAOMH3 种植体表面的骨-种植体的接触率依次降低。

图 12.21 所示为 Ti、MAO、MAOMH001、MAOMH05 和 MAOMH3 种植体植入兔胫骨内 16 周后种植体周围生物组织的三维 Micro-CT 分析。如图所示,在感

兴趣区域(IOZ,距离种植体表面 450 μm)可以清楚地在皮质骨和骨髓腔区域内观察到骨组织连续分布在种植体表面。通过 3D 重构 Micro-CT 分析可知,骨组织不仅分布在种植体表面,还分布在种植体顶部。除此之外,相较于钛种植体,MAO 种植体表面有较好的骨传导和诱导能力。经微波水热处理后,MAOMH001、MAOMH05 和 MAOMH3 种植体表面的骨传导和骨诱导能力进一步增强。

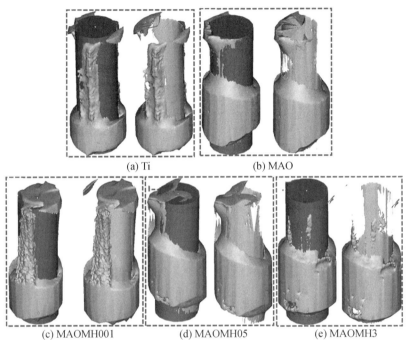

(a) Ti　　　　　　　　(b) MAO

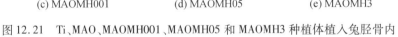

(c) MAOMH001　　　　(d) MAOMH05　　　　(e) MAOMH3

图 12.21　Ti、MAO、MAOMH001、MAOMH05 和 MAOMH3 种植体植入兔胫骨内
16 周后种植体周围生物组织的三维 Micro-CT 分析

对种植体周围感兴趣区域内的生物组织进行统计学分析,如图 12.22(a) 和 (b)所示,结合 3D 重构结果,由骨组织体积/总体积(BV/TV)和骨表面积/总体积(BS/TV)值可知,Ti 种植体周围的生物组织表现出疏松特征。经 MAO 处理后,MAO 种植体周围的生物组织生成量得到增加,但表现出疏松结构特征。经微波水热处理后,MAOMH001 种植体周围生物组织生成量达到最高,周围生物组织的 BV/TV 最高,且 BS/TV 最低,表明生物组织表面出现致密结构特征。随着 NaOH 浓度的增加,BV/TV 值依次降低,BS/TV 值依次增加,表明 MAOMH05 和 MAOMH3 种植体周围生物组织结构较为致密。

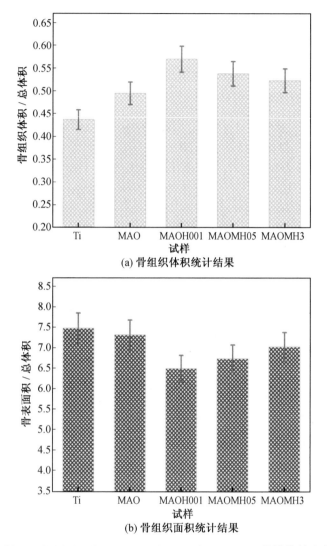

(a) 骨组织体积统计结果

(b) 骨组织面积统计结果

图 12.22 Ti、MAO、MAOMH001、MAOMH05 和 MAOMH3 种植体植入兔胫骨
内 16 周后种植体周围生物组织的统计学分析

**4. 组织学切片观察**

为了进一步分析种植体与骨组织间的界面结合状态,图 12.23 所示为植入兔胫骨内 16 周后 Ti、MAO、MAOMH001、MAOMH05 和 MAOMH3 种植体的硬组织染色分析。根据染色结果可知,新生骨组织呈现深红色,原生骨呈现浅红色,黑色代表种植体,白色箭头代表软组织。植入兔胫骨 16 周后,可清楚观察到 Ti 种

植体周围的软组织生成量最大,骨组织生成量最少。经 MAO 处理后,种植体周围的软组织生成量明显减少,骨组织生成量略微增加。经微波水热处理后,MAOMH001、MAOMH05 和 MAOMH3 种植体周围的软组织生成量明显降低,骨组织量明显增加。局部放大组织结构表明,在种植体与骨组织的界面位置,可看出 Ti 种植体周围新生骨组织完全被软组织隔开,并未形成真正意义上的骨性结合。而 MAO 种植体在大部分位置被软组织或类骨质所隔开,在部分位置可观察到直接骨-种植体结合。经微波水热处理后,MAOMH001 种植体周围几乎没有任何软组织分布,形成真正意义上的骨性结合,而 MAOMH05 和 MAOMH3 种植体周围骨组织在部分界面位置呈现连续性接触。部分位置仍可观察到少量的软组织把种植体和新形成骨组织隔离开。对骨-种植体界面处直接接触状况进行统计学分析(图 12.23(k)),Ti 种植体与骨组织的直接接触率仅为 10%,而 MAO、MAOMH001、MAOMH05 和 MAOMH3 种植体与骨组织的直接接触率明显增加,其中 MAOMH001 种植体与骨组织的直接接触率高达 90%。

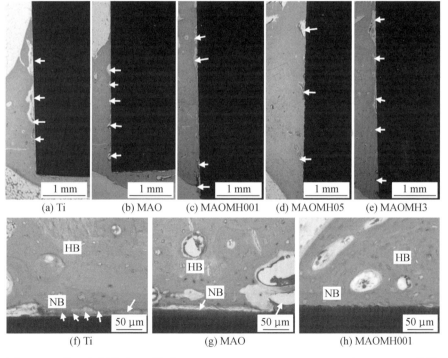

图 12.23　植入兔胫骨内 16 周后 Ti、MAO、MAOMH001、MAOMH05 和 MAOMH3 种植体的硬组织染色分析

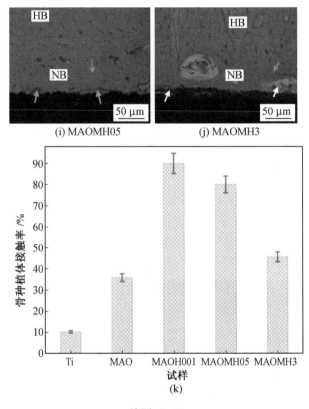

(i) MAOMH05  (j) MAOMH3

(k)

续图 12.23

## 5.种植体与兔胫骨的界面结合强度

图 12.24 所示为植入兔胫骨内 16 周后,Ti、MAO、MAOMH001、MAOMH05 和 MAOMH3 种植体拔出后的界面结合强度。如图所示,把 Ti 种植体从兔胫骨拔出时,界面结合强度约为 1.86 MPa,而经 MAO 处理后,MAO 种植体与骨组织间的界面结合强度得到明显增加,约为 9.62 MPa,是 Ti 种植体的 5 倍左右。经微波水热处理后,MAOMH001 种植体与骨组织间的界面结合强度显著增加,高达 23.13 MPa 左右,是 MAO 种植体的 2.4 倍左右。除此之外,随着 NaOH 浓度的增加,种植体与骨组织间的界面结合强度有所降低。结合硬组织结构分析可知,由于 MAO 种植体周围形成大量的类骨质结构,是未成熟的生物组织,不能承载大的载荷。而经微波水热处理后,种植体与骨组织间形成的大面积骨性结合,导致界面结合强度显著增加。

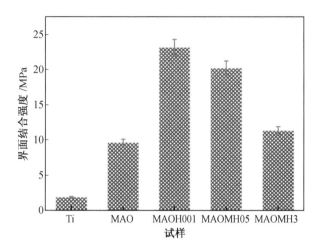

图 12.24　植入兔胫骨内 16 周后,Ti、MAO、MAOMH001 和
MAOMH3 种植体拔出后的界面结合强度

### 6. 种植体取出后表面形貌和成分

图 12.25 所示为植入 16 周后,Ti、MAO、MAOMH001、MAOMH05 和 MAOMH3 种植体从兔胫骨内取出后种植体表面形貌和 EDS 分析。如图 12.25(a)所示,Ti 种植体表面残留少量的生物组织,结合 EDS 分析可知,残留的生物组织主要为软组织。经微弧氧化处理后,MAO 种植体表面观察到大量残留的生物组织,对不同区域进行 EDS 分析可知,残留组织不仅有骨组织和软组织。除此之外,如图 12.25(f)和(g)所示,在高倍 SEM 照片下,在微孔内观察到一些骨组织,因此表面多孔结构为骨组织的生长提供空间。经微波水热处理后,在 MAOMH001 种植体表面观察到大量的残留的骨组织,如图 12.25(h)和(i)所示。除此之外,把 MAOMH001 从胫骨中取出后,在大量 HA 纳米棒周围可以观察到大量的骨组织分布,如图 12.25(j)所示。同时,拔出 MAOMH001 种植体后,在胫骨一侧可观察到断裂的 HA 纳米棒。结合以上分析结果可知,通过 HA 纳米线的桥联作用将改性 MAO 种植体和骨组织有效地整合在一起。随着 NaOH 浓度的增加,在 MAOMH05 种植体表面大量微孔内残留着大量的骨组织。同时,在拔出实验中,断裂面主要发生在骨一侧,说明在 MAOMH05 种植体表面形成的新骨组织成熟度不高,不能承载较大的载荷。如图 12.25(n)所示,在 MAOMH3 种植体表面残留着一些胶状的生物组织,同时还有少量的球状沉积物形成。

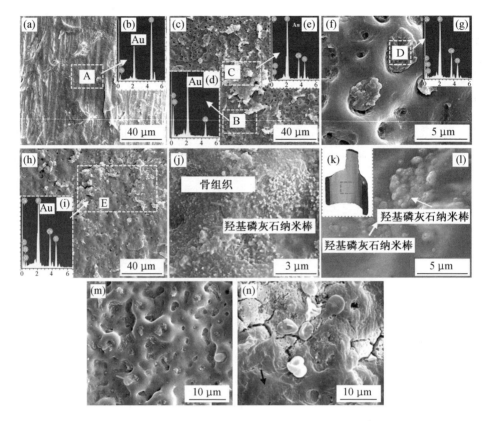

图 12.25　植入 16 周后，Ti、MAO、MAOMH001、MAOMH05 和 MAOMH3 种植体从兔胫骨内取出后种植体表面形貌和 EDS 分析

## 12.2.2　钛种植体在体内的骨整合过程

### 1. 钛种植体周围新骨的形成过程

骨整合过程涉及一系列的复杂生物化学反应，包括类骨磷灰石形成，细胞和材料间的相互作用，各种与成骨有关的基因的表达和新骨的形成，如图 12.26 所示。在种植体植入兔胫骨后，骨整合过程是一种复杂的生物活动。由于微波水热处理的 MAO 涂层具有优异的润湿性，表面带有极大的负电荷，具有优异的磷灰石诱导能力和基因表达能力。因此，在骨整合的初始阶段，大量的生物组织液如水、生物大分子和蛋白质首先黏附在种植体表面，从而形成一层生物膜。然后，成骨细胞和胶原纤维进一步黏附在种植体表面，通过 ALP 和 OPN 基因调节

成骨细胞的增殖和分化,从而促进骨基质的矿化。其主要原因是 ALP 基因在成骨细胞分化和骨基质矿化中起重要作用,且 OPN 基因可以调节成骨细胞的早期分化,促进成骨细胞在初始骨整合阶段的生物矿化,因为它是骨基质组成的主要蛋白质结构。同时,来自生物体液中的 $Ca^{2+}$ 和 $PO_4^{3-}$ 沉积在种植体表面形成类骨磷灰石,从而进一步通过 ALP 和 OPN 基因的调节促进类骨质的形成。此外,OPN 基因在骨形成、吸收和重塑中起重要作用。BSP 基因是一种结构蛋白,可以通过完全分化的成骨细胞特异性表达。BMP-2 信号通路也在骨形成过程中起着多重而重要的作用,并参与了新骨形成的几个阶段。与成骨细胞相关的所有基因都涉及种植体周围的新骨的形成。随着植入时间的延长,新形成的骨基质与其他因素如成骨细胞和类骨质相结合,转化为种植体周围的新骨组织,并与宿主骨结合在一起。

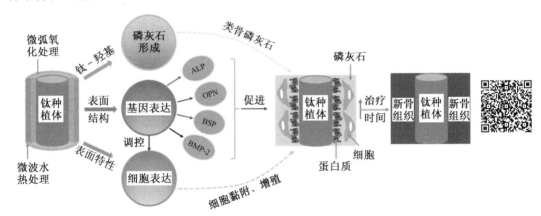

图 12.26　在愈合期间,改必钛种植体周围的骨整合过程

## 2.钛种植体表面组织结构和物理化学特性对骨整合的影响

本章研究 3 种不同微米/纳米复合结构种植体的骨整合能力,仅有 HA 纳米棒组成的微纳复合多孔表面(MAOMH001)、HA 纳米棒和 $Na_{0.23}TiO_2$ 纳米片组成的微纳复合多孔表面(MAOMH05)、仅有 $Na_{0.23}TiO_2$ 纳米片组成的微纳复合多孔表面(MAOMH3)。具有不同微纳复合多孔结构表面的种植体在体内的动物学性能对比(表 12.1)和与传统水热处理的钛种植体表面的骨整合能力的比较(表 12.2)可知,种植体表面结构和成分对骨整合行为有着明显的影响。

表 12.1    不同表面结构与成分的钛种植体在体内骨整合能力

| 表面结构及成分 | 时间/周 | 结合强度/MPa | BIC/% | 骨整合能力 |
|---|---|---|---|---|
| 光滑表面 | | 1.86 | 10 | 很差 |
| 含钙、磷多孔表面 | | 9.62 | 35 | 差 |
| $Na_{0.23}TiO_2$ 纳米片 | 16 | 11.33 | 45 | 较好 |
| $Na_{0.23}TiO_2$ 纳米片 &HA 纳米棒 | | 20.20 | 80 | 很好 |
| HA 纳米棒 | | 23.13 | 90 | 最好 |

表 12.2    微波水热处理和传统水热处理钛种植体的界面结合强度

| 表面改性方法 | 表面结构与成分 | 植入时间/周 | 植入部位 | 结合强度/MPa |
|---|---|---|---|---|
| MAO+HT | HA 纳米棒 | 12 | 股骨 | 13.58 |
| MAO+HT | Sr-HA 纳米棒 | 8 | 股骨 | 10.19 |
| MAO+HT | F-HA 纳米棒 | 8 | 股骨 | 12.73 |
| MAO+HT | HA 纳米棒 | 8 | 股骨 | 13.41 |
| MAO+MH | HA 纳米线 | 16 | 胫骨 | 23.13 |

注:HT,水热处理;MH,微波水热;MAO,微弧氧化。

钛材料是唯一可以与骨组织直接结合的金属,植入生物体后不发生排斥反应,但植入兔胫骨 16 周后,钛种植体周围形成大量的软组织,且界面结合力很低,其主要原因在于钛表面生物活性很差。而 MAO 种植体与骨组织间的界面结合力显著增强,不仅由于涂层表面结构的改变,而且由于引入的钙、磷元素在生物体内整合时会析出钙离子和磷酸根离子,从而促进类骨磷灰石的沉积和骨组织在多孔内的矿化。MAOMH001 种植体周围形成大量的骨组织,几乎没有任何软组织。同时,在骨-种植体界面处存在很高的界面结合力,形成真正意义上骨性结合。与 MAO 种植体表面结构相比较,主要体现在表面化学成分的改变。一方面,MAOMH001 种植体表面保留着大量的微孔结构,可以为骨组织的生长提供空间,有利于促进骨组织在种植体表面的矿化;另一方面,根据相关文献报道可知,由于骨的主要无机成分为羟基磷灰石,HA 材料具有良好的骨传导和骨诱导能力。因此,MAOMH001 种植体表面形成大量的 HA 纳米棒,可有效提高种植体表面的骨诱导能力和传导能力,从而促进新骨组织的矿化。但是,MAOMH05 和 MAOMH3 种植体骨整合能力显著降低,主要原因在于:①植入兔胫骨后,生物组织液进入种植体-骨界面处,表面形成的 $Na_{0.23}TiO_2$ 结构与组织液发生离子交换,使得涂层结构发生破坏。同时,在界面处形成的是类骨质,属于未成熟的组织,不能承受大载荷,使得界面结合力降低。②由于 $Na_{0.23}TiO_2$ 纳米片结构的形成削弱了种植体表面的磷灰石诱导能力、细胞行为和基因表达能力,进而削弱了种植体表面的骨整合能力。

MAOMH05 和 MAOMH3 种植体仍比具有单一结构的 MAO 种植体具有更高的新骨形成能力。一方面,Gittens 的研究结果表明种植体表面形成的各种纳米级结构可刺激细胞膜表面蛋白质或者受体,促进成骨细胞的增殖和分化,在骨重构的过程发挥重要作用;另一方面,种植体表面仍保留着多孔结构,且表面的磷灰石诱导能力,细胞行为和基因表达能力优于 MAO 种植体。此外,经微波水热处理后,种植体表面的弹性模量明显降低($(35\pm5)$ GPa),与骨组织的弹性模量(12.2 GPa)之间的力学匹配性得以提高,削弱了"应力屏蔽"现象,减弱种植体周围的骨吸收现象,从而保证骨–种植体间的界面稳定性,使得骨–种植体界面结合状态良好。

由于 HA 纳米线具有良好的柔性特征,植入兔胫骨后,成功通过柔性 HA 纳米线在骨组织和 MAO 涂层之间建立桥接关系,在 MAOMH001 种植体表面实现类似于牙周组织结构的设计,可从真正意义上实现类牙周组织的再生。分析可知,微弧氧化和微波水热技术在钛种植体表面构建具有大量柔性 HA 纳米线的微米/纳米复合结构,可望在钛种植体表面构建类牙周组织结构,以解决目前牙种植体缺少类牙周膜结构的问题。

# 12.3　本章小结

本章主要从细胞与材料之间的相互作用,包括细胞黏附、细胞繁殖、ALP 活性及与成骨细胞分化相关的基因表达和体内骨整合能力,对微波水热处理微弧氧化钛种植体进行评价,得到以下结论。

(1)微弧氧化涂层经微波水热处理后,试样表面的细胞黏附能力、繁殖能力、ALP 活性和吸附蛋白含量等细胞行为都得到显著改善,且 *ALP*、*BSP*、*OPN*、*BMP–2*这 4 种与成骨细胞相关基因的表达能力都得到显著改善。

(2)抗菌实验结果表明,Zn 元素的引入对提高 MAO 涂层的抗菌能力有积极作用。同时,经微波水热处理后,试样表面的抗菌能力得到显著增强,原因是 Zn 元素在涂层表面发生富集。

(3)植入兔胫骨 16 周后,MAOMH001 种植体周围新骨生成量高于 Ti 和

MAO 种植体,软组织生成量低于 Ti 和 MAO 种植体,在界面处存在优异的界面结合状态,且拔出力显著增加。同时,通过具有柔性特征的 HA 纳米线把骨组织和 MAO 涂层之间建立桥接关系,从而在 MAOMH001 种植体表面实现类牙周膜结构的建立。随着 NaOH 浓度的增加,在 MAOMH05 和 MAOMH3 种植体周围新骨生成量明显降低,软组织生成量显著增加,界面结合力明显降低,说明 MAOMH05 和 MAOMH3 种植体的骨整合能力较 MAOMH001 种植体有所降低,主要原因在于 HA 纳米棒数量的减少而引起的表面生物活性降低。

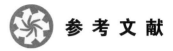参 考 文 献

［1］ LANGER R,VACANTI J P. Tissue engineering［J］. Science,1993,260(5110)：920-926.

［2］ MA P X,ZHANG R,XIAO G,et al. Engineering new bone tissue in vitro on highly porous poly (alpha-hydroxyl acids)/hydroxyapatite composite scaffolds ［J］. J Biomed Mater Res,2001,54(2):284-293.

［3］ WU S L,LIU X M,YEUNG K W K,et al. Biomimetic porous scaffolds for bone tissue engineering［J］. Mater Sci Eng R Rep,2014,80(1):1-36.

［4］ CHEN Q Z, THOUAS G A. Metallic implant biomaterials ［J］. Materials Science and Engineering：R：Reports, 2015, 87: 1-57.

［5］ 崔福斋,冯庆玲. 生物材料学［M］. 2 版. 北京:清华大学出版社,2004.

［6］ LIU X,CHU P,DING C. Surface modification of titanium, titanium alloys, and related materials for biomedical applications［J］. Mater Sci Eng R Rep,2004,47(3/4):49-121.

［7］ ZHANG Y M, BATAILLON-LINEZ P, HUANG P, et al. Surface analyses of micro-arc oxidized and hydrothermally treated titanium and effect on osteoblast behavior［J］. J Biomedical Materials Res,2004,68A(2):383-391.

［8］ WU S L,LIU X M,YEUNG K W K,et al. Surface nano-architectures and their effects on the mechanical properties and corrosion behavior of Ti-based orthopedic implants［J］. Surf Coat Technol,2013,233:13-26.

［9］ QIAO Y Q,ZHANG W J,TIAN P,et al. Stimulation of bone growth following zinc incorporation into biomaterials［J］. Biomaterials,2014,35(25):6882-6897.

［10］ CHEN Z X,WANG W X,TAKAO Y,et al. Characterization and fatigue damage of $TiO_2$ layer on spark-anodized titanium before and after hot water treatment ［J］. Appl Surf Sci,2012,262:2-7.

[11] HEIMANN R B. Structure, properties, and biomedical performance of osteoconductive bioceramic coatings[J]. Surf Coat Technol,2013,233:27-38.

[12] ZHOU J H,SHAO J M,HAN Y. Effect of hydrothermal treatment model on stability and bioactivity of microarc oxidized titania coatings[J]. Appl Surf Sci, 2014,303:367-372.

[13] LIU F,SONG Y,WANG F P,et al. Formation characterization of hydroxyapatite on titanium by microarc oxidation and hydrothermal treatment [J]. J Biosci Bioeng,2005,100(1):100-104.

[14] CHENG S, WEI D Q, ZHOU Y. Formation and structure of sphene/titania composite coatings on titanium formed by a hybrid technique of microarc oxidation and heat-treatment[J]. Appl Surf Sci,2011,257(8):3404-3411.

[15] LEE S M. International encyclopedia of composites [M]. New York: VCH Publishers, 1990.

[16] SUCHANEK W,YOSHIMURA M. Processing and properties of hydroxyapatite-based biomaterials for use as hard tissue replacement implants[J]. J Mater Res, 1998,13(1):94-117.

[17] RHO J Y,KUHN-SPEARING L,ZIOUPOS P. Mechanical properties and the hierarchical structure of bone[J]. Med Eng Phys,1998,20(2):92-102.

[18] FYHRIE D P,KIMURA J H. Cancellous bone biomechanics[J]. J Biomech, 1999,32(11):1139-1148.

[19] GIBSON L J, ASHBY M F . Cellular solids: structure and properties [M]. Cambs:Cambridge University Press, 1997.

[20] HING K A. Bone repair in the twenty-first century: biology, chemistry or engineering? [J]. Philos Trans A Math Phys Eng Sci, 2004, 362 (1825): 2821-2850.

[21] HAMED E,JASIUK I. Elastic modeling of bone at nanostructural level[J]. Mater Sci Eng R Rep,2012,73(3/4):27-49.

[22] 成夙. 微弧氧化钛表面组织结构调控和细胞行为及骨诱导性能[D]. 哈尔滨:哈尔滨工业大学,2012.

[23] PARK J B. Biomaterials science and engineering [M]. New York:Plenum Press, 1987.

[24] PIEKARSKI K. Fracture of bone[J]. J Appl Phys,1970,41(1):215-223.

[25] HAYES W C,CARTER D R. Postyield behavior of subchondral trabecular bone

[J]. J Biomed Mater Res,1976,10(4):537-544.

[26] HUTMACHER D W. Scaffolds in tissue engineering bone and cartilage[J]. Biomaterials,2000,21(24):2529-2543.

[27] IKEDA R,FUJIOKA H,NAGURA I,et al. The effect of porosity and mechanical property of a synthetic polymer scaffold on repair of osteochondral defects[J]. Int Orthop,2009,33(3):821-828.

[28] STEVENS M M. Biomaterials for bone tissue engineering[J]. Mater Today, 2008,11(5):18-25.

[29] LI N, ZHENG Y F. Novel magnesium alloys developed for biomedical application:a review[J]. J Mater Sci & Technol,2013,29(6):489-502.

[30] LI B Q,WANG C Y,LU X. Effect of pore structure on the compressive property of porous Ti produced by powder metallurgy technique[J]. Mater Des,2013, 50:613-619.

[31] DUDEK A,WŁODARCZYK R. Effect of sintering atmosphere on properties of porous stainless steel for biomedical applications[J]. Mater Sci Eng C Mater Biol Appl,2013,33(1):434-439.

[32] ZHAO X L,NIINOMI M,NAKAI M,et al. Development of high Zr-containing Ti-based alloys with low Young's modulus for use in removable implants[J]. Mater Sci Eng C,2011,31(7):1436-1444.

[33] LIN D J,CHUANG C C,CHERN LIN J H,et al. Bone formation at the surface of low modulus Ti-7.5Mo implants in rabbit femur[J]. Biomaterials,2007,28 (16):2582-2589.

[34] RYAN G E,PANDIT A S,APATSIDIS D P. Porous titanium scaffolds fabricated using a rapid prototyping and powder metallurgy technique[J]. Biomaterials, 2008,29(27):3625-3635.

[35] WONG H M,WU S L,CHU P K,et al. Low-modulus Mg/PCL hybrid bone substitute for osteoporotic fracture fixation[J]. Biomaterials, 2013, 34 (29): 7016-7032.

[36] CHEN M F,YANG X J,HU R X,et al. Bioactive NiTi shape memory alloy used as bone bonding implants[J]. Mater Sci Eng C,2004,24(4):497-502.

[37] CHEN Q Z,THOMPSON I D,BOCCACCINI A R. 45S5 Bioglass-derived glass-ceramic scaffolds for bone tissue engineering[J]. Biomaterials,2006,27(11): 2414-2425.

[38] CISNEROS-PINEDA O G, HERRERA KAO W, LORÍA-BASTARRACHEA M I, et al. Towards optimization of the silanization process of hydroxyapatite for its use in bone cement formulations[J]. Mater Sci Eng C Mater Biol Appl, 2014, 40:157-163.

[39] GUYTON G P, MILLER S D. Stem cells in bone grafting: trinity allograft with stem cells and collagen/beta-tricalcium phosphate with concentrated bone marrow aspirate[J]. Foot Ankle Clin, 2010, 15(4):611-619.

[40] LUKITO D, XUE J M, WANG J. In vitro bioactivity assessment of 70% $SiO_2$-30% CaO bioactive glasses in simulated body fluid[J]. Mater Lett, 2005, 59(26):3267-3271.

[41] HENCH L L, POLAK J M. Third-generation biomedical materials[J]. Science, 2002, 295(5557):1014-1017.

[42] JELL G, STEVENS M M. Gene activation by bioactive glasses[J]. J Mater Sci Mater Med, 2006, 17(11):997-1002.

[43] TSIGKOU O, HENCH L L, BOCCACCINI A R, et al. Enhanced differentiation and mineralization of human fetal osteoblasts on PDLLA containing Bioglass composite films in the absence of osteogenic supplements[J]. J Biomed Mater Res A, 2007, 80(4):837-851.

[44] LIN D J, JU C P, HUANG S H, et al. Mechanical testing and osteointegration of titanium implant with calcium phosphate bone cement and autograft alternatives [J]. J Mech Behav Biomed Mater, 2011, 4(7):1186-1195.

[45] KOH W G, REVZIN A, PISHKO M V. Poly (ethylene glycol) hydrogel microstructures encapsulating living cells [J]. Langmuir, 2002, 18 (7): 2459-2462.

[46] ZHU A P, ZHANG M, WU J, et al. Covalent immobilization of chitosan/heparin complex with a photosensitive hetero-bifunctional crosslinking reagent on PLA surface[J]. Biomaterials, 2002, 23(23):4657-4665.

[47] BAINO F. Biomaterials and implants for orbital floor repair[J]. Acta Biomater, 2011, 7(9):3248-3266.

[48] ZHAO F, YIN Y J, LU W W, et al. Preparation and histological evaluation of biomimetic three-dimensional hydroxyapatite/chitosan-gelatin network composite scaffolds[J]. Biomaterials, 2002, 23(15):3227-3234.

[49] SHERWOOD J K, RILEY S L, PALAZZOLO R, et al. A three-dimensional osteo-

chondral composite scaffold for articular cartilage repair[J]. Biomaterials,2002, 23(24):4739-4751.

[50] LIU X H,MA P X. Polymeric scaffolds for bone tissue engineering[J]. Ann Biomed Eng,2004,32(3):477-486.

[51] ANDERSON D G,LEVENBERG S,LANGER R. Nanoliter-scale synthesis of arrayed biomaterials and application to human embryonic stem cells[J]. Nat Biotechnol,2004,22:863-866.

[52] STEVENS M M,QANADILO H F,LANGER R,et al. A rapid-curing alginate gel system：utility in periosteum-derived cartilage tissue engineering [J]. Biomaterials,2004,25(5):887-894.

[53] LINHART W,PETERS F,LEHMANN W,et al. Biologically and chemically optimized composites of carbonated apatite and polyglycolide as bone substitution materials[J]. J Biomed Mater Res,2001,54(2):162-171.

[54] HU Y Y,ZHANG C,ZHANG S M,et al. Development of a porous poly(L-lactic acid)/hydroxyapatite/collagen scaffold as a BMP delivery system and its use in healing canine segmental bone defect[J]. J Biomed Mater Res A,2003,67(2): 591-598.

[55] YODA R. Elastomers for biomedical applications[J]. J Biomater Sci Polym Ed, 1998,9(6):561-626.

[56] WRIGHT C. Handbook of biomaterials evaluation：scientific,technical,and clinical testing of implant materials[J]. J Vasc Surg,1987,6(1):A1.

[57] D'ANGELO F,MURENA L,VULCANO E,et al. Seven to twelve year results with Versys ET cementless stem. a retrospective study of 225 cases[J]. Hip Int, 2010,20(1):81-86.

[58] MISHNAEVSKY L,LEVASHOV E,VALIEV R Z,et al. Nanostructured titanium-based materials for medical implants：modeling and development[J]. Mater Sci Eng R Rep,2014,81(1):1-19.

[59] YAGHOUBI S,SCHWIETERT C W,MCCUE J P. Biological roles of titanium [J]. Biol Trace Elem Res,2000,78(1):205-217.

[60] BROWNE M,GREGSON P J. Effect of mechanical surface pretreatment on metal ion release[J]. Biomaterials,2000,21(4):385-392.

[61] LIU J,WATANABE I,YOSHIDA K,et al. Joint strength of laser-welded titanium [J]. Dent Mater,2002,18(2):143-148.

[62] ZHOU R, WEI D Q, CHENG S, et al. Structure, MC3T3-E1 cell response, and osseointegration of macroporous titanium implants covered by a bioactive microarc oxidation coating with microporous structure [J]. ACS Appl Mater Interfaces, 2014, 6(7):4797-4811.

[63] MONUMENT M J, LERMAN D M, RANDALL R L. Novel applications of osseointegration in orthopedic limb salvage surgery [J]. Orthop Clin North Am, 2015, 46(1):77-87.

[64] JARCHO M, KAY J F, GUMAER K I, et al. Tissue, cellular and subcellular events at a bone-ceramic hydroxylapatite interface [J]. J Bioeng, 1977, 1(2): 79-92.

[65] KRISHNA B V, BOSE S, BANDYOPADHYAY A. Low stiffness porous Ti structures for load-bearing implants [J]. Acta Biomater, 2007, 3(6):997-1006.

[66] BACCHELLI B, GIAVARESI G, FRANCHI M, et al. Influence of a zirconia sandblasting treated surface on peri-implant bone healing: an experimental study in sheep [J]. Acta Biomater, 2009, 5(6):2246-2257.

[67] SERRA G, MORAIS L, ELIAS C N, et al. Nanostructured severe plastic deformation processed titanium for orthodontic mini-implants [J]. Mater Sci Eng C Mater Biol Appl, 2013, 33(7):4197-4202.

[68] FRANCISCO J C, RODRIGO F C, EDSON DE A, et al. Surfacemodification of Ti dental implants by Nd: $YVO_4$ laser irradiation [J]. Applied Surface Science, 2007, 253(23): 9203-9208.

[69] KOHAL R J, BÄCHLE M, ATT W, et al. Osteoblast and bone tissue response to surface modified zirconia and titanium implant materials [J]. Dent Mater, 2013, 29(7):763-776.

[70] HENCH L L, PASCHALL H A. Direct chemical bond of bioactive glass-ceramic materials to bone and muscle [J]. J Biomed Mater Res, 1973, 7(3):25-42.

[71] HENCH L L, SPLINTER R J, ALLEN W C, et al. Bonding mechanisms at the interface of ceramic prosthetic materials [J]. J Biomed Mater Res, 1971, 5(6): 117-141.

[72] CHEN Q Z, WONG C T, LU W W, et al. Strengthening mechanisms of bone bonding to crystalline hydroxyapatite in vivo [J]. Biomaterials, 2004, 25(18): 4243-4254.

[73] GANELES J, LISTGARTEN M A, EVIAN C I. Ultrastructure of durapatite-

periodontal tissue interface in human intrabony defects [J]. J Periodontol, 1986,57(3):133-140.

[74] CHEN Q Z, REZWAN K, ARMITAGE D, et al. The surface functionalization of 45S5 Bioglass®-based glass-ceramic scaffolds and its impact on bioactivity[J]. J Mater Sci Mater Med,2006,17(11):979-987.

[75] MAQUART F X, BELLON G, CHAQOUR B, et al. In vivo stimulation of connective tissue accumulation by the tripeptide-copper complex glycyl-L-histidyl-L-lysine-Cu$^{2+}$ in rat experimental wounds[J]. J Clin Invest,1993,92 (5):2368-2376.

[76] KITSUGI T, NAKAMURA T, OKA M, et al. Bone bonding behavior of titanium and its alloys when coated with titanium oxide (TiO$_2$) and titanium silicate (Ti$_5$Si$_3$)[J]. J Biomed Mater Res,1996,32(2):149-156.

[77] KIM H M, MIYAJI F, KOKUBO T, et al. Bonding strength of bonelike apatite layer to Ti metal substrate[J]. J Biomed Mater Res,1997,38(2):121-127.

[78] GIRARD P P, CAVALCANTI-ADAM E A, KEMKEMER R, et al. Cellular chemomechanics at interfaces: sensing, integration and response[J]. Soft Matter, 2007,3(3):307-326.

[79] ANSELME K. Osteoblast adhesion on biomaterials[J]. Biomaterials,2000,21 (7):667-681.

[80] LUTOLF M P, HUBBELL J A. Synthetic biomaterials as instructive extracellular microenvironments for morphogenesis in tissue engineering[J]. Nat Biotechnol, 2005,23:47-55.

[81] DESMET T, MORENT R, GEYTER N D, et al. Nonthermal plasma technology as a versatile strategy for polymeric biomaterials surface modification: a review[J]. Biomacromolecules,2009,10(9):2351-2378.

[82] PAITAL S R, DAHOTRE N B. Calcium phosphate coatings for bio-implant applications: materials, performance factors, and methodologies[J]. Mater Sci Eng R Rep,2009,66(1/2/3):1-70.

[83] SURMENEV R A, SURMENEVA M A, IVANOVA A A. Significance of calcium phosphate coatings for the enhancement of new bone osteogenesis: a review[J]. Acta Biomater,2014,10(2):557-579.

[84] YE X Y, CAI S, XU G H, et al. Preparation and in vitro evaluation of mesoporous hydroxyapatite coated β-TCP porous scaffolds[J]. Mater Sci Eng C

Mater Biol Appl,2013,33(8):5001-5007.

[85] HIROTA M,HAYAKAWA T,YOSHINARI M,et al. Hydroxyapatite coating for titanium fibre mesh scaffold enhances osteoblast activity and bone tissue formation[J]. Int J Oral Maxillofac Surg,2012,41(10):1304-1309.

[86] SUTHA S,KARUNAKARAN G,RAJENDRAN V. Enhancement of antimicrobial and long-term biostability of the zinc-incorporated hydroxyapatite coated 316L stainless steel implant for biomedical application[J]. Ceramics International, 2013,39:5205-5212.

[87] FIELDING G A, ROY M, BANDYOPADHYAY A, et al. Antibacterial and biological characteristics of silver containing and strontium doped plasma sprayed hydroxyapatite coatings[J]. Acta Biomater,2012,8(8):3144-3152.

[88] SAMANI S, HOSSAINALIPOUR S M, TAMIZIFAR M, et al. In vitro antibacterial evaluation of sol-gel-derived Zn-, Ag-, and (Zn + Ag)-doped hydroxyapatite coatings against methicillin-resistant Staphylococcus aureus [J]. J Biomed Mater Res A,2013,101(1):222-230.

[89] KIM T G, SHIN H, LIM D W. Biomimetic scaffolds for tissue engineering[J]. Advanced Functional Materials, 2022,22(12):2406-2468.

[90] RECHENMACHER F, NEUBAUER S, MAS-MORUNO C,et al. A molecular toolkit for the functionalization of titanium-based biomaterials that selectively control integrin-mediated cell adhesion [J]. Chemistry, 2013, 19 (28): 9218-9223.

[91] MAS-MORUNO C,DORFNER P M,MANZENRIEDER F,et al. Behavior of primary human osteoblasts on trimmed and sandblasted Ti$_6$Al$_4$V surfaces functionalized with integrin αvβ3-selective cyclic RGD peptides[J]. J Biomed Mater Res A,2013,101(1):87-97.

[92] HASSERT R, BECK-SICKINGER A G. Tuning peptide affinity for biofunctionalized surfaces[J]. Eur J Pharm Biopharm,2013,85(1):69-77.

[93] RAMMELT S,ILLERT T,BIERBAUM S,et al. Coating of titanium implants with collagen,RGD peptide and chondroitin sulfate[J]. Biomaterials,2006,27(32): 5561-5571.

[94] FARRELL E,O'BRIEN F J,DOYLE P,et al. A collagen-glycosaminoglycan scaffold supports adult rat mesenchymal stem cell differentiation along osteogenic and chondrogenic routes[J]. Tissue Eng,2006,12(3):459-468.

［95］ KAZEMZADEH-NARBAT M，KINDRACHUK J，DUAN K，et al. Antimicrobial peptides on calcium phosphate-coated titanium for the prevention of implant-associated infections［J］. Biomaterials，2010，31（36）：9519-9526.

［96］ FABBRI P，VALENTINI L，HUM J，et al. 45S5 Bioglass®-derived scaffolds coated with organic-inorganic hybrids containing graphene［J］. Mater Sci Eng C Mater Biol Appl，2013，33（7）：3592-3600.

［97］ LIU Y，DANG Z H，WANG Y Y，et al. Hydroxyapatite/graphene-nanosheet composite coatings deposited by vacuum cold spraying for biomedical applications：inherited nanostructures and enhanced properties［J］. Carbon，2014，67：250-259.

［98］ ARAFAT M T，LAM C X，EKAPUTRA A K，et al. Biomimetic composite coating on rapid prototyped scaffolds for bone tissue engineering［J］. Acta Biomater，2011，7（2）：809-820.

［99］ 陈秀勇. 钛材表面微纳米结构的构建、改性及生物学评价［D］. 重庆：重庆大学，2012.

［100］ GITTENS R A，MCLACHLAN T，OLIVARES-NAVARRETE R，et al. The effects of combined micron-submicron-scale surface roughness and nanoscale features on cell proliferation and differentiation［J］. Biomaterials，2011，32（13）：3395-3403.

［101］ KARAGEORGIOU V，KAPLAN D. Porosity of 3D biomaterial scaffolds and osteogenesis［J］. Biomaterials，2005，26（27）：5474-5491.

［102］ RAINES A L，OLIVARES-NAVARRETE R，WIELAND M，et al. Regulation of angiogenesis during osseointegration by titanium surface microstructure and energy［J］. Biomaterials，2010，31（18）：4909-4917.

［103］ COCHRAN D L. A comparison of endosseous dental implant surfaces［J］. J Periodontol，1999，70（12）：1523-1539.

［104］ SVEHLA M，MORBERG P，ZICAT B，et al. Morphometric and mechanical evaluation of titanium implant integration：comparison of five surface structures［J］. J Biomed Mater Res，2000，51（1）：15-22.

［105］ HARVEY E J，BOBYN J D，TANZER M，et al. Effect of flexibility of the femoral stem on bone-remodeling and fixation of the stem in a canine total hip arthroplasty model without cement［J］. J Bone Joint Surg Am，1999，81（1）：93-107.

[106] KIESWETTER K, SCHWARTZ Z, HUMMERT T W, et al. Surface roughness modulates the local production of growth factors and cytokines by osteoblast-like MG-63 cells[J]. J Biomed Mater Res, 1996, 32(1):55-63.

[107] DALBY M J, MCCLOY D, ROBERTSON M, et al. Osteoprogenitor response to defined topographies with nanoscale depths[J]. Biomaterials, 2006, 27(8): 1306-1315.

[108] WASHBURN N R, YAMADA K M, SIMON C G J R, et al. High-throughput investigation of osteoblast response to polymer crystallinity: influence of nanometer-scale roughness on proliferation[J]. Biomaterials, 2004, 25(7/8): 1215-1224.

[109] WEBSTER T J, ERGUN C, DOREMUS R H, et al. Enhanced functions of osteoblasts on nanophase ceramics [J]. Biomaterials, 2000, 21(17): 1803-1810.

[110] MENDONÇA G, MENDONÇA D B, SIMÕES L G, et al. The effects of implant surface nanoscale features on osteoblast-specific gene expression [J]. Biomaterials, 2009, 30(25):4053-4062.

[111] GUO J L, PADILLA R J, AMBROSE W, et al. The effect of hydrofluoric acid treatment of $TiO_2$ grit blasted titanium implants on adherent osteoblast gene expression in vitro and in vivo[J]. Biomaterials, 2007, 28(36):5418-5425.

[112] CHOU S Y, KRAUSS P R, RENSTROM P J. Imprint of sub-25 nm vias and trenches in polymers[J]. Appl Phys Lett, 1995, 67(21):3114-3116.

[113] LI HONGWEI, HUCK WELHEM T S. Polymers in nanotechnology [J]. Current Opinion in Solid State and Materials Science, 2002, 6(1): 3-8.

[114] WANG G, LIU X, GAO J, et al. In vitro bioactivity and phase stability of plasma-sprayed nanostructured 3Y-TZP coatings[J]. Acta Biomater, 2009, 5(6):2270-2278.

[115] LIANG B, DING C X, LIAO H L, et al. Study on structural evolution of nanostructured 3 mol percent yttria stabilized zirconia coatings during low temperature ageing[J]. Journal of the European Ceramic Society, 2009, 29(11): 2267-2273.

[116] CHANG Y S, GU H O, KOBAYASHI M, et al. Influence of various structure treatments on histological fixation of titanium implants [J]. J Arthroplasty, 1998, 13(7):816-825.

[117] BRUNETTE D M, TENGVALL P, TEXTOR M, et. al. Titanium in medicine [M]. Berlin :Springer Science & Business Media, 2001.

[118] ARCOS D,VALLET-REGÍ M. Sol-gel silica-based biomaterials and bone tissue regeneration[J]. Acta Biomater,2010,6(8):2874-2888.

[119] ADVINCULA M C,RAHEMTULLA F G,ADVINCULA R C,et al. Osteoblast adhesion and matrix mineralization on sol-gel-derived titanium oxide[J]. Biomaterials,2006,27(10):2201-2212.

[120] YEROKHIN A,NIE X,LEYLAND A,et al. Plasma electrolysis for surface engineering[J]. Surf Coat Technol,1999,122(2):73-93.

[121] XIE L,LIAO X M,XU H,et al. A facile one-step anodization treatment to prepare multi-level porous titania layer on titanium[J]. Mater Lett,2012,72: 141-144.

[122] GÜNTHERSCHULZE A,BETZ H. Die elektronenströmung in isolatoren Bei extremen feldstärken[J]. Z Für Phys,1934,91(1):70-96.

[123] YEROKHIN A L, SNIZHKO L O, GUREVINA N L, et al. Discharge characterization in plasma electrolytic oxidation of aluminium[J]. J Phys D Appl Phys,2003,36(17):2110-2120.

[124] RAKOCH A G, BARDIN I V. Microarc oxidation of light alloys [J]. Metallurgist,2010,54(5):378-383.

[125] CHENG S,WEI D Q,ZHOU Y,et al. Preparation,cell response and apatite-forming ability of microarc oxidized coatings containing Si, Ca and Na on titanium[J]. Ceram Int,2011,37(7):2505-2512.

[126] HU C J,HSIEH M H. Preparation of ceramic coatings on an Al-Si alloy by the incorporation of $ZrO_2$ particles in microarc oxidation[J]. Surf Coat Technol, 2014,258:275-283.

[127] YANG S P,LEE T M,LUI T S. Biological response of Sr-containing coating with various surface treatments on titanium substrate for medical applications [J]. Appl Surf Sci,2015,346:554-561.

[128] OYANE A, OOTSUKA T, HAYAMA K, et al. Enhanced immobilization of acidic proteins in the apatite layer via electrostatic interactions in a supersaturated calcium phosphate solution[J]. Acta Biomater,2011,7(7): 2969-2976.

[129] MARTÍNEZ-VÁZQUEZ F J,CABAÑAS M V,PARIS J L,et al. Fabrication of

novel Si-doped hydroxyapatite/gelatine scaffolds by rapid prototyping for drug delivery and bone regeneration[J]. Acta Biomater,2015,15:200-209.

[130] WU X L, MENG G L, WANG S L, et al. Zn and Sr incorporated 64S bioglasses: material characterization, in-vitro bioactivity and mesenchymal stem cell responses[J]. Mater Sci Eng C Mater Biol Appl,2015,52:242-250.

[131] DALLARI D,SAVARINO L, ALBISINNI U, et al. A prospective,randomised, controlled trial using a Mg-hydroxyapatite-demineralized bone matrix nanocomposite in tibial osteotomy[J]. Biomaterials,2012,33(1):72-79.

[132] LEE E J, SHIN D S, KIM H E, et al. Membrane of hybrid chitosan-silica xerogel for guided bone regeneration[J]. Biomaterials,2009,30(5):743-750.

[133] LIU ZF,WANG W Q,LIU H Y,et al. Formation and characterization of titania coatings with cortex-like slots formed on Ti by micro-arc oxidation treatment [J]. Appl Surf Sci,2013,266:250-255.

[134] KRUPA D, BASZKIEWICZ J, ZDUNEK J, et al. Effect of plasma electrolytic oxidation in the solutions containing Ca,P,Si,Na on the properties of titanium [J]. J Biomed Mater Res B Appl Biomater,2012,100(8):2156-2166.

[135] HAN Y, HONG S H, XU K W. Structure and in vitro bioactivity of titania-based films by micro-arc oxidation[J]. Surf Coat Technol,2003,168(2/3): 249-258.

[136] SONG W H,JUN Y K,HAN Y,et al. Biomimetic apatite coatings on micro-arc oxidized titania[J]. Biomaterials,2004,25(17):3341-3349.

[137] KRUPA D,BASZKIEWICZ J,ZDUNEK J,et al. Characterization of the surface layers formed on titanium by plasma electrolytic oxidation [J]. Surf Coat Technol,2010,205(6):1743-1749.

[138] SONG H J,SHIN K H,KOOK M S,et al. Effects of the electric conditions of AC-type microarc oxidation and hydrothermal treatment solution on the characteristics of hydroxyapatite formed on titanium[J]. Surf Coat Technol, 2010,204(14):2273-2278.

[139] WEI DQ, ZHOU Y. Characteristic and biocompatibility of the $TiO_2$-based coatings containing amorphous calcium phosphate before and after heat treatment[J]. Appl Surf Sci,2009,255(12):6232-6239.

[140] WEI D Q,ZHOU R,CHENG S,et al. MC3T3-E1 cells' response and osseointegration of bioactive sphene-titanium oxide composite coatings fabricated by a

hybrid technique of microarc oxidation and heat treatment on titanium[J]. J Mater Chem B,2014,2(20):2993-3008.

[141] HAN Y,CHEN D H,SUN J F,et al. UV-enhanced bioactivity and cell response of micro-arc oxidized titania coatings [J]. Acta Biomater, 2008, 4 (5): 1518-1529.

[142] WEI D Q,ZHOU Y,YANG C H. Characteristic and microstructure of the microarc oxidized TiO$_2$-based film containing P before and after chemical- and heat treatment[J]. Appl Surf Sci,2009,255(18):7851-7857.

[143] VIORNERY C,CHEVOLOT Y,LÉONARD D, et al. Surface modification of titanium with phosphonic acid to improve bone bonding:characterization by XPS and ToF-SIMS[J]. Langmuir,2002,18(7):2582-2589.

[144] HU H,ZHANG W,QIAO Y,et al. Antibacterial activity and increased bone marrow stem cell functions of Zn-incorporated TiO$_2$ coatings on titanium[J]. Acta Biomater,2012,8(2):904-915.

[145] NG B S,ANNERGREN I,SOUTAR A M,et al. Characterisation of a duplex TiO$_2$/CaP coating on Ti$_6$Al$_4$V for hard tissue replacement[J]. Biomaterials, 2005,26(10):1087-1095.

[146] ZHU X L, CHEN J, SCHEIDELER L, et al. Effects of topography and composition of titanium surface oxides on osteoblast responses [J]. Biomaterials,2004,25(18):4087-4103.

[147] DUPRAZ A,NGUYEN T P,RICHARD M,et al. Influence of a cellulosic ether carrier on the structure of biphasic calcium phosphate ceramic particles in an injectable composite material[J]. Biomaterials,1999,20(7):663-673.

[148] YAO Z Q,IVANISENKO Y,DIEMANT T,et al. Synthesis and properties of hydroxyapatite-containing porous titania coating on ultrafine-grained titanium by micro-arc oxidation[J]. Acta Biomater,2010,6(7):2816-2825.

[149] UCHIDA M,KIM H M,KOKUBO T,et al. Structural dependence of apatite formation on titania gels in a simulated body fluid[J]. J Biomed Mater Res A, 2003,64(1):164-170.

[150] WANG Y M,JIA D C,GUO L X,et al. Effect of discharge pulsating on microarc oxidation coatings formed on Ti$_6$Al$_4$V alloy[J]. Mater Chem Phys, 2005,90(1):128-133.

[151] BIR F,KHIREDDINE H,TOUATI A,et al. Electrochemical depositions of flu-

orohydroxyapatite doped by $Cu^{2+}$, $Zn^{2+}$, $Ag^+$ on stainless steel substrates[J]. Appl Surf Sci,2012,258(18):7021-7030.

[152] STANIĆ V, DIMITRIJEVIĆ S, ANTIĆ-STANKOVIĆ J, et al. Synthesis, characterization and antimicrobial activity of copper and zinc-doped hydroxyapatite nanopowders [J]. Appl Surf Sci,2010,256(20):6083-6089.

[153] POPP J R, LOVE B J, GOLDSTEIN A S. Effect of soluble zinc on differentiation of osteoprogenitor cells[J]. J Biomed Mater Res A,2007,81(3):766-769.

[154] 姜贵民,严继康,杨钢,等. $TiO_2$晶型转变(A→R)的影响因素[J]. 材料导报,2016,30(19):95-100.

[155] 魏大庆. $Ti_6Al_4V$ 表面微弧氧化生物涂层结构修饰与磷灰石形成动力学[D]. 哈尔滨:哈尔滨工业大学,2008.

[156] CHEN Y, MAO J. Sol-gel preparation and characterization of black titanium oxides $Ti_2O_3$ and $Ti_3O_5$ [J]. J Mater Sci Mater Electron, 2014, 25 (3): 1284-1288.

[157] YANG S P, LEE T M, LUI T S. Biological response of sr-containing coating with various surface treatments on titanium substrate for medical applications [J]. Applied Surface Science, 2015, 346: 554-561.

[158] ZHOU R, WEI D Q, CHENG S, et al. The structure and in vitro apatite formation ability of porous titanium covered bioactive microarc oxidized $TiO_2$-based coatings containing Si, Na and Ca[J]. Ceram Int, 2014, 40 (1): 501-509.

[159] WEI D Q, ZHOU Y, JIA D C, et al. Characteristic and in vitro bioactivity of a microarc-oxidized $TiO_2$-based coating after chemical treatment [J]. Acta Biomater,2007,3(5):817-827.

[160] YANG H G, ZENG H C. Synthetic Architectures of $TiO_2/H_2Ti_5O_{11} \cdot H_2O$, $ZnO//H_2Ti_5O_{11} \cdot H_2O$, $ZnO/TiO_2//H_2Ti_5O_{11} \cdot H_2O$, and $ZnO/TiO_2$ Nanocomposites[J]. Journal of the American Chemical Society, 2005, 127(1):270-278.

[161] Peking petrochemical engineering corporation twice ed. Handbook of Physical and Chemical Constants for Chlor-alkali [M]. Peking: Chinese Chemical Industry Press Peking, 1988.

[162] ZHANG P F, JIA D C, YANG Z H, et al. Microstructural features and

properties of the nano-crystalline SiC/BN(C) composite ceramic prepared from the mechanically alloyed SiBCN powder[J]. J Alloys Compd,2012,537:346-356.

[163] WEI D, ZHOU Y. Bioactive microarc oxidized TiO$_2$-based coatings for biomedical implication[M]. Amsterdam :INTECH Open Access Publisher, 2011.

[164] BIGGS M J, RICHARDS R G, GADEGAARD N, et al. Interactions with nanoscale topography:adhesion quantification and signal transduction in cells of osteogenic and multipotent lineage[J]. J Biomed Mater Res A,2009,91 (1):195-208.

[165] 刘若愚. 无压烧结碳化硅基复合陶瓷的力学与抗热震性[D]. 哈尔滨:哈尔滨工业大学,2011.

[166] XIE L, LIAO X M, YIN G F, et al. Preparation, characterization, in vitro bioactivity, and osteoblast adhesion of multi-level porous titania layer on titanium by two-step anodization treatment[J]. J Biomed Mater Res A,2011, 98(2):312-320.

[167] DOOLABI D S, EHTESHAMZADEH M, MIRHOSSEINI S M M. Effect of NaOH on the structure and corrosion performance of alumina and silica PEO coatings on aluminum[J]. J Mater Eng Perform,2012,21(10):2195-2202.

[168] ZHOU R,WEI D Q,CHENG S,et al. The effect of titanium bead diameter of porous titanium on the formation of micro-arc oxidized TiO$_2$-based coatings containing Si and Ca[J]. Ceram Int,2013,39(5):5725-5732.

[169] MÜLLER L,MÜLLER F A. Preparation of SBF with different HCO$_3$- content and its influence on the composition of biomimetic apatites[J]. Acta Biomater, 2006,2(2):181-189.

[170] MOULDER J F, CHASTAIN J K, ROGER C. Handbook of X-Ray Photoelectron spectroscopy: a reference book of standard spectra for identification and interpretation of XPS data[M]. Eden Prairie, MN:Perkin-Elmer, 1992.

[171] CAMPOSECO R,CASTILLO S,MEJIA I,et al. Active TiO$_2$ nanotubes for CO oxidation at low temperature[J]. Catal Commun,2012,17:81-88.

[172] ZHANG L,ZHU S Y,HAN Y,et al. Formation and bioactivity of HA nanorods on micro-arc oxidized zirconium[J]. Mater Sci Eng C Mater Biol Appl,2014,

43:86-91.

[173] HAMAD K,KON M,HANAWA T,et al. Hydrothermal modification of titanium surface in calcium solutions[J]. Biomaterials,2002,23(10):2265-2272.

[174] SUH J Y,JANG B C,ZHU X L,et al. Effect of hydrothermally treated anodic oxide films on osteoblast attachment and proliferation[J]. Biomaterials,2003, 24(2):347-355.

[175] KIM H M,MIYAJI F,KOKUBO T,et al. Preparation of bioactive Ti and its alloys via simple chemical surface treatment[J]. J Biomed Mater Res,1996,32 (3):409-417.

[176] NISHIGUCHI S,KATO H,FUJITA H,et al. Titanium metals form direct bonding to bone after alkali and heat treatments[J]. Biomaterials,2001,22 (18):2525-2533.

[177] TSAI C C,NIAN J N,TENG H. Mesoporous nanotube aggregates obtained from hydrothermally treating $TiO_2$ with NaOH[J]. Appl Surf Sci,2006,253(4): 1898-1902.

[178] YANG H G,ZENG H C. Synthetic architectures of $TiO_2/H_2Ti_5O_{11} \cdot H_2O$, $ZnO/H_2Ti_5O_{11} \cdot H_2O$, $ZnO/TiO_2/H_2Ti_5O_{11} \cdot H_2O$, and $ZnO/TiO_2$ nanocomposites[J]. J Am Chem Soc,2005,127(1):270-278.

[179] 杜青,微波水热调控 $TiO_2$ 基微弧氧化深层微观组织结构与生物活性[D]. 哈尔滨:哈尔滨工业大学,2019.

[180] SU B L,NORBERG V. Characterization of the Brønsted acid properties of H (Na)-beta zeolite by infrared spectroscopy and thermal analysis[J]. Zeolites, 1997,19(1):65-74.

[181] PALIN E,LIU H N,WEBSTER T J. Mimicking the nanofeatures of bone increases bone-forming cell adhesion and proliferation[J]. Nanotechnology, 2005,16(9):1828-1835.

[182] MOHD Y,PLETCHER D. The influence of deposition conditions and dopant ions on the structure,activity,and stability of lead dioxide anode coatings[J]. J Electrochem Soc,2005,152(6):D97.

[183] TELES J J S,FARIA E R,SANTOS J H M,et al. Supercapacitive properties,a-nomalous diffusion,and porous behavior of nanostructured mixed metal oxides containing Sn,Ru,and Ir[J]. Electrochim Acta,2019,295:302-315.

[184] PANIC V V,DEKANSKI A,NIKOLIC B. Tailoring the supercapacitive

performances of noble metal oxides,porous carbons and their composites[J].
J Serb Chem Soc,2013,78(12):2141-2164.

[185] 邓志威,薛文斌. 铝合金表面微弧氧化技术[J]. 材料保护,1996,29
(2):15.

[186] 薛文斌,邓志威,来永春. 铝合金微弧氧化陶瓷膜的形成过程及其特性
[J]. 电镀与精饰,1996,18(5):3-6.

[187] VIJH A K. Mechanism of anodic spark desposition [J]. Corrosion Science,
1971, 11:411.

[188] DESHMUKH P R,PUSAWALE S N,BULAKHE R N,et al. Supercapacitive
performance of hydrous ruthenium oxide ( $RuO_2 \cdot nH_2O$ ) thin films
synthesized by chemical route at low temperature[J]. Bull Mater Sci,2013,36
(7):1171-1176.

[189] JIA Q X,SONG S G,WU X D,et al. Epitaxial growth of highly conductive
$RuO_2$ thin films on (100) Si[J]. Appl Phys Lett,1996,68(8):1069-1071.

[190] SAKIYAMA K,ONISHI S,ISHIHARA K,et al. Deposition and properties of re-
actively sputtered ruthenium dioxide films[J]. Journal of The Electrochemical
Society,1993,24(28):140834.

[191] ZHENG J P,CYGAN P J,JOW T R. Hydrous ruthenium oxide as an electrode
material for electrochemical capacitors[J]. J Electrochem Soc,1995,142(8):
2699-2703.

[192] 黄昆. 固体物理学[M]. 北京:高等教育出版社,1988.

[193] 刘恩科,朱秉升,罗晋生,等. 半导体物理学(简明版)[M]. 北京:电子工业
出版社,2024.

[194] SCANLON D O,DUNNILL C W,BUCKERIDGE J,et al. Band alignment of
rutile and anatase $TiO_2$[J]. Nat Mater,2013,12(9):798-801.

[195] ZHAO W R, ZHANG M, AI Z Y, et al. Synthesis, characterization, and
photocatalytic properties of $SnO_2$/rutile $TiO_2$/anatase $TiO_2$ heterojunctions
modified by Pt[J]. J Phys Chem C,2014,118(40):23117-23125.

[196] UDDIN M T, NICOLAS Y, OLIVIER C, et al. Preparation of $RuO_2/TiO_2$
mesoporous heterostructures and rationalization of their enhanced
photocatalytic properties by band alignment investigations[J]. J Phys Chem
C,2013,117(42):22098-22110.

[197] 柯清平,李广录,郝天歌,等. 超疏水模型及其机理[J]. 化学进展,2010,22

（S1）:284-290.

[198] OWENS D K,WENDT R C. Estimation of the surface free energy of polymers [J]. J Appl Polym Sci,1969,13(8):1741-1747.

[199] WANG G P,ZHANG L,ZHANG J J. A review of electrode materials for electrochemical supercapacitors[J]. Chem Soc Rev,2012,41(2):797-828.

[200] LI Y Y,LAM K L,CHEN A D,et al. Collagen microencapsulation recapitulates mesenchymal condensation and potentiates chondrogenesis of human mesenchymal stem cells -A matrix-driven in vitro model of early skeletogenesis [J]. Biomaterials,2019,213:119210.

[201] HALL B K,MIYAKE T. All for one and one for all:condensations and the initiation of skeletal development[J]. Bioessays,2000,22(2):138-147.

[202] MAMMOTO T, MAMMOTO A, JIANG A, et al. Mesenchymal condensation-dependent accumulation of collagen $VI$ stabilizes organ-specific cell fates during embryonic tooth formation[J]. Dev Dyn,2015,244(6):713-723.

[203] RICHARDSON S H, STARBORG T, LU Y H, et al. Tendon development requires regulation of cell condensation and cell shape via cadherin-11-mediated cell-cell junctions[J]. Mol Cell Biol,2007,27(17):6218-6228.

[204] 李克文. 医用钛合金（$Ti_6Al_4V$）表面石墨烯涂层的制备及生物化研究[D]. 西安:第四军医大学,2017.

[205] EZRATY B,GENNARIS A,BARRAS F,et al. Oxidative stress,protein damage and repair in bacteria[J]. Nat Rev Microbiol,2017,15:385-396.

[206] CABISCOL E, TAMARIT J, ROS J. Oxidative stress in bacteria and protein damage by reactive oxygen species[J]. Int Microbiol,2000,3(1):3-8.

[207] AICKIN R M, DEAN A C R. Action of stannous and stannic chlorides on bacteria[J]. Experientia,1976,32(8):1040-1041.

[208] MYERS C P, PAPPAS I, MAKWANA E, et al. Solving the problem with stannous fluoride:formulation,stabilization,and antimicrobial action[J]. J Am Dent Assoc,2019,150(4S):S5-S13.

[209] HARASZTHY V I,RAYLAE C C,SREENIVASAN P K. Antimicrobial effects of a stannous fluoride toothpaste in distinct oral microenvironments[J]. J Am Dent Assoc,2019,150(4s):S14-S24.

[230] ŞİŞMAN T. Early life stage and genetic toxicity of stannous chloride on zebrafish embryos and adults:toxic effects of tin on zebrafish[J]. Environ

Toxicol,2011,26(3):240-249.

[231] WANG S,SHAN Z,HUANG H. The mechanical properties of nanowires[J].
Adv Sci (Weinh),2017,4(4):1600332.

[232] WU B,HEIDELBERG A,BOLAND J J. Mechanical properties of ultrahigh-
strength gold nanowires[J]. Nat Mater,2005,4(7):525-529.

[233] HAN X,ZHENG K,ZHANG Y,et al. Low-temperature In Situ large-strain
plasticity of silicon nanowires[J]. Adv Mater,2007,19(16):2112-2118.

[234] ZHANG H T,TERSOFF J,XU S,et al. Approaching the ideal elastic strain
limit in silicon nanowires[J]. Sci Adv,2016,2(8):e1501382.

[235] ASTHANA A,MOMENI K,PRASAD A,et al. In situ observation of size-scale
effects on the mechanical properties of ZnO nanowires[J]. Nanotechnology,
2011,22(26):265712.

[236] WEN B M,SADER J E,BOLAND J J. Mechanical properties of ZnO nanowires
[J]. Phys Rev Lett,2008,101(17):175502.

[237] FENG G,NIX W D,YOON Y,et al. A study of the mechanical properties of
nanowires using nanoindentation [J]. J Appl Phys, 2006, 99 (7):
74304-74310.

[238] ZHOU R,WEI D Q,CAO J Y,et al. The effect of NaOH concentration on the
steam-hydrothermally treated bioactive microarc oxidation coatings containing
Ca,P,Si and Na on pure Ti surface[J]. Mater Sci Eng C Mater Biol Appl,
2015,49:669-680.

[239] HELGESON H C,KIRKHAM D H,FLOWERS G C. Theoretical prediction of
the thermodynamic behavior of aqueous electrolytes by high pressures and tem-
peratures;Ⅳ, calculation of activity coefficients, osmotic coefficients, and
apparent molal and standard and relative partial molal properties to 600
degrees C and 5 kb[J]. Am J Sci,1981,281(10):1249-1516.

[240] 周睿.纯钛微弧氧化陶瓷涂层结构调控及生物学性能[D].哈尔滨:哈尔滨
工业大学,2015:145-153.

[241] WEI D Q,ZHOU Y,JIA D C,et al. Structure of calcium titanate/titania
bioceramic composite coatings on titanium alloy and apatite deposition on their
surfaces in a simulated body fluid[J]. Surf Coat Technol,2007,201(21):
8715-8722.

[242] WANG C X,WANG M,ZHOU X. Nucleation and growth of apatite on

chemically treated titanium alloy: an electrochemical impedance spectroscopy study[J]. Biomaterials, 2003, 24(18): 3069-3077.

[243] KUO S W, LIN H I, HO J H, et al. Regulation of the fate of human mesenchymal stem cells by mechanical and stereo-topographical cues provided by silicon nanowires[J]. Biomaterials, 2012, 33(20): 5013-5022.

[244] LIU J, WANG X D, JIN Q M, et al. The stimulation of adipose-derived stem cell differentiation and mineralization by ordered rod-like fluorapatite coatings [J]. Biomaterials, 2012, 33(20): 5036-5046.

[245] OKADA S, ITO H, NAGAI A, et al. Adhesion of osteoblast-like cells on nano-structured hydroxyapatite[J]. Acta Biomater, 2010, 6(2): 591-597.

[246] ZHAO L Z, HU L S, HUO K F, et al. Mechanism of cell repellence on quasi-aligned nanowire arrays on Ti alloy [J]. Biomaterials, 2010, 31(32): 8341-8349.

[247] LEE J, CHU B H, CHEN K H, et al. Randomly oriented, upright SiO$_2$ coated nanorods for reduced adhesion of mammalian cells[J]. Biomaterials, 2009, 30 (27): 4488-4493.

[248] PARK J K, KIM Y J, YEOM J, et al. The topographic effect of zinc oxide nanoflowers on osteoblast growth and osseointegration[J]. Adv Mater, 2010, 22 (43): 4857-4861.

[249] LIU X M, LIM J Y, DONAHUE H J, et al. Influence of substratum surface chemistry/energy and topography on the human fetal osteoblastic cell line hFOB 1. 19: Phenotypic and genotypic responses observed in vitro [J]. Biomaterials, 2007, 28(31): 4535-4550.

[250] HEYDARKHAN-HAGVALL S, GLUCK J M, DELMAN C, et al. The effect of vitronectin on the differentiation of embryonic stem cells in a 3D culture system [J]. Biomaterials, 2012, 33(7): 2032-2040.

[251] MIRON R J, OATES C J, MOLENBERG A, et al. The effect of enamel matrix proteins on the spreading, proliferation and differentiation of osteoblasts cultured on titanium surfaces[J]. Biomaterials, 2010, 31(3): 449-460.

[252] SUGITA Y, ISHIZAKI K, IWASA F, et al. Effects of pico-to-nanometer-thin TiO$_2$ coating on the biological properties of microroughened titanium[J]. Biomaterials, 2011, 32(33): 8374-8384.

[253] SETZER B, BÄCHLE M, METZGER M C, et al. The gene-expression and

phenotypic response of hFOB 1. 19 osteoblasts to surface-modified titanium and zirconia[J]. Biomaterials,2009,30(6):979-990.

[254] DOLATSHAHI-PIROUZ A, JENSEN T, KRAFT D C, et al. Fibronectin adsorption,cell adhesion,and proliferation on nanostructured tantalum surfaces [J]. ACS Nano,2010,4(5):2874-2882.

[255] LIM J Y,SHAUGHNESSY M C,ZHOU Z Y,et al. Surface energy effects on osteoblast spatial growth and mineralization[J]. Biomaterials, 2008, 29 (12): 1776-1784.

[256] ISA N N C, MOHD Y, YURY N. Electrochemical deposition and characterization of hydroxyapatite (HAp) on titanium substrate[J]. APCBEE Procedia,2012,3:46-52.

[257] RAKNGARM A,MUTOH Y. Electrochemical depositions of calcium phosphate film on commercial pure titanium and Ti-6Al-4V in two types of electrolyte at room temperature[J]. Mater Sci Eng C,2009,29(1):275-283.

[258] FUSCO S, PANZETTA V, EMBRIONE V, et al. Crosstalk between focal adhesions and material mechanical properties governs cell mechanics and functions[J]. Acta Biomater,2015,23:63-71.

[259] NAVARO Y,BLEICH-KIMELMAN N,HAZANOV L,et al. Matrix stiffness determines the fate of nucleus pulposus-derived stem cells[J]. Biomaterials, 2015,49:68-76.

[260] TRAPPMANN B,GAUTROT J E,CONNELLY J T,et al. Extracellular-matrix tethering regulates stem-cell fate[J]. Nat Mater,2012,11(7):642-649.

[261] CHENG X, FILIAGGI M, ROSCOE S G. Electrochemically assisted co-precipitation of protein with calcium phosphate coatings on titanium alloy[J]. Biomaterials,2004,25(23):5395-5403.

[262] ZHANG Q,LENG Y,XIN R. A comparative study of electrochemical deposition and biomimetic deposition of calcium phosphate on porous titanium [J]. Biomaterials,2005,26(16):2857-2865.

[263] ZHANG W G,LIU W M,LIU Y,et al. Tribological behaviors of single and dual sol-gel ceramic films on Ti-6Al-4V[J]. Ceram Int,2009,35(4):1513-1520.

[264] HUANG J, BEST S M, BONFIELD W, et al. In vitro assessment of the biological response to nano-sized hydroxyapatite[J]. J Mater Sci Mater Med, 2004,15(4):441-445.

［265］ ZHANG X Y, LI M, HE X J, et al. Effects of silver concentrations on microstructure and properties of nanostructured titania films［J］. Mater Des, 2015,65:600-605.

［266］ ZHANG X Y, LI M, HE X J, et al. Antibacterial activity of single crystalline silver-doped anatase TiO$_2$ nanowire arrays［J］. Appl Surf Sci, 2016, 372: 139-144.

［267］ CHEN M, ZHANG E, ZHANG L. Microstructure, mechanical properties, bio-corrosion properties and antibacterial properties of Ti-Ag sintered alloys［J］. Mater Sci Eng C Mater Biol Appl,2016,62:350-360.

［268］ ZHENG Y F, ZHANG B B, WANG B L, et al. Introduction of antibacterial function into biomedical TiNi shape memory alloy by the addition of element Ag［J］. Acta Biomater,2011,7(6):2758-2767.

［269］ ZHANG X Y, MA Y, LIN N M, et al. Microstructure, antibacterial properties and wear resistance of plasma Cu-Ni surface modified titanium［J］. Surf Coat Technol,2013,232:515-520.

［270］ YAO X H, ZHANG X Y, WU H B, et al. Microstructure and antibacterial properties of Cu-doped TiO$_2$ coating on titanium by micro-arc oxidation［J］. Appl Surf Sci,2014,292:944-947.

［271］ ZHANG E L, WANG X Y, CHEN M, et al. Effect of the existing form of Cu element on the mechanical properties, bio-corrosion and antibacterial properties of Ti-Cu alloys for biomedical application［J］. Mater Sci Eng C Mater Biol Appl,2016,69:1210-1221.

［272］ ZHANG E L, LI F B, WANG H Y, et al. A new antibacterial titanium-copper sintered alloy: preparation and antibacterial property［J］. Mater Sci Eng C Mater Biol Appl,2013,33(7):4280-4287.

［273］ LI H F, QIU K J, ZHOU F Y, et al. Design and development of novel antibacterial Ti-Ni-Cu shape memory alloys for biomedical application［J］. Sci Rep,2016,6:37475.

［274］ REN L, MA Z, LI M, et al. Antibacterial properties of Ti-6Al-4V-xCu alloys ［J］. J Mater Sci Technol,2014,30(7):699-705.

［275］ SAWAI J, KOJIMA H, IGARASHI H, et al. Antibacterial characteristics of magnesium oxide powder［J］. World J Microbiol Biotechnol, 2000, 16(2): 187-194.

[276] LIN D,XING B. Phytotoxicity of nanoparticles:inhibition of seed germination and root growth[J]. Environ Pollut,2007,150(2):243-250.

[277] APPLEROT G,LIPOVSKY A,DROR R,et al. Enhanced antibacterial activity of nanocrystalline ZnO due to increased ROS-mediated cell injury[J]. Adv Funct Materials,2009,19(6):842-852.

[278] PERELSHTEIN I,RUDERMAN E,PERKAS N,et al. Chitosan and chitosan-ZnO-based complex nanoparticles:formation,characterization,and antibacterial activity[J]. J Mater Chem B,2013,1(14):1968-1976.

[279] RAGHUPATHI K R,KOODALI R T,MANNA A C. Size-dependent bacterial growth inhibition and mechanism of antibacterial activity of zinc oxide nanoparticles[J]. Langmuir,2011,27(7):4020-4028.

[280] WANG G M,JIN W H,QASIM A M,et al. Antibacterial effects of titanium embedded with silver nanoparticles based on electron-transfer-induced reactive oxygen species[J]. Biomaterials,2017,124:25-34.

[281] TERAI K,TAKANO-YAMAMOTO T,OHBA Y,et al. Role of osteopontin in bone remodeling caused by mechanical stress[J]. J Bone Miner Res,1999,14(6):839-849.

[282] YUSA K,YAMAMOTO O,TAKANO H,et al. Zinc-modified titanium surface enhances osteoblast differentiation of dental pulp stem cells in vitro[J]. Sci Rep,2016,6:29462.

[283] BEEDERMAN M,LAMPLOT J D,NAN G,et al. BMP signaling in mesenchymal stem cell differentiation and bone formation[J]. J Biomed Sci Eng,2013,6(8a):32-52.

[284] BAI L,DU Z B,DU J J,et al. A multifaceted coating on titanium dictates osteo-immunomodulation and osteo/angio-genesis towards ameliorative osseointegration[J]. Biomaterials,2018,162:154-169.

[285] LI B,GAO P,ZHANG H Q,et al. Osteoimmunomodulation,osseointegration,and in vivo mechanical integrity of pure Mg coated with HA nanorod/pore-sealed MgO bilayer[J]. Biomater Sci,2018,6(12):3202-3218.

[286] ZHOU J H,LI B,ZHAO L Z,et al. F-doped micropore/nanorod hierarchically patterned coatings for improving antibacterial and osteogenic activities of bone implants in bacteria-infected cases[J]. ACS Biomater Sci Eng,2017,3(7):1437-1450.

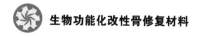
［287］LI B,HAN Y,LI M. Enhanced osteoblast differentiation and osseointegration of a bio-inspired HA nanorod patterned pore-sealed MgO bilayer coating on magnesium［J］. J Mater Chem B,2016,4(4):683-693.

［288］TEOTIA A K, RAINA D B, SINGH C, et al. Nano-hydroxyapatite bone substitute functionalized with bone active molecules for enhanced cranial bone regeneration［J］. ACS Appl Mater Interfaces,2017,9(8):6816-6828.

# 名词索引

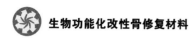